U0303074

大数据驱动的管理与决策研究丛书

大数据驱动的
智慧医疗与健康管理创新

张润彤／著

本书受到国家自然科学基金重点项目资金（批准号：71532002）的资助

科学出版社

北　京

内 容 简 介

本书从大数据的视角分析我国医疗健康领域的管理学问题，描述了国家自然科学基金重点项目"大数据驱动的智慧医疗健康管理创新"在医疗健康大数据领域理论、技术、平台及应用等方面取得的阶段性成果。冀望通过医疗健康大数据共享、管理与应用，实现医护资源的最优化和医疗健康的精准管理，为缓解我国"看病难、看病贵"的医疗现状提供新方法、新对策。

本书可供高等学校管理类专业师生和有关研究机构的学者、各级政府和医护行业的管理及技术人员阅读、参考。

图书在版编目（CIP）数据

大数据驱动的智慧医疗与健康管理创新 / 张润彤著. —北京：科学出版社，2024.1

（大数据驱动的管理与决策研究丛书）

ISBN 978-7-03-067860-7

Ⅰ. ①大… Ⅱ. ①张… Ⅲ. ①数据处理-应用-应用-医疗卫生服务-研究 Ⅳ. ①R197.1-39

中国版本图书馆 CIP 数据核字（2020）第 268911 号

责任编辑：魏如萍 / 责任校对：贾娜娜
责任印制：霍 兵 / 封面设计：有道设计

科 学 出 版 社 出版
北京东黄城根北街 16 号
邮政编码：100717
http://www.sciencep.com

北京中科印刷有限公司 印刷
科学出版社发行 各地新华书店经销
*
2024 年 1 月第 一 版 开本：720×1000 1/16
2024 年 1 月第一次印刷 印张：19 1/4
字数：378 000

定价：218.00 元
（如有印装质量问题，我社负责调换）

作 者 简 介

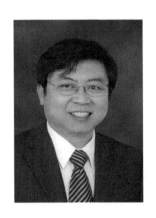

　　张润彤，博士，北京交通大学管理科学与工程学科二级教授、博士生导师；国家社会科学基金重大项目首席专家、国家自然科学基金重点项目负责人；宝钢优秀教师奖、教育部"优秀年轻教师"项目获得者；兼任 2013～2017 年、2018～2022年教育部高等学校电子商务类专业教学指导委员会秘书长；同时兼任英国雷丁大学亨利商学院客座教授，瑞典国家计算机科学研究院终身高级研究员；电子商务首门"国家级精品课程""国家级精品视频共享课"负责人；先后 20 次担任国际学术大会总主席。

　　主要研究领域为大数据驱动的管理与决策、电子商务与医疗信息化、运筹学与人工智能等，并在这些领域发表学术论文 450 余篇、出版学术专著/高等学校教材 46 部、获授权国内或国际发明专利 19 项；主持包括国家社会科学基金重大项目、国家自然科学基金重点项目和面上项目、863 计划、教育部、国家发展和改革委员会、北京市等基金项目，以及企业委托项目在内的科研项目超过 100 项。

丛书编委会

主　编

陈国青　教　授　清华大学

张　维　教　授　天津大学

编　委（按姓氏拼音排序）

陈　峰　教　授　南京医科大学

陈晓红　教　授　中南大学/湖南工商大学

程学旗　研究员　中国科学院计算技术研究所

郭建华　教　授　东北师范大学

黄　伟　教　授　南方科技大学

黄丽华　教　授　复旦大学

金　力　教　授　复旦大学

李立明　教　授　北京大学

李一军　教　授　哈尔滨工业大学

毛基业　教　授　中国人民大学

卫　强　教　授　清华大学

吴俊杰　教　授　北京航空航天大学

印　鉴　教　授　中山大学

曾大军　研究员　中国科学院自动化研究所

总　　序

　　互联网、物联网、移动通信等技术与现代经济社会的深度融合让我们积累了海量的大数据资源，而云计算、人工智能等技术的突飞猛进则使我们运用掌控大数据的能力显著提升。现如今，大数据已然成为与资本、劳动和自然资源并列的全新生产要素，在公共服务、智慧医疗健康、新零售、智能制造、金融等众多领域得到了广泛的应用，从国家的战略决策，到企业的经营决策，再到个人的生活决策，无不因此而发生着深刻的改变。

　　世界各国已然认识到大数据所蕴含的巨大社会价值和产业发展空间。比如，联合国发布了《大数据促发展：挑战与机遇》白皮书；美国启动了"大数据研究和发展计划"并与英国、德国、芬兰及澳大利亚联合推出了"世界大数据周"活动；日本发布了新信息与通信技术研究计划，重点关注"大数据应用"。我国也对大数据尤为重视，提出了"国家大数据战略"，先后出台了《"十四五"大数据产业发展规划》《"十四五"数字经济发展规划》《中共中央　国务院关于构建数据基础制度更好发挥数据要素作用的意见》《企业数据资源相关会计处理暂行规定（征求意见稿）》《中华人民共和国数据安全法》《中华人民共和国个人信息保护法》等相关政策法规，并于 2023 年组建了国家数据局，以推动大数据在各项社会经济事业中发挥基础性的作用。

　　在当今这个前所未有的大数据时代，人类创造和利用信息，进而产生和管理知识的方式与范围均获得了拓展延伸，各种社会经济管理活动大多呈现高频实时、深度定制化、全周期沉浸式交互、跨界整合、多主体决策分散等特性，并可以得到多种颗粒度观测的数据；由此，我们可以通过粒度缩放的方式，观测到现实世界在不同层级上涌现出来的现象和特征。这些都呼唤着新的与之相匹配的管理决策范式、理论、模型与方法，需有机结合信息科学和管理科学的研究思路，以厘清不同能动微观主体（包括自然人和智能体）之间交互的复杂性、应对由数据冗余与缺失并存所带来的决策风险；需要根据真实管理需求和场景，从不断生成的大数据中挖掘信息、提炼观点、形成新知识，最终充分实现大数据要素资源的经济和社会价值。

在此背景下，各个科学领域对大数据的学术研究已经成为全球学术发展的热点。比如，早在 2008 年和 2011 年，*Nature*（《自然》）与 *Science*（《科学》）杂志分别出版了大数据专刊 *Big Data: Science in the Petabyte Era*（《大数据：PB（级）时代的科学》）和 *Dealing with Data*（《数据处理》），探讨了大数据技术应用及其前景。由于在人口规模、经济体量、互联网/物联网/移动通信技术及实践模式等方面的鲜明特色，我国在大数据理论和技术、大数据相关管理理论方法等领域研究方面形成了独特的全球优势。

鉴于大数据研究和应用的重要国家战略地位及其跨学科多领域的交叉特点，国家自然科学基金委员会组织国内外管理和经济科学、信息科学、数学、医学等多个学科的专家，历经两年的反复论证，于 2015 年启动了"大数据驱动的管理与决策研究"重大研究计划（简称大数据重大研究计划）。这一研究计划由管理科学部牵头，联合信息科学部、数学物理科学部和医学科学部合作进行研究。大数据重大研究计划主要包括四部分研究内容，分别是：①大数据驱动的管理决策理论范式，即针对大数据环境下的行为主体与复杂系统建模、管理决策范式转变机理与规律、"全景"式管理决策范式与理论开展研究；②管理决策大数据分析方法与支撑技术，即针对大数据数理分析方法与统计技术、大数据分析与挖掘算法、非结构化数据处理与异构数据的融合分析开展研究；③大数据资源治理机制与管理，即针对大数据的标准化与质量评估、大数据资源的共享机制、大数据权属与隐私开展研究；④管理决策大数据价值分析与发现，即针对个性化价值挖掘、社会化价值创造和领域导向的大数据赋能与价值开发开展研究。大数据重大研究计划重点瞄准管理决策范式转型机理与理论、大数据资源协同管理与治理机制设计以及领域导向的大数据价值发现理论与方法三大关键科学问题。在强调管理决策问题导向、强调大数据特征以及强调动态凝练迭代思路的指引下，大数据重大研究计划在 2015～2023 年部署了培育、重点支持、集成等各类项目共 145 项，以具有统一目标的项目集群形式进行科研攻关，成为我国大数据管理决策研究的重要力量。

从顶层设计和方向性指导的角度出发，大数据重大研究计划凝练形成了一个大数据管理决策研究的框架体系——全景式 PAGE 框架。这一框架体系由大数据问题特征（即粒度缩放、跨界关联、全局视图三个特征）、PAGE 内核［即理论范式（paradigm）、分析技术（analytics）、资源治理（governance）及使能创新（enabling）四个研究方向］以及典型领域情境（即针对具体领域场景进行集成升华）构成。

依托此框架的指引，参与大数据重大研究计划的科学家不断攻坚克难，在 PAGE 方向上进行了卓有成效的学术创新活动，产生了一系列重要成果。这些成果包括一大批领域顶尖学术成果［如 *Nature*、PNAS（*Proceedings of the National Academy of Sciences of the United States of America*，《美国国家科学院院刊》）、

Nature/Science/Cell（《细胞》）子刊，经管/统计/医学/信息等领域顶刊论文，等等］和一大批国家级行业与政策影响成果（如大型企业应用与示范、国家级政策批示和采纳、国际/国家标准与专利等）。这些成果不但取得了重要的理论方法创新，也构建了商务、金融、医疗、公共管理等领域集成平台和应用示范系统，彰显出重要的学术和实践影响力。比如，在管理理论研究范式创新（P）方向，会计和财务管理学科的管理学者利用大数据（及其分析技术）提供的条件，发展了被埋没百余年的会计理论思想，进而提出"第四张报表"的形式化方法和系统工具来作为对于企业价值与状态的更全面的、准确的描述（测度），并将成果运用于典型企业，形成了相关标准；在物流管理学科的相关研究中，放宽了统一配送速度和固定需求分布的假设；在组织管理学科的典型工作中，将经典的问题拓展到人机共生及协同决策的情境；等等。又比如，在大数据分析技术突破（A）方向，相关管理科学家提出或改进了缺失数据完备化、分布式统计推断等新的理论和方法；融合管理领域知识，形成了大数据降维、稀疏或微弱信号识别、多模态数据融合、可解释性人工智能算法等一系列创新的方法和算法。再比如，在大数据资源治理（G）方向，创新性地构建了综合的数据治理、共享和评估新体系，推动了大数据相关国际/国家标准和规范的建立，提出了大数据流通交易及其市场建设的相关基本概念和理论，等等。还比如，在大数据使能的管理创新（E）方向，形成了大数据驱动的传染病高危行为新型预警模型，并用于形成公共政策干预最优策略的设计；充分利用中国电子商务大数据的优势，设计开发出综合性商品全景知识图谱，并在国内大型头部电子商务平台得到有效应用；利用监管监测平台和真实金融市场的实时信息发展出新的金融风险理论，并由此建立起新型金融风险动态管理技术系统。在大数据时代背景下，大数据重大研究计划凭借这些科学知识的创新及其实践应用过程，显著地促进了中国管理科学学科的跃迁式发展，推动了中国"大数据管理与应用"新本科专业的诞生和发展，培养了一大批跨学科交叉型高端学术领军人才和团队，并形成了国家在大数据领域重大管理决策方面的若干高端智库。

展望未来，新一代人工智能技术正在加速渗透于各行各业，催生出一批新业态、新模式，展现出一个全新的世界。大数据重大研究计划迄今为止所进行的相关研究，其意义不仅在于揭示了大数据驱动下已经形成的管理决策新机制、开发了针对管理决策问题的大数据处理技术与分析方法，更重要的是，这些工作和成果也将可以为在数智化新跃迁背景下探索人工智能驱动的管理活动和决策制定之规律提供有益的科学借鉴。

为了进一步呈现大数据重大研究计划的社会和学术影响力，进一步将在项目研究过程中涌现出的卓越学术成果分享给更多的科研工作者、大数据行业专家以及对大数据管理决策感兴趣的公众，在国家自然科学基金委员会管理科学部的领导下，在众多相关领域学者的鼎力支持和辛勤付出下，在科学出版社的大力支持下，大数据重大研究计划指导专家组决定以系列丛书的形式将部分研究成果出版，其中包括在大数据重大研究计划整体设计框架以及项目管理计划内开展的重点项目群的部分成果。希望此举不仅能为未来大数据管理决策的更深入研究与探讨奠定学术基础，还能促进这些研究成果在管理实践中得到更广泛的应用、发挥更深远的学术和社会影响力。

未来已来。在大数据和人工智能快速演进所催生的人类经济与社会发展奇点上，中国的管理科学家必将与全球同仁一道，用卓越的智慧和贡献洞悉新的管理规律和决策模式，造福人类。

是为序。

国家自然科学基金"大数据驱动的管理与决策研究"
重大研究计划指导专家组
2023 年 11 月

前　　言

　　自 20 世纪 90 年代至今，社会经济转型和医疗体制改革推动中国的卫生事业改革与发展取得了一定成就，逐步形成惠及城乡居民的基本医疗卫生服务体系，实现扩大医疗保障覆盖面，增强疾病防御能力，提高居民健康意识、健康素养和健康水平的目标。然而，与中华人民共和国成立 70 余年、改革开放 40 余年经济、科技发展取得的巨大成就相比，我国医疗卫生领域的发展还存在明显的结构性不平衡的问题。与人民群众的需求和期望不匹配，医患关系依然比较紧张，医疗体制还不够健全，"看病难、看病贵"问题解决得不够好，"重治疗、轻预防"趋势还很明显。一方面，大医院人满为患，挂号看病一号难求；另一方面，小医院门可罗雀，大量医疗资源处于闲置状态。党的十八大以来，以习近平同志为核心的党中央高度重视人民群众的医疗健康问题，把"推进健康中国建设"摆在重要地位并提上工作日程，提出"没有全民健康，就没有全面小康"①。随着《"健康中国 2030"规划纲要》的颁布，我国居民的健康问题日益得到重视。

　　医疗健康领域是互联网信息化技术应用最早、最广的领域，积累的大量的医疗相关数据，为大数据技术的应用奠定了基础。第一，以医学影像存档通信系统（picture archiving and communication system，PACS）、电子病历记录（electronic medical record，EMR）、实验室/检验科信息系统（laboratory information system，LIS）、放射科信息系统（radiology information system，RIS）等为代表的医疗信息系统积累了海量的患者健康和个人信息数据；第二，以人口普查数据、医保社保数据、水文气象数据等为代表的社会管理数据是医疗健康管理领域中最主要的大数据之一；第三，移动健康检测设备的普及积累了大量的新兴健康数据；第四，随时在线的医疗社区和医疗健康咨询类网站的数据库中存储了大量的半结构化和非结构化的医疗健康数据与专家建议。只是，这些最典型的多源异构大数据没有统一的标准和规范，长久以来沉淀明显，缺乏互联互通和分析挖掘，大量医疗健康数据的价值没有得到充分利用或被严重低估。只有经由开放、整合、共享累积

---

①2016 年 8 月 19~20 日，习近平总书记在全国卫生与健康大会上讲话。

成为医疗健康大数据集合体，这些数据才能发挥其最大价值，大数据技术的兴起与普及为海量医疗健康数据的挖掘奠定了基础。

大数据分析是近几年兴起的一项重要的信息技术，并且在医疗健康领域得到了应用。与传统数据处理技术相比，大数据技术在处理海量数据方面具有无可比拟的优势。另外，大数据技术的实时性、有效性和低延迟性使得其在许多领域都得到了广泛的应用。但是，迄今大多数医疗健康领域中的大数据研究直接或间接地以疾病预测、辅助诊疗为目标，而本书以医疗健康领域中的管理决策问题为研究对象，以试图解决当前我国医疗健康领域存在的一系列问题为研究动机，探索大数据驱动的医疗健康管理的新思路、新方法和新技术。以大数据的思维和视角来看我国医疗健康领域的管理学问题，以大数据技术驱动医疗健康数据开放共享模式，挖掘并分析海量的医疗健康数据，消除医疗健康领域的信息孤岛，为缓解我国"看病难、看病贵"的医疗现状提供新的方法和契机。

本书为国家自然科学基金重点项目"大数据驱动的智慧医疗健康管理创新"在医疗健康大数据领域的理论、技术、平台及应用等方面取得的阶段性成果，分为三篇（理论篇、技术篇和应用篇），共9章，与该重点项目所属的国家自然科学基金委员会管理科学部"大数据驱动的管理与决策研究"重大研究计划指导专家组提出的 PAGE 框架（paradigm，理论范式；analytics，分析技术；governance，资源管理；enabling，使能创新）相对应。第一篇为理论篇（第1～4章）：医疗健康大数据相关理论，对应理论范式（P）研究方向，重点关注管理决策范式转变机理与理论，主要采用以数据为中心的新型扁平化互动范式。本篇主要概括我国医疗健康数据的积累情况，梳理并分析我国现有医疗健康大数据的政策背景和相关法律法规，阐述医疗健康大数据的技术和理论背景，分析并讨论医疗健康大数据中特征、效益产出和面临的问题，深入分析医疗健康大数据相关理论（包括医疗健康大数据的治理理论以及医疗健康大数据背景下的患者就医行为理论），讨论传统卫生健康经济学理论、决策理论以及统计学理论在医疗健康大数据背景下的新形态。第二篇为技术篇（第5～7章）：医疗健康大数据相关技术，对应分析技术（A）研究方向，重点关注管理决策问题导向的大数据分析方法和支撑技术。本篇从医疗机构的视角出发，重点阐述团队在区域临床医疗健康大数据的知识图谱（knowledge graph）技术和决策支持技术等方面取得的突破，论述基于政府管理层面的大数据辅助决策技术，阐述在医疗健康大数据计算平台取得的技术突破。第三篇为应用篇（第8、9章）：医疗健康大数据应用平台，分别对应资源管理（G）和使能创新（E）两个研究方向，重点关注大数据资源治理机制设计与协同管理和大数据使能的价值创造与模式创新。其中，第8章对应资源管理（G），从不同的角度介绍团队开发的基于知识图谱的医疗健康大数据应用平台的功能架构，并通过实际的项目数据分析展示其潜在的应用价值：不仅将原有的医疗健康大数据资源提供者所涵盖的独立且分散的医疗健康数据资源运用相关技术手段集成到具有统一与开放相结合特性的数据资源共享平台，实现信息及数据资源共享、降低社会成本，而且有助于调研不同医疗管理者的需求，为医疗健康大数据资源上传者提供具有专业性广度、精度、深度的医疗健康数据分析服务，尤其是辅助异常检测等决策服务，提高医疗信息资源利用率以及医疗管理决策效率。第 9 章对应使能创新（E）研究方向，介绍团队在医共体分级诊疗新模式、"医共体+疾控中心"新管理模式、医疗统计决策、精准医疗管理与运营模式创新、医保异常行为分析以及大数据驱动的误诊学研究等应用层面的研究成果。

　　本书主要在以下三个方面进行一些创新性的尝试。第一，通过构建基于知识图谱的医疗健康大数据应用平台，提出自主、智能的医疗健康大数据共享和服务机制；第二，通过医疗健康大数据分析、挖掘、跟踪技术，实现对人类医疗健康服务质量的全景画像，创建基于大数据分析的误诊学理论，以提高诊疗精度乃至完善临床路径、丰富循证医学（evidence-based medical，EBM）；第三，整合管理实证研究方法和大数据分析技术，优化医疗资源管理理论与决策方法，使国家医疗改革战略方向和各级地方政府及人民群众追求高度一致，力图形成"要我做"为"我要做"的局面。书后附有本书研究内容迄今发表的部分刊物论文。

　　本书受到国家自然科学基金重点项目资金（批准号：71532002，执行期：2016年 1 月～2020 年 12 月）的资助。在此，非常感谢国家自然科学基金委员会对本书研究工作的大力支持，以及"大数据驱动的管理与决策研究"重大研究计划指导专家组对本书研究工作的指导和帮助！感谢中国人民解放军总医院尹岭教授、付磊博士，中国科学院计算机网络信息中心杨小渝研究员，北京交通大学朱晓敏教授、华国伟教授、刘颖琦教授，以及英国雷丁大学 Kecheng Liu 教授、Weizi Li 博士对本书研究工作的大力帮助与支持！本书的研究和写作过程有幸得到美国国家工程院院士 James M. Tien 教授，马里兰大学 Martin Dresner 教授，克里特理工大学 Yannis A. Phillis 教授，澳门大学 Phillp Chen 教授，香港城市大学 Frank Chen 教授，中国人民解放军总医院王小宁教授，北京大学人民医院张海澄教授和赵红梅主任，解放军白求恩国际和平医院陈晓红主任医师，邯郸市民腾计算机技术服务有限公司徐民总经理，北京交通大学张真继教授、施先亮教授、刘世峰教授、张菊亮教授、唐代盛教授、夏梅梅副教授、尚小溥副教授等专家的大力指导与帮助，使其更具前沿性；本书的研究和写作过程还得到国家人口与健康科学数据共享平台、中电科大数据研究院有限公司、安徽省阜南县人民政府和县人民医院、贵州省锦屏县院士工作站、北京中卫云医疗数据分析与应用技术研究院等数十家医疗服务及大数据科研相关机构给予的大力帮助，使得调研访谈、数据采集、案例分析等工作顺利进行，在此表示衷心的感谢！此外，本书的研究和写作过程还得到北京交通大学经济管理学院和机械与电子控制工程学院的博士、硕士研究生的大力支持，在此感谢王军、陈东华、陆心怡、周阳、邢玉平、马健、周胜尧、陈俊慧、冯嘉仪、白凯元、高晋升、吴沛、孙泽宇、张熹菁、赵步天、李莉、刘蕊、李艳凤、孟捷、边增亚、张翱、卫东、鲁千、曹鸿飞、张鸿冉、刘思颖、黄慧珊、张娇、陶文静、张芷溦、姬春亮、李宁、李淏、孟清扬、李瑞琪、王言等。

　　医疗健康问题是伴随着人类文明的产生和发展而存在的最古老、最重要的问题，有着数千年的历史；管理学是伴随着现代文明的进步和发展而出现并不断丰富和完善的科学，有着数百年的历史；大数据理论与技术是伴随着互联网信息技术的应用和普及而被发明并深度影响着现代社会各个方面的现代化工具，只有数年的历史。大数据驱动的智慧医疗与健康管理创新是古老与现代的交汇，有其历史的必然性，同时也为研究带来了巨大的复杂性和挑战性。本书描述的探索性研究成果旨在抛砖引玉，并努力为我国政府为满足人民群众对健康幸福生活的需求提出的"健康中国"战略的实施做出贡献。在此竭诚希望各界学者和广大读者不吝提出宝贵意见，以期不断改进。

张润彤

目　录

理 论 篇

技　术　篇

应　用　篇

理　论　篇

第1章 绪 论

目前，中国"看病难、看病贵""重治疗、轻预防"问题依然突出；医疗资源分配不均，大医院人满为患，同时却存在小医院门可罗雀的现象。近几十年来，医疗健康管理领域的大数据急剧增长，但大数据技术应用主要集中在医疗技术本身。根据"大数据驱动的管理与决策若干基础问题研究"重点项目群（G02）指南（5）"大数据驱动的智慧医疗健康管理创新"的要求，本书主要基于国家人口与健康科学数据共享平台数据资源，针对城镇医疗保险和新型农村合作医疗（简称新农合）管理迫切需要解决的问题，建立卫生健康经济学管理模型，为我国居民或社区医疗健康服务管理提供智慧医疗服务。目的是使我国有限的城镇医疗保险和新农合经费发挥最大社会效益，减轻政府和人民群众的疾病负担，缓解"看病难、看病贵"问题。运用大数据分析，从管理学与卫生健康经济学角度，系统地研究不同地区、不同层次的医疗与健康资源配置优化问题，最终提高我国医疗决策者管理水平和分级诊疗效率，缓解我国当前医疗卫生领域的突出问题。

1.1 研究背景

随着人民生活水平的巨大提升，以及人口老龄化的加速到来，人们对生命健康愈加关注，对医疗服务的需求稳步增加。对医疗服务日益增长的需求要求医疗保健行业从业者在有限的时间内更有效地提供更高质量的医疗服务。医疗健康领域是互联网信息技术应用最早、最广的领域，积累了海量的医疗健康大数据。在医疗健康领域中应用信息技术可以帮助医生在数据采集、临床决策和医疗行为管理等方面减少医疗错误，提高医疗质量，提高工作效率，降低医疗成本。医疗健康大数据研究旨在帮助医生为患者选择更好的治疗方案，从而提高医疗服务质量、降低医疗费用和合理分配医疗资源。

1.1.1 医疗健康大数据的集成、融合与管理

随着医疗保健行业信息化水平的快速增长，与个人健康和医疗保健相关的数据规模和类型都以前所未有的速度增长。将大量疾病诊断与治疗数据、健康监测数据和临床研究数据相结合，形成医疗健康大数据，呈现出了大数据的特征。与传统数据相比，海量数据给数据收集、传输、加密、存储、分析和可视化带来了严峻挑战，同时也为数据中新的价值和机遇的发现提供了机会，数据的重要性正变得越来越突出（马建光和姜巍，2013）。

医疗健康大数据的应用有五个方面：第一，精准医疗，如基因诊断和治疗、个性化医疗、临床决策支持、病因分析等。第二，精益管理，如医疗质量和安全监测和预警、管理决策支持、管理绩效分析、流行病学监测和预防。第三，健康管理，如患者自我健康维护、慢性病远程监测和干预、公众健康监测与干预等。第四，科学研究，如疾病风险因素分析/预测/建模、临床试验数据处理和分析。第五，数字医疗服务，包括医疗人工智能、"互联网+医疗"和可穿戴医疗设备研发等。但总体来说，医疗健康大数据分析用于医疗技术的研究要明显优于用于医疗管理的研究。开展医疗健康大数据研究和应用的主要任务是组织与管理医学领域各方面产生的大量异构数据，挖掘和利用这些数据的价值，为精准医疗、精益管理和健康管理提供技术支持。

大数据分析为许多医学难题的解决提供了新途径，改变了一些疾病诊断的方式。例如，通过分析大量诊断数据，可以容易地快速识别疾病并提供获得疾病诊断和治疗方法的手段。此外，基于大量的流行病学数据，可以进行统计研究来预测疾病的传播，为疾病的预防和治疗提供参考。有效利用研究数据将是现代医学研究成功的关键。目前，优质医疗资源有限，患者往往争夺优质医疗资源。由于个体差异大、疾病种类繁多、常见复杂疾病、诊断难以规范和自动化，医疗过程缺乏患者的积极参与；加上医生工作强度高和医疗资源不足，存在误诊、漏诊现象，引起了医患矛盾。在大数据医疗场景中，患者可以积极参与医疗过程，结合患者的健康数据、既往病史，更有利于医生对疾病做出正确的诊断，并且医院间的数据互通可以避免医院之间进行重复治疗，使患者省去额外的医疗费用，同时节约了医疗资源。基于医疗健康大数据的医疗服务提供了新的医疗模式，可以减少医生与患者之间的冲突。有效的数据集成模型使大数据医疗满足了以患者为中心的个性化医疗模式，并提供了优秀的医疗技术平台。医疗健康大数据从医学研究、临床决策、疾病管理、患者参与以及医疗卫生决策等方面推动了医疗模式的转变，尊重患者的价值观、个体化特征和需求，协调和整合不同专业的医疗服务，保持医疗服务的连续性和可及性，提高医疗质量。

在传统医疗体制框架下，医院的信息化建设存在很多不合理的地方，信息化程度较低。我国大多数医院采用烟囱式结构的信息技术资源配置模式，将组成医疗信息系统的应用软件和硬件资源捆绑在一起。不合理的医疗信息系统架构和不合理的医疗资源分布也导致临床业务数据的共享与集中问题。医疗机构在建设自己的业务系统时，由于研究团队、功能、理念和侧重点不同，医疗记录格式有各自的特色，电子病历、检验系统、影像系统等格式均不一样，这种差异性使得不同数据库来源的相同类型的数据无法整合或整合难度很大。我国对行业标准化硬性要求较为宽松，医疗机构对国家卫生健康委员会、省级卫生健康委员会的数据标准解读不同也造成了医疗健康数据结构标准的差异。以电子病历为例，电子病历是由医院通过电子化方式创建、保存和使用的数据集成系统，记录患者在医疗机构就医的完整检查/诊断/治疗等数据，理想的电子病历应该包含患者所有的医疗信息。医疗健康大数据集成共享应该以电子病历为基本单位，将其作为数据库之间的联络内容。电子病历的最大优点是信息共享，电子病历的标准化、规范化是医疗健康大数据落地的基石，如果标准执行不一致，会导致共享整合的过程中信息混乱，影响最终结果。各医疗机构电子病历应用水平悬殊，电子病历达到互联互通还有一系列标准化问题亟待统一、完善。这将导致无法合理有效地使用具有巨大医疗价值的临床商业数据。在大数据时代到来的今天，这些不合理因素都使医疗健康大数据的二次利用陷入了巨大的困境。总体来说，目前医疗健康数据共享还处在较低级水平，医疗健康数据本身的价值还没有得到很好的发挥。将已有的数据过渡到大数据体系中，充分共享，进一步分析挖掘大数据背后的价值，这既是医疗健康大数据的发展方向也是目前遇到的瓶颈。

1.1.2　智慧医疗健康管理服务

从本质上讲，医疗服务是一种特殊的服务形式，不可避免地遵循服务科学的一般规律。医疗服务的价格与医疗服务的价值之间存在密切的关系。目前，我国医疗服务定价机制存在一定问题。例如，由于现有的医疗服务本身相对便宜，药物和检测成本相对较高，部分医院为了获取高额利润，尽可能多地为患者进行不必要的检测，尽可能开一些利润空间比较大的药品。这些行为虽然能够在一定程度上增加公立医院的收益，增加医护人员的收入，但是给患者和医保带了巨大的负担。此外，这些行为本质上是一种过度医疗，从而导致大量的医疗资源浪费。医疗服务的价格是医疗服务作为商品交换的价格形式，本质上是医疗服务价值的货币表现。它是医疗机构提供医疗服务项目的收费标准，包括门诊价格、住院费、各种检查/治疗和手术用品费用等。医疗服务属于公共产品类别，与普通商品不同，它们具有社会福利和商品的双重性。因此，医疗服务的价格不是通过调整市场供求而自发形成的，而是采用不完全生产价格模式。医疗服务的价格一般低于医疗服务的价值。医疗服务价格是医疗机构组织收入的主要渠道，是医疗机构弥补医疗费用的主要途径。目前，我国医疗服务价格基本上实行的是以服务项目作为计量单位收取费用的项目收费方法，服务项目不同，制定收费价格的标准也不一样。

医疗服务项目可以分为以下四类。①药品价格。按照国家有关规定，医院通常以批发价购买药品，以零售价销售药品。药品加成为 15%，政府免征医院药品零售额增值税和所得税。②医疗用品价格。医疗用品主要指医院在提供医疗服务过程中消费和使用的医疗产品，如 X 射线机摄片、一次性注射器、人工器官、血液制品等。根据国家卫生健康委员会有关规定，医疗用品价格按购买价销售，实行保本经营。③常规医疗服务价格。常规医疗服务主要是指医院提供的起主导作用的医疗服务，由物价主管部门控制其价格，包括门诊服务、住院服务等基本的诊断、检查和治疗服务。④高新技术医疗服务价格。高新技术医疗服务由于存在信息不对称，主管部门无法控制其价格，而且这些服务收取的费用相对较高。

考虑到目前我国医疗服务定价机制存在的问题，卫生健康部门已经采取了一些强有力的措施，并且已取得了显著成效。例如，取消药品加成，规范医疗服务定价机制。然而我国现有医疗服务定价机制存在的问题并没有从根本上解决，即并没有从服务科学的角度对医疗服务的定价进行研究。此外，医疗服务的价格与医保费用以及患者自身的负担密切相关，所以基于医疗服务价值的医疗服务价格研究具有十分重要的意义。从本质上讲，医疗服务的价值决定了医疗服务的价格。然而由于医疗服务本身具有特殊的公益性，不能简单地利用价值理论进行分析。因此，在考虑医疗服务定价时，有必要从服务科学的角度分析医疗服务的价值，并综合考虑医疗服务的公益性，科学地分析医疗服务的价值。

1.1.3 社区智慧医疗健康管理服务

2017 年 1 月 22 日，国务院办公厅印发的《中国防治慢性病中长期规划（2017—2025 年）》提出，要控制慢性病危险因素，加强健康教育，强化规范诊疗，促进医防协同，推动实现人民全生命周期健康。

慢性病已经成为当今世界的"头号杀手"，每年造成近 3600 万人死亡，占全球死亡总人数的 60%以上。当前，我国慢性病的防控形势也非常严峻，慢性病已经成为危害我国人民健康、社会和经济可持续发展的严重公共卫生问题和社会问题；慢性病的不断蔓延给国家带来沉重的经济负担，慢性病在疾病负担中所占的比重已达 69%，远超流行病和其他伤害所造成的疾病负担。因此，慢性病的防控与救治有着重大的意义。

国家不仅从政策、资金上对慢性病管理进行全方位部署，而且进行政府主导、全社会参与、多部门行动的规范化管理，同时引导各级机构进行医疗信息化建设等相关慢性病管理。虽然我国慢性病管理工作进行了很多实践，也积累了很多成功的经验，但是还存在很多不足，主要集中在以下方面：①将慢性病管理纳入国家基本公共卫生服务项目，主要由基层医疗机构完成，一方面，基层医疗机构全科医师少，另一方面，大部分医务人员对慢性病的相关业务知识掌握不全面，不能为患者或者居民提供专业的健康指导；②基层医疗机构医务人员初次为患者建立健康档案后，后续的随访只能通过电话、上门服务方式进行，一方面，基层医务人员工作量非常大，在现有基层医疗机构人员配备情况下，实施难度非常大，另一方面，慢性病患者对随访配合不够，造成医患脱节，医务人员不能及时收集患者的健康信息；③当前基层医疗机构与二甲、三甲医院进行慢性病合作管理，对区域信息化慢性病管理模式进行了探索，实现了双向转诊等区域信息化慢性病管理，但是由于各种原因，没有达到预期的效果。

患者需要分级诊疗指导，需要社区医生为他们提供健康管理和就医指导服务，从医疗资源配置优化的角度解决"看病难、看病贵"问题。在这一问题上，目前技术和手段缺乏统一的患者行为描述方法；无法为社区居民提供有效的个性化的健康服务干预措施，难以实现对慢性病的日常预防、预警、救治的一体化服务。因此，亟待基于大数据挖掘手段来建立疾病的预防经济学模型，建立疾病防控和早期诊断成本效益模型，研究系统动态行为特征与内部运行机制，从行为模式的判断出发给出最佳防治建议，为疾病预防提供新思路，帮助破解"重治疗、轻预防"问题。创新面向患者的智慧医疗服务管理，提供个性化的健康管理方案和医疗卫生管理服务，帮助解决"重治疗、轻预防"问题，以及盲目到大医院看病的现状。以社区居民的医疗健康数据为研究对象，并结合反映居民行为特点的新兴数据分析，为居民提供个性化的健康干预和智能医疗推送服务，实现对疾病的监控、预警与救治协调机制，持续、有效地进行监控和智能管理，从而达到社区居民健康管理目标。发展社区卫生服务中心的医疗卫生服务的数字化建设和医疗信息化建设，提高医院和社区卫生服务中心的工作效率，同时有利于机构自身的医疗信息管理（陈玉民，2010）。基于电子病历数据深度分析，探讨患者的行为模式和偏好，推荐个性化的健康干预与促进措施。通过数据挖掘，发展相关算法和模型，提供分级诊疗指导，并帮助实现分级诊疗框架下个性化的诊疗路径动态决策，避免诊疗过程中过多依靠经验决策的现状，从而有效地降低卫生服务风险，优化医疗服务，提高患者满意度。研究面向社区的疾病防控和早期诊断成本效益模型，为社区重大医疗决策提供支持。对人口医疗健康大数据深入分析，以社区居民的医疗健康数据为研究对象，并结合反映居民行为特点的新兴数据分析，为居民提供个性化的健康干预和智能医疗推送服务，实现对疾病的监控、预警与救治协调机制。

1.1.4 分级诊疗的城镇医疗保险和新农合管理

随着经济总量的高速发展以及全球的联系日益紧密，人民的注意力开始由"量"向"质"进行转变。经济发展促进民生，民生就是"人民的生计"，涉及人民的生活状态、发展能力、机会的获取和相关权益的保护，是经济发展到一定程度对满足人民合理诉求的具体成果的体现。中国近20年的国内生产总值持续增长，人民的生活水平有了很大的提升，然而一些新的问题日渐凸显，收入分配不均衡导致的贫富差距逐渐加大、全民公平享有教育问题以及食品安全问题等逐渐出现在人们的视线中。一些相关媒体进行网络调查时，发现民众关注的最多的是医疗健康方面的改革。

目前，健康的生活已成为国家和民众高度关注的话题，尤其是患病就诊住院时，一系列的相关问题便产生了，如"大医院人满为患，小医院无人问津"等，而"看病难、看病贵"是众多问题中的热点。随着经济水平的上升，人民的收入水平也得到了提高，购买力的增强就导致相关物价的增长，同时生活水平的提高导致一些人因饮食或者工作强度的增大等造成健康状况的下降。近些年在人民的健康意识越来越强的作用下，就出现了医疗费用高，看病人数多、难以快速地享受正常的服务等问题。

从图1-1中可以清晰地展现出来，我国医疗卫生总费用和人均医疗卫生费用总体呈增加趋势，平均增速都达到了15%以上，可见医疗卫生费用在不断增长，同时体现出了人民对于医疗卫生资源的需求不断加大，相关问题随之不断产生。

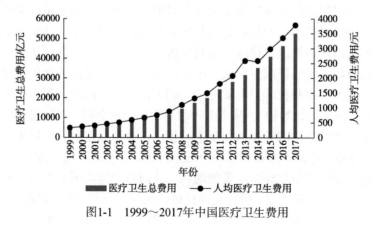

图1-1　1999～2017年中国医疗卫生费用

由图 1-2 可以得出，2001 年，个人现金医疗卫生支出比例达到了 1999～2017 年的最大值，得到了全社会的关注。自此之后，政府开始对医疗卫生事业的发展进行改革和改善，干预并制定相应的策略和发展方向，居民的个人现金医疗卫生支出比例开始下降，2009 年，新一轮的医疗改革方案提出，医疗卫生支出比例才达到相对的均衡，各部分都约占 30%。可见，中国"看病难、看病贵"问题的主要原因是医疗资源均衡性的失调以及居民对医疗需求的日益增长。政府部门作为社会发展的指导力量，需要参与到医疗卫生事业的发展中来。

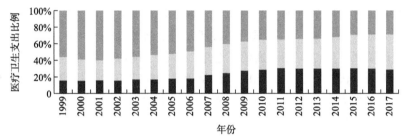

图1-2　1999～2017年中国医疗卫生支出比例

中国新一轮医疗卫生体制的改革正在逐步地推进和实施，各个相关部门参与协商讨论，中国基本医疗保障制度改革取得重大突破。截至 2017 年底，全国三大基本医疗保险的参保人数超过 13 亿人，基本实现医保全覆盖的目标，但是总体保障程度偏低。随着人口老龄化进程的加剧，在后全民医保的时代背景下，越来越多的人会关注如何在有限资源的前提下合理设计医疗保险筹资制度、支付制度和管理制度，在提高医疗保险福利水平的同时提高医疗保险效率。当前，中国各地都积极地探索门诊统筹、大病统筹、补充医保制度、医保支付方式改革及价格谈判制度等，探索建立医保差别价格机制，促进居民社区卫生服务的利用，提高医疗服务的可及性；探索建立需方医疗费用的合理分担机制，降低居民大病的财务风险，降低需方的道德风险；探索建立供方医疗费用的支付机制，减少供方的诱导需求，提高医疗基金的使用效率。国际研究表明，提高医疗保险的保障水平可以提高居民卫生服务的可及性及利用率，降低患者卫生费用，降低居民的财务风险，提高居民的健康水平；同时可以降低居民预防性储蓄，提高消费，拉动经济增长。

医疗卫生行业改革是世界性难题，也是近年来我国各界关注的焦点。对目前的中国来说，社会主义社会价值和福利哲学以及追求"中国梦"的理想促使社会各界在改革开放 40 余年后重新认识和定位自己在医疗卫生方面的诉求。如何满足新形势下民众在医疗卫生方面不同层次的需求，如何保证公平与效率的实现，如何处理当前与长远的关系，仅靠加大政府投入不可能解决全部问题，而应从制度设计的角度出发，将医疗卫生行业各要素之间的相互关系和运行方式进行有效配置，通过科学的投入管理促成目标实现。

1.2　政　策　背　景

随着移动互联网的发展，各种智能数据采集和大容量存储技术不断进步，大数据采集方式不断更新。大数据已渗透到人们生活和社会发展的各个方面，成为重要的生产要素，广泛应用于通信、金融、零售、能源、交通等领域，接下来将不可避免地对与民生密切相关的医疗行业产生全面冲击。与其他行业数据相比，医疗行业的数据更为重要，它不仅与人们的健康和生命密切联系，而且数据的结构和类型更加多样、复杂。

1.2.1　中国医疗健康大数据政策

与西方发达国家一样，中国正在进入医疗健康大数据时代，中国的互联网也在实时产生大量关于疾病和健康的信息。医疗行业是影响国计民生的重大行业，是国家一直以来不遗余力、持之以恒不断进行探索和完善的行业。早在 20 世纪 80 年代，为了提高国内医疗服务水平、打破医疗健康数据"信息孤岛"，国家就大力推动医疗行业信息化。近年来，随着云计算、大数据、物联网、移动互联网、人工智能等新兴技术不断发展和成熟，传统医疗行业与这些新兴技术的融合加速，其中，以医疗健康大数据为代表的医疗新业态不断激发医疗行业的发展。为进一步推动和规范医疗健康大数据行业的发展与应用，国家加快了医疗健康大数据行业发展和规范政策的出台，并先后确立了试点。

（1）规划纲要推动健康大数据的应用。2015 年 3 月，国家卫生和计划生育委员会的网络安全和信息化工作组全体会议明确表示，将积极推动医疗保健大数据应用的示范，研究制定促进医疗卫生大数据应用的指导方针，完善国家卫生和计划生育统计调查制度，促进医疗健康大数据的有序安全开放。同年 3 月，国务院办公厅发布了《全国医疗卫生服务体系规划纲要（2015—2020 年）》，明确提出配置信息资源，推出健康中国云服务计划，积极应用移动互联网、物联网、云计算和可穿戴设备等新技术，推广有利于全民的健康信息服务和智能医疗服务，促进健康大数据的应用，逐步转变服务模式，提高服务能力和管理水平。

（2）行动大纲确定大数据发展路线。2015 年 8 月 31 日，国务院常务会议通过了《促进大数据发展行动纲要》，明确了中国大数据开发路线的顶层设计和整体部署，提出要建立一个公共服务大数据工程，其中应构建医疗健康服务大数据，建立电子健康档案、电子病历数据库，建设覆盖公共卫生、医疗服务、医疗保障、药品供应、计划生育和综合管理业务的医疗健康管理和服务大数据应用体系。2016年 10 月 25 日，国务院又出台了《"健康中国 2030"规划纲要》。作为我国未来15 年推进健康中国建设的行动纲要，其中特别强调发展健康产业和医疗健康大数据、培育医疗健康大数据应用新业态。在国家政策的指导和鼓励下，医疗健康大数据正成为医疗行业未来发展的新增长点（郭熙铜等，2017）。医疗健康大数据应用程序也正由中国卫生信息与医疗健康大数据学会领导医疗健康管理大数据应用研究、医疗健康大数据平台关键技术与数据分析综合研究、养老服务业信息化模式研究、家庭医生平台与智能穿戴设备系统研究及医学影像大数据研究等十家示范基地进行探索（俞立平，2013）。

（3）发展规划促进医疗健康大数据应用。2017 年 1 月，国家卫生和计划生育委员会发布了《"十三五"全国人口健康信息化发展规划》，以确保全民健康为出发点，以提高人民群众获得感、增强经济发展新动力为目标，大力加强人口健康信息和医疗保健大数据服务体系建设，促进政府卫生医疗信息系统和公共卫生医疗数据的整合与公开共享，消除信息障碍和孤岛，努力提高人口卫生信息治理的能力和水平。大力推进医疗健康大数据应用的发展，探索"互联网+健康医疗"服务新模式，为建设健康中国、全面建成小康社会提供强有力的支持。2018 年 8 月28 日，国家卫生和计划生育委员会发布了《关于进一步推进以电子病历为核心的医疗机构信息化建设工作的通知》，强调了大数据在信息统计分析和智慧医院建设上的作用，还对数据联通提出了要求。同年 9 月 13 日，国家卫生健康委员会出台了《国家医疗健康大数据标准、安全和服务管理办法（试行）》，明确了医疗健康大数据的定义、内涵和外延，并对标准、安全、服务管理三个方面进行了规范，也进一步明确了各级卫生健康行政部门、各级各类医疗卫生机构、相关应用单位及个人在医疗健康大数据标准管理、安全管理、服务管理中的责权利，对于统筹标准管理、落实安全责任、规范数据服务管理具有重要意义。

特有的海量医疗健康数据为中国提供了一个很好的可以与疾病、治疗、健康信息进行更多接触和了解的机会，但它也给数据用户带来了更严峻的应用挑战。随着医院信息系统（hospital information system，HIS）功能的不断增加和应用场景的不断扩大，医疗健康数据量逐年增加，形成了一个复杂的数据仓库。医疗健康数据的存储和分类非常杂乱，数据库之间的关系变得越来越复杂，并且很难区分这些海量数据组中的有用和无用信息。紧密相连的数据形成了一个交织在一起的关系网络，造成了医疗健康大数据数据来源广、数据更新快、数据标准乱和数据共享难四个方面的特点（毛云鹏等，2017）。

1.2.2　国外医疗健康大数据政策

随着计算机和移动通信技术在医疗健康领域的推广与应用，大数据的建设在各国取得了许多成就。以美国、英国和日本为代表的发达国家多年来一直在研究大数据，并取得了很好的成果。

1. 美国的医疗健康大数据建设

美国政府为推动全美医疗健康领域对大数据的应用做了大量的工作，其通过立法和行政等手段，鼓励引导第三方投入医疗健康大数据建设。在立法方面，2010年，卫生部拟定了《医疗数据行动计划》（ *Health Data Initiative* ）；同年，颁布《患者保护与平价医疗法案》（ *Patient Protection and Affordable Care Act* ）。2012年，六个联邦机构加入大数据研究与发展行动计划（ Big Data Research&Development Initiative ），共投入超过 2 亿美元作为科研经费，致力于工具与技术的开发，以推进海量数据的获取、组织、整理、发现。在行政方面，美国政府推动信息公开，向公众公开其所掌握的医疗健康数据，引导其他机构参与大数据建设，如疾病预防与控制中心（ Centers for Disease Control and Prevention，CDC ）、食品药品监督管理局（ Food and Drug Administration，FDA ）、联邦医疗保险与医疗补助服务中心（ Centers for Medicare & Medicaid Services，CMS ）等，它们均公开了各自拥有的医疗健康方面的数据库资源。2015 年，美国总统奥巴马宣讲了生命科学领域新项目——精准医疗计划，用以让所有人获得健康个性化信息，参与者有权控制信息的共享程度，在获得健康数据的同时形成大数据信息。2016 年，美国颁布的《21世纪治疗法案》中提出了两个概念：真实世界的数据（ real world data，RWD ）和实际循证（ real world evidence，RWE ）。对医疗健康大数据达到医学证据级别提出了要求。

从 2009 年起，美国政府通过中央信息交换库（ Data.gov 网站）公开了大量的医疗健康数据，供民众进行查阅，方便人们享受相关服务。美国政府认为数据是重要资源，如果尽可能广泛地向民众公开，将有利于提高政府效率，促进经济繁荣，建设良好社会，但同时要注意保护国家安全、商业秘密和个人隐私。

2. 英国的医疗健康大数据建设

随着美国对大数据的广泛应用，英国也将其用作战略技术。2010 年，英国启动了政府数据网站 Data.gov.uk，政府数据可在该网站上找到，这是英国政府提高政府透明度的一个重要表现。2012 年，英国政府发布了数字战略，承诺在三年内开放包括医疗健康在内的核心公共数据库，并将建立世界上第一个"开放数据研究所"。2014 年初，英国投资 6 亿英镑，用于航空航天和医药等 8 个高科技领域，其中用在大数据技术方面达到 1.89 亿英镑；同年 5 月，英国和李嘉诚基金会进一步合作并建设"李嘉诚卫生信息与发现中心"。该中心旨在通过收集、存储和分析大量医疗健康数据，为开发新药提供数据支持，从而降低开发成本。该中心是世界上第一个综合使用大数据技术的医疗机构，拥有 600 多名科技人员。《紧抓数据机遇——英国数据能力战略》(以下简称《英国数据能力战略》)指出，英国政府将采取多种渠道为大数据产业发展提供配套支持：从公共管理的视角，政府将为本国企业和组织提供更多的资金资助，并提供更多的条件为本国企业获取欧盟研究与创新基金。在"英国资本投资战略框架"中纳入了各类大数据中心，并将其作为大数据基础研发和市场化应用的桥梁与纽带；在技术成果转化方面，将不遗余力地完善网站门户、合作平台等的建设，促进大数据相关的科技成果转化，以促进大数据行业的广泛应用。随着大数据的发展，它产生的价值将逐年增加。2018 年 10 月 3 日，英国政府宣布将在未来五年内开展 500 万人基因组计划，将精准医疗研究划入大数据时代。

英国的大数据建设主要是为经济发展服务的，通过经济发展相关部门来践行大数据战略，以服务于产业升级和经济发展。英国政府强调"铺路打基础"，政府主要起基础性的保障作用，政府的作用主要体现在五个方面：基础平台建设、项目规划、人才培养、资金支持以及营造良好的合作环境。英国政府启动医疗健康大数据旗舰平台 Care.Data。Care.Data 集中了详尽的数据，包括英国的家庭医生和医院记录的病历，以及社会服务信息；数据将用于除直接医疗之外的目的。英国国家医疗服务体系期待通过数据资源的统一、共享、分析，能够更好地认识患者，研发药物和治疗方式；认识公共卫生和疾病的发展趋势，保障每个人享有高质量的服务；在有限预算中更好地分配医疗资源；监控药物和治疗的安全状况；比较全国各区域的医疗质量。英国在数据计算能力上的优势并不突出，然而英国在数据掌握程序上的优势十分明显，它拥有的数据集在全世界处于顶尖地位，涵盖了计算机科学、数学应用、人口统计和医疗健康等领域。这为英国研究和利用医疗健康大数据奠定了良好的基础。

3. 日本医疗健康大数据建设

日本的大数据战略基于开发的实用应用程序，特别是在医疗健康和能源领域。2013 年，日本正式公布了新信息技术战略——"创建最尖端 IT 国家宣言"，将大数据和开放公共数据的开发列为新的国家战略，于 2013~2020 年实施，同时提出要把日本建成具有"广泛使用信息技术的世界最高社会水平"的国家。2016 年 11 月，在日本政府召开的第 2 届未来投资会议上，首相安倍晋三明确宣示，大数据与人工智能将会在预防、健康管理，以及远程医疗方面进行最大程度的应用，以实现高质量医疗服务。日本厚生劳动省也开始着手规划一系列相关的政策，包括医疗费用的修正、人工智能医疗的激励等，来应对人工智能医疗时代的来临，并且计划在 2020 年全面实施与推动人工智能医疗制度。为了具备在医疗健康领域更高程度应用人工智能的能力，高度、完整、安全的数据库的整建有其必要性。日本政府整合和建立了电子病历卡、健康检查数据、医疗/照护的收据凭证数据等一元化系统数据库，来作为跨入新时代健康管理系统架构下提供更好医疗质量的第一步。

在日本，具有一定规模的医院电子病历普及率已达到 80%，但电子病历的数据格式并没有统一的标准。日本各地建立的 250 多个地方患者信息系统也是分散的，各种数据库之间没有互联，无法对健康、体检、医疗、护理领域的数据进行联合分析。此外，日本也没有制定数据流通的规则，无法推进基于现代医疗健康信息的个性化治疗与先进医药品、医疗设备的开发，护理机器人的普及也比较缓慢。为了解决这些问题，日本建立诊疗保健系统、个人健康信息登记系统，应用人工智能进行医疗诊断支援、支援护理的标准化等。此外，日本政府还提出应用信息与通信技术、人工智能推进医疗、护理改革的应用路线图，在 2017 年实现基于人工智能的诊疗支援技术；在 2018 年修订诊疗费方案，对使用人工智能进行诊疗给予一定程度的激励；在 2020 年实现全新的医疗健康体系。

1.2.3　政策比较及启示

根据以上国家的情况分析，可以总结出以下共性。首先，从国家战略高度来推进行业发展。发达国家通过政府部门的参与，着手将制定基于大数据战略价值共识的国家战略，并从产业链、技术、人才、基础设施和立法五个渠道推动实施，有效克服个别企业在大数据发展中的局限，为大数据的应用和开发提供了很好的平台。其次，巨额投入、重点突出。各国投入大量资金推广医疗健康大数据，例如，美国投入 2 亿美元用于医疗健康等领域的大数据分析和应用。再次，整合数据，加强公共基础设施平台建设。公共基础设施平台的改进是大数据收集和组织的重要基础。美国、英国和日本都非常重视公共基础设施平台的建设，这是大数据战略成功实施的重要组成部分。最后，以应用需求为导向，加快大数据的发展。要实现公共大数据的市场化和产业化，必须以政府为主体，通过政府的大力推进，协同强化各部门的力量。

在美国、英国和日本推动大数据建设的过程中，具体实施方法仍存在一定的差异。一方面，推动战略规划的手段不同。英国强调"为奠定基础铺平道路"，政府在基础平台建设、项目规划、人员培训、资金支持、营造良好的合作环境等五个方面起到基础性的保障作用。美国强调"注重突破，以点带面"。首先选定关键和核心领域作为大数据建设的重点，公开这些部门的大数据项目规划，投入重金扶植相应的部门进行研究开发，逐步带动其他产业和部门进行相应的配套研究开发与技术推广。日本强调"应用导向"，设定大数据的目标和指导原则，统筹各部门大数据的建设和应用，并进行过程跟踪管理。另一方面，大数据战略制定机构存在差异。通过经济发展相关部门来践行大数据战略，服务于产业升级和经济发展。美国推行大数据战略的首要目的是促进技术进步，故大数据战略主要由科学技术相关部门来制定，具体负责的部门是美国白宫科学和技术政策办公室。日本的大数据战略制定机构是信息管理办公室，偏重于信息基础平台建设，具体包括信息与通信技术的投资管理、工程实施跟踪管理，以及政府政策的分解实施，在提高自身运作效率的同时，能够为公众提供良好服务。通过比较发达国家在大数据建设方面的异同，可以进一步提炼出对我国医疗健康大数据建设有参考意义的核心因素。

（1）基础研究与关键技术研发。面向应用的大数据技术开发需求使与大数据相关的基础研究和科学研究变得越来越重要。美国国家科学基金会（National Science Foundation，NSF）不仅是基础研究的重要机构，也是大数据相关基础研究的核心机构。NSF 采取的一系列的举措包括：向加州大学伯克利分校拨款 2 亿美元，研究云计算、众包和机器学习的整合，将数据转化为有用的信息；资助各分支机构在地球观测、生物学和医学领域的研究；在国防、社会科学、民生等关键技术的研发领域投入足够的资源开发基础技术。英国起草并通过了《英国数据能力战略》，重点是建立信息基础平台，并为相关大学和研究机构提供资金。

（2）大数据人才培养。随着大数据战略的不断重视，相应的人才需求和培训逐渐受到政府的关注和重视。Garter 的预测显示，到 2020 年，全球对大数据信息人才的需求将超过 440 万人，缺口将达到 280 万人。英国通过《英国数据能力战略》对如何满足大数据人才需求进行了研究和安排：加强初等、中等教育的信息和计算机相关课程的学习；进行深入评估和分析，了解目前大学中数据分析技术的现状和存在的问题，以决定是否需要通过培训来提高师资的信息能力和综合水平，对于未来紧缺的信息人才，将通过项目资助、奖学金等形式加大培养力度，缓解人才缺口问题；通过政府和相关专业机构的紧密合作来实现大数据和信息技术在各个行业的广泛应用。美国通过了《大数据研究与发展计划》，并采取多种举措来实现大数据的开发和应用：通过 NSF 的资助，研究型大学将相应地设立基于信息科学和其他学科的跨学科的学位项目，培养大数据相关的工程师及科学家，对大数据的战略意义在中等、高等教育机构中进行广泛深入的讨论，使得大数据的概念和影响深入人心，并强调对大学生职前进行大数据的技能培训。

（3）大数据相关产业扶持。只是大数据和信息产业仍难以服务于技术进步和经济发展的各个方面，大数据相应配套支持和相关行业的发展与增长对大数据的应用至关重要。英国的产业扶持非常具有代表性。《英国数据能力战略》指出，英国政府将通过多种渠道为大数据产业发展提供配套支持：从公共管理的视角，政府将为本国企业和组织提供更多的资金资助，并提供更多的条件为本国企业获取欧盟研究与创新基金。在"英国资本投资战略框架"中纳入了各类大数据中心，并将其作为大数据基础研发和市场化应用的桥梁与纽带；在技术成果转化方面，将不遗余力地完善网站门户、合作平台等的建设，促进大数据相关的科技成果转化，以促进大数据行业的广泛应用。

（4）加强资金保障。大数据的建设需要持续大量的资金投入。每个国家为大数据战略均落实了资金来源，这是发达国家进行大数据建设的共同点之一。美国宣布在大数据建设初期需要 2 亿美元并具体落实了资金来源。英国投资 1.89 亿英镑用于资助信息和节能计算技术的基础研究与开发，从而加强英国在地球观测、生物学和医学领域的数据收集和分析能力。英国经济委员会进一步增加了 6400 万英镑用于信息技术的研究和开发，部分资源将用于监督"行政数据研究网络"，以加强政府相关行政数据的收集能力，提高政府的公共决策能力和效率。

（5）各国技术能力储备政策比较。从纵向政策的角度来看，关注人才培养、产业支持和资金保障是大多数国家的共识。这三方面正是政府为产业发展构建良性生态环境的政策落脚点。从横向国家的角度来看，美国、英国国家层面配套技术能力储备政策较为完善，这也是两国引领大数据前沿的主要原因之一。

1.3　研究架构

目前我国"看病难、看病贵""重治疗、轻预防"问题突出，大批患者盲目到大医院看病，使得医院运营负担越来越重。而国家倡导的分级诊疗未能得到有效开展，使得大医院人满为患，而基层医院资源却出现闲置。诸多此类问题已经成为目前我国医疗健康领域亟待解决的重要问题。

本书在此背景和国家自然科学基金委员会"大数据驱动的管理与决策若干基础问题研究"的支持下，开展如下研究。

1.3.1　研究目标和内容

目前，传统医疗模式正在向移动医疗模式转变，这是新技术和新形势带来的颠覆性变化。医学已进入科学时代，不再仅仅是一种经验或技术，而是医学科学。

医疗健康大数据将侧重于在基于医疗疗效的研究、临床数据挖掘、医疗健康数据透明度提升、远程患者的监控、患者档案的先进分析、利用大数据提高研发效率及医疗服务行业新的商业模式等方面发挥作用。

本书根据"大数据驱动的管理与决策若干基础问题研究"重点项目群（G02）指南（5）"大数据驱动的智慧医疗健康管理创新"的要求，从经济学、管理学和医疗健康信息学角度，依托其优势资源：国家人口与健康科学数据共享平台，为解决上述问题开展深入研究。研究目标如下。

（1）整合新兴健康数据资源，构建基于知识图谱的医疗健康大数据应用平台，通过为政府、医院、科研机构等提供既便利化又智慧化的主动数据分析挖掘服务，促使医疗健康大数据的开放共享，从而构建大数据技术驱动下的医疗健康大数据开放共享模式，基于统一的规范、原则及标准将大量异源异构的医疗健康数据有机整合在一起，通过标准化的模式对其实现共建、共用、开放，进而使医疗健康大数据充分利用并获得最大效益。

（2）基于大数据，提出智慧医疗服务价值相关理论，并研究相关算法、模型以及应用平台，从智慧医疗管理和医疗健康信息化角度，面向患者和面向政府决策者两个层面，探讨如何解决"看病难、看病贵"和分级诊疗中的突出问题，以及改善"重治疗、轻预防"的现状。

（3）先在农村地区开展实证研究，以检验、修正和进一步发展大数据驱动智慧医疗的相关理论、算法、模型及应用平台，提高农村决策者管理水平，实现分级诊疗和解决农民"看病难、看病贵"问题。

基于以上研究目标，本书的主要研究内容包括以下五个子项目。

（1）医疗健康大数据的集成、融合和管理：研究传统医疗数据和新兴健康数据的标准化、规范化、统一化，研究医疗健康大数据的集成与融合，构建典型疾病研究的知识库，构建医疗健康大数据共享机制，为项目的展开奠定基础。

（2）智慧医疗健康管理服务价值研究：基于智慧医疗健康管理大数据的深入分析与挖掘，识别医疗服务价值要素，建立患者行为偏好模型，为患者提供个性化的、动态的智慧医疗的诊疗路径，有效提高医疗服务价值。

（3）社区智慧医疗健康管理服务创新：基于对人口医疗健康大数据的深入分析，以社区居民的医疗健康数据为研究对象，并结合反映居民行为特点的新兴数据分析，为居民提供个性化的健康干预和智能医疗推送服务，实现对疾病的监控、预警与救治协调机制。

（4）促进分级诊疗的医保和新农合管理创新：基于智慧医疗健康管理大数据深度分析与挖掘，从卫生健康经济学的角度出发，研究医疗卫生资源的优化配置问题。

（5）智慧医疗健康管理实证研究：基于农村医疗卫生资源和人口健康平台大

数据，在农村地区开展研究活动以验证其使用价值。

本书首先从经济学、管理学和医疗健康信息学角度，立足团队中的医疗健康大数据资源，进行集成、融合和管理；然后结合医疗健康大数据分析，进行大数据驱动的智慧医疗服务价值研究、个性化健康诊疗与监控研究、我国医保管理创新研究，研究大数据驱动下的服务价值模型和管理模型，从经济学、信息学和管理学的角度提出创新思路；最后通过实证研究，利用团队优势的资源对提出的创新管理理论与模型进行实证研究。

1.3.2   技术路线

本书实施的具体技术路线如下。

（1）针对医疗健康大数据的管理、挖掘和融合，首先对拟整合的分级诊疗体制下不同医疗卫生机构的数据资源进行调研，深入了解不同医疗卫生机构信息系统的组成、数据库技术、数据类型、存储方式、接口协议等内容，分析和比较各单位业务系统的共同点和不同点，在参考临床数据交换标准协会（Clinical Data Interchange Standards Consortium，CDISC）、卫生信息用户第七层交换协议（Health Level 7，HL7）等广泛使用的医疗健康数据标准基础上，结合各单位数据调研情况，参考 ICD-10、LOINC、SNOMED CT①等疾病分类标准以及国家相关药品标准，制定本书所需数据的标准化存储和传输标准。构建医疗健康大数据存储中心，基于统一的规范、原则及标准将大量异源异构的医疗健康数据有机整合在一起，统一收纳、存储到能容纳大数据量级的分布式数据存储集群中。

（2）针对新兴健康数据源的数据管理，采用概率图模型和矩阵分解模型，设计有效的数据组织和索引技术，或者通过采样、近似等手段，减少数据的扫描次数，从而提高数据挖掘算法的效率。从新兴健康数据源所产生的数据中自动抽取相应的医疗卫生主题，为元数据目录集构建提供导向。结合高维数据特征选择、特征降维等理论为相关主题识别本质特征，方便新数据导入时自动归类、存储，再结合大规模协同过滤理论，对海量高维数据进行分析应用，为用户进行个性化智能医疗卫生服务推荐。结合数据挖掘核心技术，对信息质量进行合理的模型设计，通过关联规则挖掘、因果推断分析对数据条目进行关联分析，识别数据之间的关联性，为保证数据质量，平台将提供似然函数、误差平方和、准确率等相应

---

①ICD-10 指第 10 次修订本《疾病和有关健康问题的国际统计分类》(The International Statistical Classification of Diseases and Related Health Problems 10th Revision)；LOINC 指观测指标标识符逻辑命名与编码系统（Logical Observation Identifiers Names and Codes)；SNOMED CT 指医学系统命名法 – 临床术语(Systematized Nomenclature of Medicine-Clinical Terms)；

的评分函数，对数据质量进行评价，为将健康数据应用于个性化诊疗及国家医疗卫生风险防范体系的建立提供决策支持。

（3）将采集的数据进行清洗，按照统一的标准进行存放，整合不同医疗卫生机构的数据，形成数据集。从患者的角度出发，针对当前城乡二元结构，分城市和农村两大类，分别建立研究人群队列及对应的数据库，开展疾病防控干预、健康教育、随访调查，对大数据驱动的智慧医疗健康管理模式在提高医疗服务的公平性和可及性、改善患者就医体验、降低医疗成本、个性化诊疗等方面的作用进行验证。

（4）针对医疗服务价值，利用哈克塞弗（Haksever）服务价值模型进行多维度研究，主要涉及内部属性、外部属性、感知质量、时间、非货币价格与货币价格六个维度，并按照一定的界面标准将医疗行业要素进行解构，得到具有一定价值功能的半自律性的子系统（模块），再按照相关联系规则将子系统（模块）进行整合，得到价值网络模块化模型。在明晰价值要素与医疗服务价值模型的基础上，结合统计学知识与相关软件对评价指标进行因子分析，由此构建医疗服务价值的评价体系。

（5）研究电子病历等基础数据，提出采用结构化的患者行为描述语言（patient behavior mark-up language，PBML）统一地描述患者的行为、偏好以及个性化差异。在 PBML 的基础上，研发相关模型与算法，从患者的电子病历、临床数据及其他相关数据中识别出与疾病密切关联的行为偏好，并用 PBML 进行描述。此外，按照疾病的轻、重、缓、急及治疗的难易程度进行分级，以便使不同级别的医疗机构承担不同疾病的治疗，各自发挥所长。

（6）依托国家人口与健康科学数据共享平台，基于电子病历深度分析，采用机器学习和运筹学相关方法，开发能够根据患者不同行为模式、个性化差异及家庭收入情况，帮助推荐围绕心脑血管疾病防治和肿瘤早期诊断的最优诊疗路径的相关算法与模型，避免凭经验进行选择，做到更精准的个性化诊疗。基于上述方法和技术，研发针对患者的智能自适应健康管理和诊疗路径管理系统原型，提供个性化的在线帮助和健康干预及进行诊疗方案的优化。对该类系统原型的研发将基于目前 Java Web 平台的主流框架，如 Spring、Struts 和 Hibernate 等。

（7）利用系统工程与统计学方面的工具，从多个角度对我国当前医保费用进行全面分析，研究我国当前医保费用体系，建立卫生健康经济学管理模型，并对各级医疗机构的资源进行整合，建立资源配置模型与算法并进行优化，实现分级诊疗格局下资源的有效配置。对我国当前常见的重大疾病或慢性病的成本与收益进行分析，并以马尔可夫链为基础来模拟疾病随时间的发展，建立预防经济学管理模型。

（8）在安徽阜南等地区开展研究活动用以验证其使用价值，并进一步发展智慧医疗相关方法、理念、算法和模型等，观察其为当地居民带来的实际利益，并为本书研究成果的推广实施提供参考。

1.4　研　究　工　作

目前，本书研究工作主要围绕基于知识图谱的医疗健康大数据应用平台的构建进行展开，创建医疗健康大数据采集、共享机制，实现医疗健康大数据的数据治理，进而研究医疗服务中的关键技术，提供智慧医疗服务决策支持。

（1）数据共享：研究医院特定（单）病种、不良事件、病案首页的大数据处理；调研国家等级医院评审业务、医院评审与评价体系，探索医院医疗健康数据分析基础理论，积累医疗健康数据收集、清洗、分析和评价实施经验，引领医疗健康大数据处理、共享、分析服务新方向。

（2）关键技术：建立以医院病案首页数据管理分析为核心的医院病案管理系统、电子病案系统、医院管理决策支持系统和数据质量检测（分析）报告等系列分析决策，打造医院医疗质量分析中心平台，满足医院管理决策支持关键技术的分析。同时依托互联网大数据汇聚平台和分析，横向满足医院间各种对比需求，纵向服务于各级卫生行政管理机构对医院运营的综合分析等。

（3）服务决策：主要研究疾病谱分析、医疗服务分析、具有个性化价值体现的临床路径分析、疾病负担和卫生健康经济学分析、误诊分析和医保异常行为分析、分级诊疗机制的构筑等。

1.4.1　医疗健康大数据的集成、融合与管理

研究基于机器学习乃至深度学习的移动医疗健康大数据源融合、清洗和分析特点，建立基于现有医疗信息标准（如 ICD-10、SNOMED CT）的新兴医疗健康大数据管理体系，研究 HIS、区域人口健康信息平台、互联网数据等健康大数据分析平台，建立大数据共享和分析机制，提出大数据驱动的移动医疗健康管理决策模型。主要研究工作如下。

（1）数据资源调研。通过对医院、企业与区域的多种医疗信息系统的各类数据资源的调研，了解医疗机构数据存量、增量情况和数据存储方式，掌握医疗机构各信息系统（包括 HIS、LIS、PACS、EMR 等）的分布情况及所遵循的数据标准。依托国家人口与健康科学数据共享平台数据，建立面向大数据共享的大数据存储平台，实现医疗健康大数据灵活、动态的存储和共享，真正使大数据"活"起来。

（2）医疗健康大数据的数据识别、存储与融合。研究异构数据资源的访问机制和集成方法，借助集成服务管理器、数据操作处理器、包装器等，完成对医疗机构不同业务系统的访问，实现对临床诊疗（电子病历、图像影像、临床检验、病理等）、药品管理、经济管理（门诊挂号，住院患者入、出、转管理，收费管理等）等多种数据资源的整合；研究新兴健康数据源的有效识别、获取和存储，数据清洗及质量控制等方法；研究新兴健康数据与医疗卫生机构数据的有机融合及在智慧医疗健康管理中的有效利用方法。

（3）智慧医疗健康管理研究结构化数据库的构建。在参考国际数据和国内广泛使用的疾病标准术语体系（如 ICD-10、LOINC、SNOMED CT）的基础上，利用中国人民解放军总医院及其合作医疗机构的数据资源（如中国人民解放军总医院 HIS 中 2000～2014 年的心脑血管疾病数据、140 万个样本的中国新农合数据），以心脑血管疾病和肿瘤为主要突破口，研究和分析数据类型、数据库结构、构建模式等内容，建立适合本书开展智慧医疗健康管理研究的结构化数据库。

（4）医疗健康大数据共享机制研究。研究医院特定（单）病种、不良事件、病案首页的大数据处理；调研国家等级医院评审业务、医院评审与评价体系，探索医院医疗健康数据分析基础理论，积累医疗健康数据收集、清洗、分析和评价实施经验，研究结构化、半结构化、非结构化的医疗健康大数据的存储方式，构建医疗健康大数据分布式存储中心集群，对来自不同医疗机构系统的数据有清晰的分类展示，目录结构完整，方便交互式操作，能快速处理大量非结构化数据，提出医疗健康大数据处理、共享、分析服务新方向；建立基于知识图谱的医疗健康大数据采集、共享机制。

1.4.2　智慧医疗健康管理服务价值研究

本书以大数据下的医疗为背景，从医疗服务价值构成的角度出发，参考国内外学者对相关领域的研究成果，立足于我国医疗服务的现状，结合国内外相关经验，确定医疗服务价值评价指标，形成评价体系，并以此为基础构建医疗服务价值评价模型，结合实例分析及相关评价指标对模型进行评价，经过信度、效度、精度等方面深入、系统的分析，使评价结果的偏倚达到最小。最终构建一套符合我国国情，体现患者需要与期望的医疗服务价值评价体系，为医院医疗服务价值的评价与改善提供可观的测量工具。主要研究工作如下。

（1）基于大数据的医疗服务价值要素识别。从宏观环境、相关医疗企业、医疗机构、医护人员以及患者等层面对医疗服务价值要素进行识别，宏观环境层面着重研究医保政策、卫生监管、行业发展等因素；相关医疗企业层面主要研究药品研发、设备研制、软件与系统开发、医药物流等因素；医疗机构层面着重研究医疗资源布局、医患管理、设备与药品管理、声誉与形象等因素；医护人员层面着重研究专业技能、服务质量、工作强度等因素；患者层面着重研究诊疗便利性、保健应用、医疗费用与心理动态等因素。

（2）分级诊疗格局下医疗服务价值模型研究。本部分研究对象主要为分级诊疗格局下的各级医疗机构与医疗服务对象，系统地梳理国内外医疗服务等相关研究现状，分析其价值创造模式；对我国当前分级诊疗格局下的医疗机构与其服务对象进行研究；考虑医疗服务行业的特点，对医疗服务价值按不同维度进行划分，构建分级诊疗格局下的医疗服务价值构成模型。

（3）医疗健康大数据下的服务价值评价体系构建。分析医疗服务价值评价指标的显著性特征，阐释建立其服务价值评价体系应当遵循的原则，建立客观、公正的医疗服务价值评价体系，并对医疗服务价值进行评价。主要研究内容为：从大数据中提取环境、企业、医院等方面的价值特征；将非经济价值指标与经济价值指标有机结合并进行分析；从技术价值、功能价值、经济价值、环境价值和信息价值等五个维度构建医疗服务价值评价指标的显著性特征；由于医疗服务具有高社会性和高人性化的特性，将患者感知价值融入医疗服务价值评价体系。

1.4.3　社区智慧医疗健康服务管理创新

本书旨在实现面向社区、面向患者的智慧医疗健康服务管理创新，提供个性化的健康管理方案和医疗卫生管理服务，解决"重治疗、轻预防"问题，以及改变盲目到大医院看病的现状。基于电子病历数据深度分析，探讨患者的行为模式和偏好，推荐个性化的健康干预与促进措施。通过数据挖掘，开发相关算法和模型，提供分级诊疗指导，并实现分级诊疗框架下个性化的诊疗路径动态决策，避免诊疗过程中过多依靠经验决策的现象，从而有效地降低医疗卫生服务中的风险，优化医疗服务，提高患者满意度。同时研究面向社区的疾病防控和早期诊断成本效益模型，为社区重大医疗决策提供支持。主要研究工作如下。

（1）识别患者行为偏好的算法和模型研究。利用相关数据处理技术将非结构化数据转化成有效的结构化数据，在相关统计理论的基础上，结合计算机辅助效用估计法，对数据进行处理，识别患者行为偏好的影响因素及因素间的联系，在患者电子病历、健康数据、临床数据及其他数据的基础上建立患者的行为偏好模型。通过该模型，医疗服务提供商可以根据患者的行为偏好有针对性地提供新服务或优化既有服务。

（2）个性化诊疗路径决策模型研究。针对当前诊疗路径灵活性不足的情况，本部分在中国人民解放军总医院医学专家的业务指导下，基于大量的诊疗数据，主要研究一种基于情景感知（context-aware）、符合患者个性化的（如身体状况、收入、工作背景）诊疗路径的动态选路算法，探讨如何通过患者依存性分析进行疾病的风险评估。

（3）健康干预与促进信息推荐算法研究。研究健康管理信息推荐模型，即根据用户的行为偏好、疾病类型、体质特征等推荐相关信息，结合穿戴设备等新兴健康数据源，实现个性化的健康促进与干预推荐。信息推荐算法是本书的核心，通过重点分析相关信息推荐算法的优缺点，设计符合本书特点的信息推荐算法。该推荐算法的原理是利用用户的行为偏好特征，通过一些数学运算与逻辑运算，发掘、预测用户需要的健康信息资源。

1.4.4　促进分级诊疗的城镇医疗保险和新农合管理创新

本书的目的在于系统地梳理我国医疗体制现状，为我国整体以及城镇职工、城镇居民、农村人口提供方向性和时序性的策略选择。将医疗体制置于理论分析体系下，全面地把握医疗体系在不同环节、流程上的不同问题，厘清基层医疗服务存在的不足，为基层医疗卫生改革提供保障支持，为进一步提高基层医疗服务水平，为我国医改未来的发展描绘蓝图。主要研究工作如下。

（1）促进分级诊疗的卫生健康经济学管理模型研究。我国当前医疗保险情况复杂，本部分主要分析相关疾病的费用，研究围绕城镇医疗保险和新农合的卫生健康经济学管理模型。具体包括：对不同疾病医保费用的政策进行系统的梳理与研究；对人口统计学因素进行研究，包括年龄、性别、不同年龄的期望寿命等；对患有疾病的个人进行研究，包括个人的健康因素、收入情况、家庭疾病史等；对社会经济状况进行研究，包括医疗消费品价格指数、通货膨胀率等。

（2）促进分级诊疗的医疗资源的配置与优化模型研究。研究各级医疗机构的资源整合、配置与优化，具体包括：研究当地人口疾病特点，着重对常见疾病的轻、重、缓、急及治疗的难易程度进行分级；统计、分类各级医疗资源（设备资源、人力资源、信息资源等）；建立医疗资源的动态配置模型，实现针对分级诊疗格局的资源优化配置；利用医保费用的相关研究验证本模型的实施效果。

（3）大数据驱动的疾病预防模式创新。利用系统工程与统计学方面的工具从多个角度对我国当前医保费用进行全面分析，研究我国当前医保费用体系，并对各级医疗机构的资源进行整合，建立资源配置模型与算法并进行优化，实现分级诊疗格局下资源的有效配置。对我国当前常见的重大疾病或慢性病的成本与收益进行分析，并以马尔可夫链为基础来模拟疾病随时间的发展，建立预防经济学管理模型。

（4）建立大数据下的医保行为预警模型。本部分针对融合政府与社会的相关数据，改进大数据环境下的医保审计方式方法，根据医保分析需求，立足于大数据分析方法，建立医保异常行为库、医保异常行为预警算法库、医保异常专家知识库等。提出基于医保大数据的异常行为识别算法和医保异常行为预警算法，将医保数据表内、表外跨业务数据有效融合，通过机器学习算法建立医保异常行为预警模型。

1.4.5   智慧医疗健康管理实证研究

利用中国人民解放军总医院获得的农村医疗卫生资源和人口健康平台大数据，在安徽阜南等地区开展研究活动用以验证其使用价值，并进一步发展智慧医疗相关方法、理念、算法和模型等。研究内容分为：阜南医疗资源配置和分级诊疗的实证研究、开展农村智慧健康社区服务站试点，以及基于大数据分析的误诊研究。通过对这些数据的挖掘、融合与分析，着重研究个性化诊疗的实现、医疗服务价值理论体系与管理创新。主要研究工作如下。

（1）县区级的医疗资源管理。在项目组相关单位合作的县区中选择医疗资源分配不均的典型地区进行研究，对其相关的医疗资源（医疗建筑、医疗设备、医护人员、后勤、信息资源等）进行统计，建立资源体系，将这些数据输入医疗资源的配置与优化模型中，得到该县区优化过后的资源配置结果，将此结果进行实际推广，同时向县区患者推广分级诊疗规则，经过 1 年以上的实施后，对资源重新配置前后的患者的医保费用进行比较研究，分析验证医疗资源的配置与优化模型的有效性。

（2）智慧健康社区服务站实证研究。智慧健康社区服务站是缓解"看病难、看病贵"和分级诊疗问题的有效办法，本书提出的智慧健康社区服务站基于子课题 3 "家庭智慧医疗健康管理服务创新"研发的技术和应用平台等信息化技术，为患者提供更精准的个性化健康管理和就诊路径建议等服务。

（3）基于大数据分析的误诊研究。误诊研究对传统医学和人工智能诊疗研究都有着非常重要的意义，但基于传统方法的误诊研究很难摆脱盲人摸象的困境。本书从海量的数据中挖掘与误诊相关的多维度的知识，如个性化健康管理、医疗卫生服务、精准化卫生管理、医疗科研、企业大数据利用、患者画像分析等，通过数据将误诊各个环节联系起来，构成一个透明的、定量的、全景的误诊现象知识网络，真实再现误诊现象，使得误诊研究成为一门科学。大数据视角下的误诊研究具有多维性，根据大数据技术的特点，误诊研究应该包括数据维度、操作维度、应用维度和过程维度，以此来体现误诊研究过程中的数据支持。

（4）建立大数据下的预防经济学管理模型。本书建立疾病的预防经济学管理模型，对系统动态行为特征与内部运行机制进行研究，研究内容包括：对疾病预防与控制措施进行经济学分析，其中最主要的是成本-收益分析，发现成本最小化或收益最大化的防治措施；使用经济学的基本假设解释相关疾病下的行为机制，从对人们行为模式的判断出发，研究和给出最佳的防治政策建议；衡量疾病导致的经济损失，为疾病的防治提供更好的政策建议。

第 2 章 医疗健康领域大数据分析相关理论研究

医疗健康数据的存储和分类非常杂乱，各数据库之间的关系十分复杂，在这些海量数据群中有用和无用信息掺杂在一起难以甄别，紧密联系的数据之间形成了盘根错节的关系网络，基于这样的原因，形成了医疗健康大数据数据来源广、数据更新快、数据标准乱和数据共享难四个方面的特点。通过分析医疗健康大数据的数据范畴，研究这些"死数据"的产生原因和存在形式，同时利用现有的技术手段和方法清洗"死数据"，将"死数据"转化为"活数据"，提高数据集的数据质量，从而为后续研究医疗健康大数据的效益产出模式提供基础的可信数据源。

2.1 医疗健康大数据的数据范畴

医疗健康大数据是指与医疗和生命健康相关，以及患者在医疗期间产生数据的集合。大数据技术与健康医疗的结合将有助于优化医疗流程和资源配置，医疗健康大数据的整合将在提高医疗质量、降低风险和医疗成本方面发挥重要作用（杨巍等，2015）。

医疗健康大数据资源具有内容多、来源广的特点，除以 HIS、区域人口健康信息平台和公共卫生信息系统为主的传统数据资源来源外，随着互联网技术的发展，可穿戴设备、社交媒体等新兴健康数据资源应运而生（周苗等，2017）。此外，生物信息、行业和学科相关数据都属于医疗健康大数据的范畴（图 2-1）。

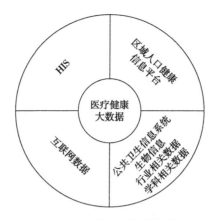

图2-1　医疗健康大数据的范畴

2.1.1　HIS

通常，医疗健康大数据是指医院医疗健康大数据。医院医疗健康大数据是最主要的医疗健康大数据，产生于医院常规临床治疗、科研和管理过程，包括各种门急诊记录、住院记录、影像记录、实验室记录、用药记录、手术记录、随访记录和医保数据等。大多数医疗健康数据都是用专业的医学方式记录下来的，以临床实践自然随机的形式存在。从临床管理和研究的角度看，这些数据是患者就医过程的真实记录，即临床医疗行为留存的痕迹，每一个数据都是有价值的，包括记录不完善甚至错误的数据，都可能隐藏值得发掘和利用的重要医学信息（于广军和杨佳泓，2015）。

HIS 是指利用计算机软硬件技术、网络通信技术等现代化手段，对医院及其各部门的人流、物流、财流等进行综合管理、收集、存储、处理、提取、传输、汇总，以及处理在医疗活动的各个阶段生成的数据，以生成各种信息，从而为医院正常运行提供全面、自动化的管理及综合服务的信息系统。

随着医院内部业务流程的不断梳理和整合，HIS 与 LIS、PACS、RIS、EMR等外围模块不断融合。随着卫生信息化的内涵与外延不断扩展，HIS 与社保、医保甚至银行系统的业务及数据交互越来越频繁。HIS 已成为医疗行业业务驱动、流程整合与服务能力提升的核心引擎系统。

HIS 主要包括电子病历库、医学影像库、医院管理库、公共资源库、知识库（图 2-2）。

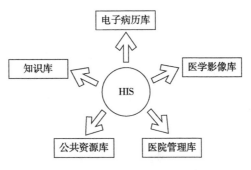

图2-2　HIS的构成

（1）电子病历库。电子病历库是医疗人员在医疗活动期间使用HIS产成的数字化信息集合，主要包括文字、符号、图表、图形、数据、影像等。电子病历库是病历的一种记录形式，主要由病历摘要、门急诊病历记录、住院病历记录、健康检查记录、转诊记录、法定医学证明及报告、医疗机构信息七部分数据组成。

（2）医学影像库。完整的医学影像库应该是RIS和PACS的组合。整个医学影像库包含病理学、超声波、放射学、脑电图（electroencephalogram，ECG）、内窥镜检查、心电图（electrocardiogram，EEG）等相关信息和诊断报告。

（3）医院管理库。医院管理库包括全面预算管理系统、财务管理系统、物资管理系统、固定资产管理系统、人力资源管理系统、成本核算系统、绩效评价系统、财务监管系统等产生的数据。

与其他行业数据比较，医疗健康数据既重要又特殊，不仅与人的健康、疾病和生活紧密相关，还具有复杂的多样性和未知性。这些特点促使医疗行业拥有大批医学研究专家和统计学家，从而建立了一系列数据的统计方法，开展了多种医学研究（Peng and Dabek，2010）。

医疗健康数据的复杂性体现在：一方面，医疗健康数据包含大量的医学专业术语，有3万多种疾病名称，还有成千上万的诊断、手术和药物名称，以及大量的非结构化数据，如影像、医嘱等；另一方面，由于医疗健康数据是不同临床服务的产物，数据之间的关系很复杂，很容易受到各种因素的影响，导致某些数据存在偏差。一般而言，医院之间存在许多差异，如患者的个体特征和患病程度、医院的诊断和治疗水平、医疗健康数据的记录和编码水平等。如果研究人员没有注意医院之间的这些差异，可能会产生一些错误的结论并进一步误导临床诊断和治疗。专家普遍高度重视大数据研究成果，如果将其立即纳入临床诊断和治疗规范的推广与应用，一旦大数据研究出现错误，可能会对临床实践造成很大的损害。此外，除了包括患者隐私信息，医疗健康数据还包含医院操作、诊断和治疗方法以及药物功效的大量信息。这些信息通常非常敏感，有些可能涉及商业利益。

2.1.2 区域人口健康信息平台

基于区域人口健康信息平台的大数据是重要的医疗健康大数据，也是未来的发展方向之一。与 HIS 相比，一方面，该平台汇集了该地区许多医院和相关医疗机构的医疗健康数据，数据量显著增加；另一方面，该平台对收集的数据进行科学的展示和计划，并且数据比原始医院数据更加标准化。

区域人口健康信息主要来自卫生健康部门的医院和公共卫生机构（如疾控中心和卫生监督办公室、妇幼保健中心、血站、急救中心）、计划生育机构、基层医疗卫生机构、保健和计划生育管理机构，它还与人社、银行、保险、民政、工商、教育、统计等其他社会部门有广泛的联系。区域人口健康信息具有来源广泛、种类繁多、信息量大、分散存储的特点。区域人口健康信息主要包括医疗服务信息、公共卫生信息和健康计划生育管理信息。

（1）医疗服务信息。医疗服务信息包括基本患者信息、病历摘要、门急诊病历、中西医处方、检验/检查报告、治疗记录、一般手术记录、麻醉前后访视记录、麻醉记录、输血记录、出生记录、阴道分娩记录、剖宫产记录、一般护理记录、疾病护理记录、外科护理记录、生命体征测量记录、访问量记录、高价值消耗品使用记录、入院评估、护理计划、出院评估和指导、手术同意书、麻醉知情同意书、输血治疗同意书、特殊检查和特殊治疗同意书、重症通知书、其他知情同意书、住院病历首页、录取记录、24 小时内的出院记录、24 小时内的死亡记录、第一门课程记录、每日课程记录、医生记录、疑难案例讨论记录、移交记录、转移记录、阶段总结、救援记录、咨询记录、术前总结、术前讨论、术后第一次病程记录、出院记录、死亡记录、死亡病例讨论记录、住院患者医疗指令、出院总结等。此外，它还包括医疗费用记录、医疗费用明细记录、医疗费用发票记录等。

（2）公共卫生信息。公共卫生信息包括健康记录的基本数据、出生证明、新生儿家庭访视、5 岁以下儿童的死亡报告、儿童健康检查、新生儿疾病筛查、营养不良儿童管理、婚前保健服务、妇女常见疾病筛查、计划生育技术服务、产妇死亡报告、产前筛查和诊断、出生缺陷检测、首次产前随访服务、产前随访服务、产后检查、产后 42 天健康检查、疫苗接种报告、管理/随访/药物管理、Ⅱ 型糖尿病管理/随访/药物治疗、老年人健康管理、乙型肝炎患者管理、癌症患者管理/随访、严重精神病患者管理/随访/药物治疗、综合艾滋病预防、血吸虫病患者管理、慢性丝虫病患者管理、职业病报告、职业健康监护、伤害检测报告、农药中毒报告、行为危险因素监测、流行病报告、结核病报告、死亡医学证明。

（3）健康计划生育管理信息。健康计划生育管理信息主要包括两类：健康计划生育资源信息和健康计划生育相关的统计指标。健康计划生育资源信息主要包括医疗机构信息、卫生人力资源信息、医疗设备和设施（床位信息、医疗设备信息、医疗住房设施信息）、血液产品库存信息、健康资金信息等；健康计划生育相关的统计指标包括医疗服务（医疗服务水平和效率、医疗质量和安全、医疗费用）、新农合、药物管理（处方药管理、抗生素管理、注射管理、中药管理）、卫生资源（有关医疗机构、卫生人力资源、卫生基金、医疗设备和设施、血液管理）等的数据。

区域人口健康信息平台在中国处于起步阶段，并且在不断发展。目前，一些平台由政府管理部门委托，一些平台由第三方信息技术公司建立。两者具有相同的目的，即通过整合各医院的医疗健康数据，使患者就诊数据可以在不同医院之间交换。但第三方平台更具创新性，正在努力为关键疾病和特殊人群建立个性化诊疗模式、个性化健康管理和推广模式。第三方平台中的数据和内容在医学上将更加合理、有效。区域人口健康信息平台的大数据基于区域人口，研究结果更适用于当地人口。然而，即使在同一地区，医院之间的某些差异，特别是个体患者特征和医院护理水平等差异仍然存在，需要特别注意。

2.1.3 互联网数据

2016 年，国务院发布《关于促进和规范医疗健康大数据应用发展的指导意见》，指出了"互联网+医疗"的发展方向，明确了其目标。从顶层设计的角度出发，《关于促进和规范医疗健康大数据应用发展的指导意见》全面展现了医疗改革决策层中"互联网+医疗"的现有思路，旨在完善医疗监督体系，提高医疗服务效率和患者满意度，对医疗与互联网领域产生了前所未有的影响。随着各种国家相关政策的公布、信息技术的提高和用户需求的不断增加，"互联网+医疗"已进入快速增长时期。

伴随着医保制度的建立和实施，定点医疗机构数量迅速增加，医保制度覆盖的人数持续上涨，健康医疗等社会服务领域面临极大挑战。对此，越来越多的医疗机构合作主动引入互联网技术手段，与互联网企业共建医疗网络信息平台，"互联网+医疗"项目如雨后春笋般迅速崛起，以提高医疗服务效率、改善就医体验。

互联网和信息技术不仅为提高医疗效率提供了肥沃的土壤，而且成为医保基金巨大压力的解压阀，通过控制慢性病和管理医疗保险药物，限制医保基金流。在互联网和大数据战略的背景下，移动健康管理的技术手段对各种慢性病和老龄化的健康管理显示出巨大的优势：实时监控个人健康状况，通过短信、手机应用程序等提供疾病预警和健康教育服务；有利于疾病预防，降低医保费用。

目前，国家医疗健康数据采集和监测系统的建设正在全面展开。在信息化大数据的基础上，逐步建立信息医疗监管体系，实现医疗健康数据实时采集、实时预警、实时监控和实时结算。医疗健康数据包含大量信息，从研究患者的健康状况到探索人类疾病的未知领域。只有加强原始数据的收集和处理，才能为医疗系统监管提供坚实准确的数据基础。随着电子健康档案系统、电子处方软件和公共健康报告等相关应用的推广，对大量医疗健康数据的分析促进了医疗效果和公共卫生管理的进步，帮助政府监督医疗业务流程和收费管理、预测当地医疗标准等。

随着移动设备和移动互联网的快速发展，各大网站产生的疾病、健康和医疗采购等相关信息都有所增加。互联网医疗健康大数据包括医疗网站数据和健康监测数据。医疗网站数据包括通过访谈、在线咨询等方式产生的大量音频和视频、图片、文本等数据，以及在网站的注册、制药设备的在线销售和健康服务的在线销售过程中产生的数据。健康监测数据包括由商业公司开发的移动医疗产品、便携式生理装置等产生的血压、心率、血糖、体重、EEG、呼吸、睡眠、体育锻炼等数据。

互联网医疗健康大数据非常混杂，同一主题数据可能来自同一网站上的大量网络用户，也可能来自众多网站，所以可能包含大量的异构数据，如音频、视频、图片和文本等。与自量化等数据相比，网络大数据是被动的、随机的，数据中包含的信息缺乏稳定性。由于信息噪声高、缺乏医学专业规律，大多数数据没有医学价值。除非专业设计，一般来说，上传信息的网络用户仅代表整个人口中的少数人口，例如，仅代表一些年轻人、业余爱好者、生病和焦虑者、慢性病患者或特别关注健康的人。

2.1.4　其他医疗健康大数据类型

（1）公共卫生信息系统。公共卫生信息系统是指为疾病预防控制机构、卫生监督管理机构、妇幼保健机构、精神卫生管理机构、120 急救中心、血站等提供运营和管理服务的系统。它通常包括疾病预防和控制数据、健康监督数据、卫生应急指挥数据、母婴健康数据、心理健康管理信息系统数据、血液管理数据等。

（2）生物信息。生物信息是一种特殊类型的医疗健康大数据。这类数据具有高度的生物专业性，主要涉及生物标本和基因测序。尽管生物信息在信息内容表达方面与上述大数据有很大差异，但它与临床个性化诊断和精准医学直接相关，所以可归入医疗健康大数据。

通过基因检测技术获得的主要信息包括基因标识符、名称、物种来源、基因组上的位置、核糖核酸（ribonucleic acid，RNA）、蛋白质、基因之间的相互作用、标记位点、表观遗传信息等，分为高通量基因组序列（high throughput genome sequences，HTGS）、表达序列标记（expressed sequence tag，EST）、序列标记位点（sequence-tagged site，STS）和基因组概览序列（genome survey sequences，GSS）四类。

生物信息数量巨大，人类基因测序一次，产生的数据量可高达100～600GB。生物信息面临的最大挑战是标准化样本和数据、实际使用测量结果，以及将测量结果与患者临床数据无缝连接。

（3）行业相关数据。政府、教育和商业均与医疗相关。政府是医疗的主管部门，除了管理一个国家或地区的医疗保健，它还负责协调医疗服务、医保机构和药品生产/销售公司之间的关系；涉及的教育主要是指医疗人员的教育和培训，也涉及医学或医学研究；涉及的商业主要包括制药业企业、医药销售公司和医保机构。行业相关数据包括医疗保险、医学文献、制药业和药品销售等。

（4）学科相关数据。用于医疗健康大数据分析的学科相关数据主要来自生命科学、人口学和环境科学。其中，生命科学包括计算生物学和生物信息学两个分支，前者研究模拟生物系统的运转，后者从不同实验中收集和分析数据；人口学和环境科学的数据资源涉及大气、河流、生物、噪声、饮用水、辐射、主要污染源等，通过大数据技术把环境数据和医疗健康数据结合起来，有助于某些条件下的早期预警和一些公共卫生数据问题的快速干预。

2.2　医疗健康大数据的特征和现状

中国医疗健康大数据核心产业市场规模在千亿元级别，可辐射带动万亿元级市场，目前发展还处于初步阶段。除了大数据"海量的数据规模、快速的数据流转、多样的数据类型和巨大的数据价值"四个特点外，医疗健康大数据还具有多态性、不完整性和冗余等医学特征，这使得数据共享和数据处理更加困难。因此，医疗健康大数据更需要政府驱动和准确的数据处理技术。随着社会整体信息化的不断深入，信息技术对医疗保健的影响日益明显。新一轮技术革命以大数据、云计算和移动互联网等新兴信息技术为核心。它促进了医疗健康大数据应用的发展，也推动了健康计划生育行业功能转型和服务模式创新，并为提高治理能力提供了难得的机遇。

2.2.1　大数据的特点

大数据可以被定义为在获取、存储、管理和分析方面规模远远超过传统数据库软件工具功能范围的数据集。大数据的定义可以归纳为 4 个 "V"：海量的数据规模（volume）、快速的数据流转（velocity）、多样的数据类型（variety）和巨大的数据价值（value）。

（1）海量的数据规模。大数据和传统数据之间最大的区别在于海量数据，大数据是 "规模远远超过传统数据库软件工具功能范围的数据集"。截至目前，人类生产的所有印刷材料的数据量为 200PB（1PB=2^{10}TB），历史上人类所说的所有词汇的数据量约为 5EB（1EB=2^{10} PB）。目前，典型的个人计算机硬盘容量为 TB 量级，而一些大型企业的数据容量接近 EB 量级。根据国际数据公司（International Data Corporation，IDC）发布的 *Data Universe* 报告：全球数据量 2008 年为 0.5ZB（1ZB=2^{10}EB），2010 年为 1.2ZB。更引人注目的是，2020 年以前，全球数据量以每年超过 40%的速度继续增长，每两年翻一番。这与摩尔定律非常相似，称为大数据爆炸定律。

（2）快速的数据流转。由于数据具有时效性，收集到的数据如果不经及时处理，就会丧失它的价值。例如，当消费者路过商家时，他们可以从商家接收促销信息。如果促销信息恰好是每个人都需要的商品或服务，那么每个人都可以从中受益。消费者可以节省时间，商家可以销售商品，服务提供商可以获得佣金。但是，如果推荐的产品不是消费者需要的产品，或者等消费者离开一段时间后再发来消息，则会成为恼人的垃圾信息。是有价值的信息还是垃圾信息有时就在这几秒之间。快速流转的数据就像流水一样，只有连续循环才能保证大数据的新鲜度和价值，这是大数据区别于传统数据的显著特征。面对如此庞大的数据，处理数据的效率就是企业的生命。

（3）多样的数据类型。大数据的第三个特征是数据类型的多样性。多种多样的数据可以分成结构化数据和非结构化数据。与过去易于存储的基于文本的结构化数据相比，现在存在越来越多的非结构化数据，包括网络日志、音频、视频、图片和地理位置信息等。多种类型的数据对数据的处理能力提出了更高的要求。

（4）巨大的数据价值。相比于传统数据，大数据最大的价值在于从大量不相关的各种类型的数据中挖掘出对未来趋势与模式预测分析有价值的数据，通过机器学习方法、人工智能方法或数据挖掘算法深度分析，发现新规律和新知识，并运用于农业、金融、医疗等各个领域，从而最终达到改善社会治理、提高生产效率、推进科学研究的效果。

2.2.2　医疗健康大数据的特点

　　传统医疗行业中，HIS 完成了医院内部的流程控制、数据积累等工作。医疗行业早就遇到了海量数据和非结构化数据的挑战，而近年来很多国家都在积极推进医疗信息化发展，这使得很多医疗机构有资金来进行大数据分析。医疗健康数据是医疗人员对患者诊疗过程中产生的数据，包括患者的基本情况、行为数据、诊疗数据、管理数据、检查数据、电子病历等。现代医院中将上述数据存储于医院的各个信息系统之中，是医疗健康大数据分析的基础。

　　除了上述四个特征，医疗健康大数据还具有多态性、不完整性、时效性、冗余性、隐私性和追踪性等特征（图 2-3）。

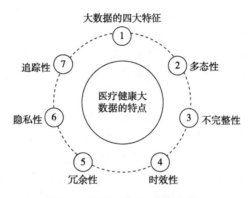

图2-3　医疗健康大数据的特点

　　（1）多态性。医疗健康大数据的表达格式包括文本类型、数字类型和图像类型。文本数据包括医疗指令、药物使用和临床症状描述等数据；数字数据包括检查科的生理数据、生化数据、生命体征数据等；图像数据包括医院中的各种影像检查数据，如 B 超、计算机体层成像（computed tomography，CT）、磁共振成像（magnetic resonance imaging，MRI）、X 射线和其他图像数据。在文本数据中，数据的表达难以标准化，并且案例状态的描述是主观的，没有统一的标准和要求，甚至临床数据的解释也使用非结构化语言。多态性是医疗健康数据最基本和最重要的特征，它将医疗健康数据与其他数据领域区分开来。该特征在一定程度上也增加了医疗健康数据分析的难度和速度。

　　（2）不完整性。收集和处理医疗健康数据之间普遍存在脱节的现象，医疗健康数据库对疾病信息的反应有限。同时，手动记录的数据具有偏差和缺陷，并且数据的表达和记录有主观不确定性。医疗健康数据无法充分反映一种疾病全面的信息，因此通过数据分析和挖掘无法真正获得疾病的临床治疗方案。此外，从长远看，随着治疗和技术手段的发展，新型医疗健康数据被创造出来，数据挖掘对象的维度也在不断增长。

（3）时效性。患者的就诊和疾病的发作都具有时效性。医学检测的波形信号（如 ECG、EEG）和图像信号（如 MRI、CT）是时间函数，具有时效性。例如，在 ECG 信号的检测中，短期 ECG 不能检测到某些阵发性信号，只能通过长期监测来监测心脏状态。

（4）冗余性。医疗健康大数据记录了大量相同或相似的信息，如常见疾病的描述信息，以及与病理特征无关的检查信息。

（5）隐私性。在医疗健康数据的数据挖掘中，不可避免地触碰患者的私人信息，并且这些私人信息的披露将对患者的生活产生负面影响。特别是在移动医疗和医疗服务系统中，当将医疗健康数据与移动健康监测甚至一些网络行为和社会信息相结合时，医疗健康数据隐私泄露造成的危害将更加严重。医疗卫生中的隐私保护大数据分析需要注意两个方面：一方面是敏感信息的机密性，如用户身份、姓名、地址和疾病；另一方面是保密分析后获得的私人信息。

（6）追踪性。个体的医疗健康大数据包括一个人出生、婴幼儿保健、疫苗注射、入学体检、工作体检、就诊、住院、饮食、运动、睡眠、死亡等一系列生命过程所产生的多点数据。许多临床数据也是时间序列，如 EEG 数据是连续性时间的观察数据，很多慢性病也需要通过追踪数据来分析成因。

2.2.3　我国医疗健康大数据现状

近年来，中国政府很重视医疗健康大数据的挖掘，出台了一系列推进医疗健康大数据发展的政策法规，在第 1 章已进行详细介绍。例如，为指导和规范"十三五"期间中国人口健康信息化工作，2017 年 2 月，国家卫生和计划生育委员会制定了《"十三五"全国人口健康信息化发展规划》，提出了三个主要任务：夯实人口健康信息化和健康医疗大数据基础；深化人口健康信息化和健康医疗大数据应用；创新人口健康信息化和健康医疗大数据开发，以及五个重点工程，即全民健康保障信息化工程、健康医疗大数据应用发展工程、基层信息化能力提升工程、智慧医疗便民惠民工程和健康扶贫信息支撑工程。

为贯彻落实习近平总书记"网络强国"战略思想，充分发挥医疗健康大数据作为国家重要基础性战略资源的作用，国家卫生健康委员会于 2018 年 9 月 13 日正式印发了《国家医疗健康大数据标准、安全和服务管理办法（试行）》，进一步明确了各级卫生健康行政部门、各级各类医疗卫生机构、相关应用单位及个人在医疗健康大数据标准管理、安全管理、服务管理中的责权利，对于统筹标准管理、落实安全责任、规范数据服务管理具有重要意义。

除政府主导的项目外，中国学术团体也发起了一系列共享数据的举措。2016年6月14日，清华大学数据科学研究院医疗健康大数据研究中心成立仪式在清华大学举行。医疗健康大数据研究中心为清华大学从事医疗健康大数据分析与应用的研究人员提供了一个开放的学术交流平台。2016年8月28日，北京大学医疗健康大数据研究中心正式成立，该研究中心将集成多源医疗健康大数据，采用国际前沿的数据处理和分析技术，开发一整套高效成熟的医疗健康大数据技术平台，为国家健康医疗战略、医学实践和全人群健康管理提供大数据驱动的决策支持。

人口基础数据库是医疗健康大数据的核心。我国在建立人口基础数据库方面取得了新的进展。全国所有省区市均已建设了全员人口数据库，6个省区市达到人口全覆盖，其余省区市人口覆盖率不低于92%；国家建立了全国人口备用数据库，存储了13.85亿条人口信息。

非临床健康数据兴起。随着移动健康医疗的兴起，新兴的可穿戴设备或家庭健康设备（如运动手环、睡眠枕头和睡眠床垫）收集的非临床健康数据正在增加。近年来，互联网上还出现了各种形式的特殊疾病数据库。

医院数字化加速推进。"十二五"期间，我国医院数字医疗建设发展迅速，随着健康卡、远程医疗等惠民工程的不断推进，预约登记挂号、健康门户、检查报告查询、健康档案查询和健康管理等应用功能进一步完善。

从市场需求增长速度的角度来看，近年来医疗健康大数据产业市场增长率超过20%，市场增长速度相对较快；从技术变革的角度看，数据融合、数据挖掘和生物识别技术正在快速变化，医疗健康大数据产业正在迅速升级；从市场竞争的角度看，部署医疗健康大数据的企业数量不断增加，行业竞争格局已初步形成。

2.3 医疗健康大数据的可计算性研究

2.3.1 可计算的医疗健康大数据分析

医疗健康大数据生成和共享的速度在迅速提高，导致医疗健康大数据积累加速，给数据存储和管理带来了更大的挑战。医疗行业是数据密集型行业。据预测，2020年医疗健康大数据规模将达到40万亿GB，这个量级大约是2010年的30倍。医疗健康大数据和传统数据的差别体现在以下方面，如表2-1所示。

表 2-1　医疗健康大数据和传统数据差异对比

特征	医疗健康大数据	传统数据
数据容量	不断增长中	MB、GB 级
处理时效	非常迅速（以秒为单位）	较慢（以小时或天为单位）
数据结构	半结构化或非结构化	结构化
数据来源	分布式、云储存	中心式
数据整合	比较困难	相对容易
存储架构	Hadoop 分布式文件系统（Hadoop distributed file system, HDFS）；非关系型数据（not only SQL, NoSQL）	关系型数据库管理系统（relational database management system, RDBMS）
接入方式	批处理或接近实时	交互式
分析对象	全体数据	样本数据
分析方法	描述分析为主	描述和推断相结合
分析结果	关联度、模式	可信区间、P 值

注：SQL 指结构化查询语言（structured query language）

由表 2-1 可知，医疗健康大数据对传统数据处理、管理、分析等提出了更高的要求。从大量医疗健康大数据中提取信息，通过大数据分析挖掘有价值的信息，对疾病管理、控制和医学研究都具有很高的价值（邹北骥，2014）。在许多情况下，医疗健康大数据通常都不是可以计算的。例如，某个部门的门诊病历数量巨大，希望根据患者的投诉和医生的诊断以及最终的治疗效果来建立更有效的治疗方案。但是，当看到真实数据时，会发现大多数数据都是完整的病历文本描述，而计算机无法对其进行预测性分析，即使一些基本的统计工作也无法完成，因此数据无法计算。

如果可以将文本数据转换为数据库表格、图表甚至数字向量，则计算机可以读取数据并进行分析和挖掘。例如，根据患者某种疾病的症状描述和检查指标，推荐可能有效的药物。将自然语言的描述转换为可由计算机处理的数据，它依赖自然语言处理中的许多基本技术，如文本分词、命名实体识别、实体关系抽取和关键信息提取。临床电子病历的后结构化是基于这些技术手段将大量未计算的数据转换成统计和可计算数据的实际应用场景。因此，数据获取的前提是数据是能够进行计算的结构化数据。

除此之外，数据的标准化处理也非常重要（朱旭光，2018）。在各医院的实际使用环境中，可能使用的业务系统来自不同的软件提供商，因而在核心存储设备中存放的是不同来源的非结构化数据，即不同软件系统所产生的数据互相不存在关联和对应关系。基于此原因，在实际使用中会产生如下的影响：医生在为某名患者做诊断时，需要在医生工作站中多次从不同的软件系统中调出互不关联、格式不同的数据来。医院需要把所有的数据进行清洗，把非标准化数据进行转码，形成标准化数据，对非结构化数据进行结构化处理。把数据通过清洗转换进行标准化，进行应用管理、质量管理以及科研管理等，搭建从基础业务数据到服务应用的完整架构，打破"数据孤岛"的局面。

本书的许多研究工作都是基于大数据，而医疗保健领域的研究基于对大规模医学文本数据的处理。可以直接使用这些医学文本数据来建模和挖掘，获得其使用价值。医学文本数据包括半结构化和非结构化数据。EMR 应包含相对完整的医疗记录数据，包括医学图像、X 射线检查、放射和影像检查、重症加强护理病房（intensive care unit，ICU）收集的数据等。它还包括患者几年来相对完整的病程和住院数据，并具有一定的积累价值。虽然 EMR 具有写作清晰、易于检索、优化结构以及进一步改进的潜力，但对数据收集提出了更高的要求。获得更完整和准确数据的重要方法是直接输入结构化数据。结构化数据的基础在于计算机可以理解输入的信息，其特点是数据具有医学内涵。结构化数据收集涉及两种主要方法：一是自然语言处理；二是结构化数据直接输入。这样医疗健康大数据就具备了可计算的特点，可以分析、利用，并挖掘其中的价值。

2.3.2　医疗健康大数据的结构化处理过程

医院等医疗机构每天都会产生大量的医疗健康数据。通常，医疗健康数据主要以表格、图像和自由文本的形式存在，其中，绝大多数医疗健康数据是以自由文本的形式存在的。存储于 HIS 中的大量非结构化自由文本数据和半结构化数据只有处理成结构化数据才能被计算机分析和利用。大数据相关工具的出现提供了存储和计算大量非结构化、半结构化数据的能力。结合信息提取技术，可以快速从医疗文本中提取有价值的信息，实现数据结构化。例如，使用抽取、转换、加载（extract transform load，ETL）工具执行数据提取、加载和转换；利用 NoSQL、HDFS 提供安全的存储；Spark 索引提取工具与 Spark 计算引擎相结合，使用基于自然语言处理技术的分词技术实现医疗文本关键信息提取。现代的 NoSQL 和 NewSQL 处理数据的方式已经超越了传统的关系型数据库，使用这些新兴数据库可以很方便地存储已解析的结构化数据。从医学文本数据中提取更有价值的信息，从而充分利用医学文本，丰富医疗健康数据分析的数据来源。

医学文本的结构化处理也就是将半结构化或非结构化医学文本数据转换为结构化数据（杨锦锋等，2014）。目前，医学文本的结构化处理主要分为两个方面：

预结构化处理和后结构化处理。预结构化处理主要通过标准化案例系统构成；后结构化处理通过自然语言处理对医学文本进行建模和表示，从而提取出其关键特征。医学文本的结构化处理的目的是从医学文本中自动提取数据指标的名称及其相应的指标值。为此，本节首先总结医学文本的语言特点和基本结构。基于这些特征，描述用于医学文本的结构化处理方法。该方法主要包括三个核心部分：文本分词、命名实体识别和信息提取。医学文本预结构化处理的过程包括数据清洗、数据集成、数据转换，将其转变成结构化数据，为以后可计算的医疗健康大数据提供准确的数据支撑。

医学文本分析是医疗健康大数据技术研究的重要内容，它通过表征文本数据并将其转换为结构化数据，分析和挖掘其中蕴藏的医学信息。文本分析的一般过程是首先对文本进行预处理，然后对预处理文本进行中文分词（由于医学文本的特殊性，对于一些未登录词，需要加入自定义词典，提高分词的准确性和精度）和词性标注，在对医学文本进行表示和建模后，进行信息提取，从而获得结构化的医疗健康数据，对可计算的医疗健康数据进行利用。如何从医疗健康数据中准确快速地获取有效信息已成为医疗健康数据分析的难点。数据分析和数据挖掘技术可以在一定程度上解决这个问题，但传统的医疗健康数据大多以纸上文本记录。数据分析和数据挖掘技术不能将此数据用作输入，这使得计算机无法进行分析。因此，将非结构化医学文本数据转换为结构化数据是分析和挖掘医学文本的基础。医学文本的结构化处理和利用可以消除医生知识中的一些盲点，从而降低人为因素误诊的可能性，帮助医生做出正确的诊断决策；同时该信息可用于建立患者健康状况的模型，以便使每个患者可以接受个性化的医疗服务。

在当今的医学界，如何对非结构化的医学文本数据进行简单和有效的结构化处理受到了极大的关注（张立君，2018）。患者的医疗记录是根据一组检查记录和医生给出的诊断记录信息集合编制的。非结构化医疗健康数据以文本形式存储。利用自然语言处理方法实现医学文本的结构化处理。以下是利用自然语言处理技术构建病历智能分析的实例，以解释电子病历文本数据的结构化处理，使其成为可计算的医疗健康大数据。电子病历分析的核心技术是自然语言处理，主要涉及语法、语义和语用学三个层次的语言分析，如图 2-4 和图 2-5 所示。

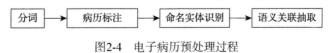

图2-4　电子病历预处理过程

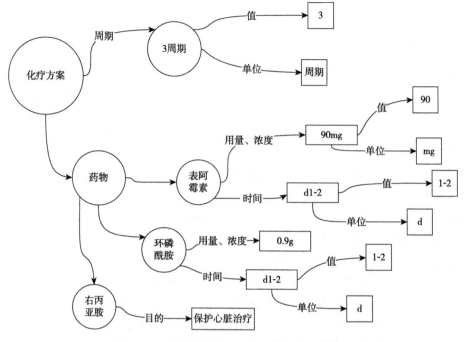

图2-5　命名实体识别和命名实体关系抽取结果

随着人工智能技术的快速发展，特别是深度学习技术的逐渐成熟，自然语言处理技术将在医疗健康大数据挖掘中发挥越来越重要的作用，促进医疗健康大数据的共享和利用。

2.3.3　医疗健康大数据的数据清洗流程

早期的医疗健康大数据并非都是有价值的，有些数据并不是我们所关心的，有些则是完全错误的干扰项。因此，应过滤噪声数据（"脏数据"）来提取有效数据（周奕辛，2005）。医疗健康大数据清洗的原则是使用现有的技术手段和方法将"脏数据"转换为满足数据质量或应用要求的数据，提高医疗健康大数据的数据质量。数据清洗主要使用回溯的思想，首先分析来自"脏数据"生成源的数据，然后检查数据集流经的每个过程，并提取数据清洗的规则和策略，最后在医学文本数据集上应用这些规则和策略找到"脏数据"并清除"脏数据"。这些数据清洗规则和策略的强度决定了清洗后数据的质量。

医疗健康大数据的质量问题主要有两类：一类与数据模式有关；另一类则和实例即数据有关。数据清洗的对象和方法也因模式层和实例层而有所不同。

1. 模式层的数据清洗方法

模式层的数据质量问题（简称模式层问题）主要是由结构设计不合理和缺乏属性间的完整性约束造成的，主要包括命名冲突和结构冲突。命名冲突主要是同名异义和异名同义，前者是指同一名称代表不同的对象，后者则相反，即不同名称代表同一对象。结构冲突主要是由在不同的数据源中不同的对象表示引起的，如类型冲突、依赖冲突、关键字冲突和动作冲突等。

模式层问题可以通过设计程序并由程序自动发现，但因为模式设计更多涉及对数据本身的理解，以及对应用数据所属的领域的认识，所以当发现模式层问题时，并不表示很容易能够解决问题。一般需要在理解数据意义和应用领域的基础上去做修改，从而很难用计算机自动地对模式结构进行修改。一般情况下，模式层问题都需要由手工实现清洗。在此过程中，也能够利用一些计算机的结构转换函数，如对列操作的 COPY、SPLIT、DIVIDE、ADD、DROP 等函数，以减轻手工清洗的劳动强度。现在研究者也在研究自动化的模式层问题清洗工具，但还很不成熟。

2. 实例层的数据清洗方法

实例层的"脏数据"最多的表现形式就是属性值"脏数据"。属性值"脏数据"的清洗方法主要有空值的清洗方法和重复记录的清洗方法。

空值是数据清洗的常见问题。广义空值主要包括两种类型：一种是缺失值；另一种是狭义空值（简称空值）。缺失值意味着该值实际存在，但该值不属于该字段，如具有身份证的成年人。如果成人身份证号码属性值为 null，则它是缺失值。空值是指由于它不存在而为空的值。数据清洗所处理的是缺失值。处理方法有：某些缺失值可以从原数据源或其他数据源派生；缺失值可以用平均值、中位数、最大值、最小值或更复杂的概率统计函数值代替，或者人工输入一个可接受的值。

重复记录是由多数据源合并以及其他各种原因造成的重复信息的现象，是在有关数据质量的各种问题中最主要的问题之一。在信息技术发达的北美地区，重复记录对数据质量的影响平均达到 6.3%，最高达到 22.5%。数据仓库中重复记录现象十分普遍，如何记录和合并重复记录是数据清洗相关研究中的一项重要课题。消除重复记录的基本方法是匹配与合并，匹配算法的核心是字段匹配。

一般情况下，医疗健康大数据清洗的基本流程如下。

（1）数据分析。数据分析是数据清洗的前提与基础，通过详尽的数据分析来检测数据中的错误或不一致情况。除了手动检查数据或者数据样本，还可以使用分析程序来获得关于数据属性的元数据，从而发现数据集中存在的质量问题。一般情况下，模式中反映的元数据对于判断一个数据源的数据质量是远远不够的，因此分析具体实例来获得有关数据属性和不寻常模式的元数据就变得很重要。这些元数据可以帮助发现数据质量问题，也有助于发现属性间的依赖关系，根据这些依赖关系实现数据转换的自动化。

数据分析主要有两种方法：数据派生和数据挖掘。数据派生主要分析单个属性的实例。数据派生可以获得大量有关属性的信息，如数据类型、长度、值范围、离散值及其出现频率、不同值的数量、缺失值的数量和典型的字符串模式。通过对数据应用领域的理解和数理统计技术的应用，可以得到平均值、中值、最大值、最小值和属性值的标准差等统计值。数据挖掘有助于在大型数据集中查找特定的医疗健康数据模式。它们可用于填充缺失值、更正错误值以及确定多个数据源之间的重复记录。例如，具有高置信度的关联规则可能意味着任何违反该规则的数据都可能包含某些数据质量问题，需要进一步检查。

（2）定义清洗转换规则与工作流。根据数据分析得到的结果来定义清洗转换规则与工作流。根据数据源的个数，以及数据源中不一致数据和"脏数据"的程度，需要执行大量的数据清洗转换步骤。要尽可能地为模式相关的数据清洗转换指定一种查询和匹配语言，从而使转换代码的自动生成变成可能。

（3）验证。应验证和评估定义的清洗转换规则和工作流的正确性与效率，并且对数据源的数据样本执行清洗验证。如果不满足清洗要求，应调整和改进清洗转换规则、工作流或系统参数。实际的医疗健康数据清洗过程通常需要多次迭代分析、设计和验证，直到获得满意的清洗转换规则和工作流。它们的质量决定了医疗健康数据清洗的效率和质量。

（4）清洗数据中存在的错误。在数据源上执行预定义与验证的清洗转换规则和工作流。直接清洗源数据时，需要备份源数据，以防需要撤销上一次或多次清洗操作。在清洗过程中，根据"脏数据"的不同形式，执行一系列转换步骤，以解决模式层和实例层的数据质量问题。为了处理单个数据源问题并准备与其他数据源集成，每个数据源应该有几种类型的转换，包括从自由格式属性字段中提取值（属性分离）、验证和更正以及标准化。自由格式属性通常包含大量信息，有时需要将此信息细化为多个属性，以进一步支持清除后续重复记录；验证和更正用于处理输入和拼写错误并尽可能自动化，基于字典查询的拼写检查对于查找拼写错误很有用；标准化是为了使实例匹配和合并更方便，应将属性值转换为一致且统一的格式。

（5）干净数据的回流。当数据被清洗后，干净的数据应该替换数据源中的"脏数据"，这样可以提高原系统的数据质量，还可避免将来再次抽取数据后进行重复的清洗工作。将非结构化数据进行结构化处理并经过数据清洗后，就可以得到可计算的医疗健康大数据，挖掘利用其价值。

2.4　医疗健康大数据的效益产出模式

2.4.1　医疗健康大数据的效益产出概述

随着新一代信息技术的不断发展和应用，数据资源迅猛增长，数据已经成为生产力发展的要素。以数据为核心的大数据产业已然成为经济转型发展的新动能。2016 年，《国务院关于印发"十三五"国家战略性新兴产业发展规划的通知》中指出，实施国家大数据战略，落实大数据发展行动纲要，推动相关产业创新发展。近年来，各地政府纷纷通过出台大数据相关政策规划、建设大数据产业园区来推动地方产业发展、经济转型，大数据与工业、农业、金融、医疗服务、政府治理等领域的融合发展也开展得如火如荼。同时，在理论研究界，相关专家也认为大数据产业将掀起产业革命，推动智能化生产。裴艳等（2018）基于投入产出模型，从定量研究的角度描述、分析我国大数据产业与国民经济的关联关系，并对通过发展大数据产业来推动经济发展的实施路径提出建议。

作为经济核算的重要组成部分，投入产出核算与大数据的结合将成为未来中国投入产出核算发展的重要方向。大数据的大量性可以丰富投入产出核算所需要的数据信息并拓宽其数据的来源渠道。大数据由数字、信息、音频、视频等结构化数据、半结构化数据和非结构化数据组成，这些不同类型的数据可以转化为结构化数据，也可以丰富投入产出表的内容。大数据可以通过数据挖掘和拓展找出国民经济各部门间相互依存、相互制约的数量关系和数据中有价值的信息及数据中所隐含的现象和规律，有效提高统计数据发布的时效性。在大数据时代，抽样的分析模式已经无法适应时代对数据的准确性的要求。海量数据的分析模式逐渐转化为全数据的分析模式，使其准确性和时效性得到了很大的提高。传统的少量数据中存在明显的因果关系，而大数据之间的因果关系淡化，需要用户在进行数据分析时关注数据的相关信息关系，从而实现数据的价值化。

2.4.2　医疗健康大数据的潜在效益

早期大多数医疗健康数据是纸质数据，而不是电子数据，如官方医疗记录、处方药记录、X 射线胶片记录、MRI 记录、CT 记录等。随着数据存储、计算平台和移动互联网的发展，目前的趋势是医疗健康数据的大规模暴发和快速的电子数字化。信息技术时代也出现了各种各样的在线社交媒体数据，如谷歌用于预测流感的数据。基因数据也非常庞大，全面的基因测序可产生 300GB 的个人数据。此外，各种健身和健康可穿戴设备使监测血压、心率、体重、血糖和 EEG 等成为现实和可能。这种数据的传输速度和覆盖范围是前所未有的。同时，医疗健康大数据的来源复杂，可能来自不同地区、不同医疗机构和不同应用程序。但不可否认的是，一旦多源大数据的爆炸性增长得到整合和分析，医疗健康大数据将显著提高医疗的质量。

有效整合和使用医疗健康大数据对患者、医生、医院和医学研究机构具有显著的益处。潜在的利益包括：①更准确的数据可以及早监测疾病，使治疗更容易、更有效；②通过特定个人或群体的健康管理，快速有效地监测健康欺诈；③根据大量历史数据预测和估计特定疾病或人群的某些未来趋势，如预测特定患者的住院时间、患者将选择非急诊手术、哪些患者不会从手术中受益、哪些患者更容易发生并发症。

使用医疗健康大数据可以通过以下方式减少浪费并提高效率。①临床操作：医学研究已经开发出一种更具临床相关性和成本效益的诊断与治疗患者的方法。②研究和发展：在统计工具和算法方面，临床试验设计和患者招募得到了增强，因此治疗可以更好地匹配个体患者的病情；分析临床试验和患者医疗记录，以确定随访标志，并在产品进入市场之前确定患者对药物医疗程序的不良反应。③公共卫生：分析疾病模式，跟踪疾病暴发和传播途径，提高公共卫生监测和响应率，更快、更准确地开发有针对性的疫苗。

另外，医疗健康大数据的分析也有利于以下方面的发展。①循证医学：结合并分析各种结构化和非结构化数据、电子病历、财务和运营数据、临床数据和基因组数据，找到与疾病信息相匹配的治疗方法，预测高风险患者或提供更有效的医疗服务。②基因组分析：更有效、更具成本效益地进行基因测序，使基因组分析成为正式医疗保健决策的必要信息，并纳入患者的医疗记录。③提前裁定欺诈分析：快速分析大型索赔，降低欺诈成功率，减少浪费和滥用。④设备/远程监控：从住院和家庭医疗设备收集并分析实时、大容量、快速移动的数据，用于安全监测和不良反应的预测。⑤患者的个人资料分析：全面分析患者个人信息，识别可以从特定医疗保健措施中受益的个人。

2.4.3 医疗健康大数据的产出导向

大数据的快速增长已经超过了传统的信息处理能力，因此，医疗健康大数据需要引入新的技术和概念，提高运营数据的层次管理和分析能力，为管理人员和临床人员做出准确的工作决策提供依据。基于大数据技术，将多源异构数据在医疗中融合，通过云计算的卓越计算能力和数据价值挖掘能力，将医疗健康大数据应用于人工智能指导或协助人们做出决策，它构成了医疗健康大数据融合、处理和应用的发展路径。

开展医疗健康大数据研究，需要尽快实现数据整合、管理、分析、分享和价值呈现；通过互联网的合理共享，发展和转化大数据的内在价值，也成为促进高质量医疗资源的充分利用和医学智慧向基层传播、促进分级诊疗的重要任务。利用互联网通信的优势，推广远程医疗、开展互联网继续医学教育和技术培训，促进医疗相关产业的发展，成为行业发展的指南。

从阿尔法狗的人机对战到医生的肿瘤诊断，人工智能本身就是大数据的重要价值体现。但我们还需要注意，超级计算是一种有效的相关分析，但不是逻辑推理，也无法做到100%的正确率。人工智能也有其局限性，图像识别中90%的正确率不能满足医疗需求。由于仍有 10%的错误率需要根据具体情况手动检查以避免误诊，单靠人工智能无法实现"无人医疗"。未来人工智能的关键研发和应用体现在以下方面。

1. 大数据库：价值源

互联网为医疗保健行业带来的增量空间是连通性和智能性。互联网医学发展的第一阶段已经解决了连接信息问题，成熟的盈利模式主要是互联网广告和搜索。互联网医学发展的第二阶段需要连接医疗健康大数据。保险业和个人健康 3 万亿元的市场规模创造新的商业模式和盈利模式。

信息技术开发时间短、标准不统一，阻碍了大数据的收集和应用。为了准确评估医疗健康大数据公司的价值，必须对医疗健康大数据进行分类和筛选。个人健康大数据是指个体从出生到死亡的整个生命周期中由健康活动产生的大数据，它分为医疗保健领域、金融保险和公共安全领域。在国家卫生、计生资源整合的顶层设计规划——"4631-2 工程"中，"3" 指三大数据库：电子健康记录（electronic health record，EHR）数据库、电子病历数据库和完整的人口病例数据库。从这三个数据库的数据来源来看，医院是医疗健康大数据的主要来源，电子病历数据库具有最高的商业价值。

2. 知识库、模型库、工具库

构建知识库的最大困难是如何整合来自不同来源、不同层次、不同结构的多维数据和信息。匹配不同系统来源的数据，第一要素是疾病。用于命名和分类疾病的系统包括世界卫生组织（World Health Organization，WHO）的国际疾病分类

（International Classification of Diseases，ICD）系统、在线人类孟德尔遗传数据库（Online Mendelian Inheritance in Man，OMIM）；美国国立医学图书馆（National Library of Medicine，NLM）的医学标题表（medical subject headings，MeSH）；SNOMED CT 和迈迪基因（MedGene）。转录组学、蛋白质组学、代谢组学、表观遗传学等不同变异水平的数据特征是不同的。多年来，分子生物学和遗传学界已经做出了很多努力来统一标准化的组学数据。例如，HUGO 基因命名委员会（HUGO Gene Nomenclature Committee，HGNC）统一了人类基因的命名，包括蛋白质编码基因、非编码 RNA 和假基因；人类基因组变异协会（Human Genome Variation Society，HGVS）具有形态学、转录组和蛋白质组水平变异的统一定义。精准医学知识库中的信息来源可分为三类：公共组学数据库、诊疗数据库和从公共文学图书馆获得的大量文献。

3. 云计算：智慧传播标准化

云计算是一种按使用付费模式，可提供可用、方便和按需的网络访问。输入可配置的计算资源共享池（资源包括网络、服务器、存储、应用软件和服务），这些资源可以快速交付，只需最少的管理工作或与服务提供商的交互很少。大数据和云计算是互补的。大数据的重点是"数据"，专注于实际业务，提供数据收集和分析挖掘，以及价值信息积累，即数据存储功能。云计算的重点是"计算"，专注于信息技术解决方案，提供信息技术基础架构，并专注于计算能力，即数据处理能力。从技术上看，大数据根植于云计算。云计算关键技术中的海量数据存储技术、海量数据管理技术和 MapReduce 编程模型是大数据技术的基础。

4. 强力引擎：医生随身工具

在医生诊断病情时，由大数据系统分析千百万名患者，通过机器学习和大数据算法建立的模型对患者疾病进行创新分析，以及推荐相近的诊疗方案，辅助医生进行更加准确的诊疗。进入数字时代，海量存储和大数据的应用已成为医学发展的必然与大势所趋。大数据、人工智能、精准医疗和智能医疗不断挑战传统医学，临床医生需要改变传统的思维和实践方法，从循证医学到转化医学，再到精准医学，最后到综合医学。

5. 临床决策支持工具

临床决策支持系统（clinical decision support system，CDSS）包含五个正确的元素：在诊断和治疗过程中，通过正确的渠道，在正确的时间和正确的干预模式下，为正确的人提供正确的信息。因此，CDSS 是提高医疗质量的重要手段。目前，世界上大多数 CDSS 由三部分组成，即知识库、推理引擎和人机界面部分。它主要包含以下使用环节：基于临床知识库收集、组织、分类、过滤、处理和建立逻辑关联知识点。根据使用场景划分，CDSS 有三个主要方案：预诊断、诊断内和诊断后。预诊断方案基于临床医生对患者症状的描述。诊断内方案是 CDSS 向医生提供有关药物适应证、药理学、疗效等的建议，包括手术并发症的常见症状，以及术后综合治疗和评估计划。诊断后方案是 CDSS 采集患者与之前的医疗信息和临床研究之间的联系，以预测患者未来的健康问题。

6. 专科医联体：优质资源辐射基层的新形式

目前中国医疗资源存在四个问题：第一，总量不足，质量资源稀缺；第二，分裂，没有构成科学体系；第三，分布不均衡；第四，非同质。作为区域医学会的补充，专业医学会可以解决资源配置问题，并充分调动现有的国有资源。同有影响力的学术机构开展医学教学和研究学科建设的合作，提升基层医疗能力，这涉及专科医学特殊疾病/特殊技术、专家标准化培训系统、行业共识、标准化诊断和治疗，以及专业发展同质化等问题。大数据和信息技术在其中发挥着至关重要的作用。

2.5 医疗健康大数据分析理论与技术基础

医疗健康大数据已经成为国家和医疗机构的基础性战略资源。医疗健康大数据应用也将带来健康医疗模式的深刻变化。基于大数据的患者服务、临床诊疗、临床科研及管理决策等，正在构建一个全新的数据驱动的健康医疗服务与管理模式。如何利用自身掌握的大数据，真正服务好临床科研及管理决策等，是各个医疗机构面临的重大机遇与挑战。因此在医疗健康大数据时代背景下，了解发展医疗健康大数据相关理论方法，为推进健康医疗模式转型升级和产业化转化提供理论、技术和方法学支撑。

2.5.1 医疗健康大数据分析理论基础

本书引入新公共管理理论、公共产品理论、知识管理理论、医疗服务信息共享模式理论和医学信息学理论，科学界定医疗卫生事业的公共产品属性，以新公共管理理论作为政府对公共事业进行管理的力量支撑，将医疗服务信息共享模式作为大数据打破信息孤岛情况的科学依据，从政府、医院以及其他相关机构的角度对医疗健康大数据建设进行深入研究，为我国医疗卫生公共管理领域的研究提供有力的补充。

1. 新公共管理理论

新公共管理的概念最初由美国公共管理科学家胡德提出。他认为，新公共管理的主要教义包括要求专业管理，形成明确的评估绩效标准，更加注重产出控制，并将公共部门分解为较小的单位；加强公共部门内部竞争，重视企业管理风格，注重资源节约（彭未名等，2007）。

新公共管理对政府的定位倾向于将其决策和执行职能分开，即奥斯本和盖布勒所谓的"掌舵"（决策）而非"划桨"（执行）。政府是一个综合的社会系统，其总揽整个国家政治、经济、社会发展等多方面的政策制定和执行工作。虽然这有助于在很大程度上集中力量和社会资源，但也在一定程度上拖累了政府的效率，这不利于又好又快地实现公共利益。为此，新公共管理理论主张政府应将其决策职能与执行职能分开，并将主要精力投入制定重大政策、法律和法规的过程中。把握国家发展的大方向，充分发挥政府的宏观调控作用，把一些具体事项交给市场和社会力量，以减少政府的工作量，提高决策的效率。需要强调的是，新公共管理理论并不主张决策职能与执行职能的完全分离，而是主张在统一这两项职能的前提下进一步明确各部门的工作内容。

医疗健康大数据建设是一项庞大的系统工程，需要政府部署和整合各大医院、医疗机构及相关部门的信息资源，打破障碍，实现共享，同时注重保护数据安全。因此，在建立医疗健康大数据的过程中，政府应该以新公共管理理论中的改革精神为指引，以服务大众健康为目标，做好大数据智慧医疗工作。

2. 公共产品理论

公共产品是私人产品的对称。虽然社会成员使用这种社会资源，但并没有减少其他社会成员对这种社会资源的享受。它是具有消费或使用上的非竞争性和受益上的非排他性的产品。也就是说，公共产品本身不会损有余补不足，也不会损不足补有余，公共产品的这种特性使其与私人产品有着明确的区分：第一，效用的不可分割性；第二，消费的非竞争性；第三，受益的非排他性；第四，消费的强制性。

根据医疗健康大数据的属性可以将医疗健康大数据定义为公共产品。由于医疗健康大数据的来源是公共数据，数据的统筹整合由政府部门完成，并将数据挖掘分析的结果用于制定更合理的医疗卫生政策，以更科学地为公众服务。医疗健康大数据与市场经济中的其他大数据不同，其具有明显的非竞争性，医疗健康大数据不是为了收集数据或市场样本，打败其他医疗机构获利的；同样，医疗健康大数据也具有显著的非排他性，医疗健康大数据的利用并不因人而异，而是在政府统筹规划下人人受益。因此，应用公共产品理论对医疗健康大数据的建设问题进行研究是有充分的依据的。

3. 知识管理理论

在当今知识经济时代，知识取代劳动力、资本和自然资源，成为企业最重要的资源。人们越来越认识到知识是一种资产。知识管理作为一门新的技术，可以提高机构的整体协作能力，通过在最合适的时间向最合适的人提供最合适的知识，使知识管理的主体用户能够快速、轻松地使用他们所需的知识，从而实现最佳决策。知识不是一个简单的、无序的元素集合，而是被整合到一个与人和组织交互的动态系统中。更具体地说，知识的价值仅反映在其使用过程中。知识管理是对知识的有效识别、获取、发展、分解、存储和传递，从而改善和加强个人、部门与组织的创新能力以及相应的生产力和技能。

4. 医疗服务信息共享模式理论

医疗服务信息共享模式理论是医疗服务信息基础理论与信息共享理论的结合。准确地说，医疗服务信息共享模式理论更侧重于医疗服务信息共享的实际应用。换句话说，医疗服务信息共享模式理论在实践中得到了总结，这是从大数据背景下的信息共享理论中产生的，是信息互联互通的时代要求。

医疗服务信息共享模式理论以用户主体为目标，以信息共享为核心，以医学信息数据库为中心，建立医疗机构、卫生健康部门、医疗保险部门和用户之间共享信息资源的创新模式，目的是实现医疗信息资源的全面共享，优化整体医疗服务信息共享模式，提高医疗服务水平。

医疗服务信息共享模式使医疗信息从"孤岛"进入"共享时代"。通过分级诊疗、双向转诊手段实现疾病预防和监测、健康管理、医生处方、各类检查和检测等的共享，降低患者额外的医疗成本。医疗服务信息共享模式可实现多家医院疾病的技术对接、结果互认、双向转诊以及分级诊疗。这种诊断和治疗对中国的基层医疗服务具有重要意义。通过这种医疗服务新模式，一些优质的医疗资源可以作用于边远地区，即以扩大医疗服务半径的模式强化基层医疗服务，其原则在于"共享、共建、共赢"。要运行医疗服务信息共享模式，则需要考虑海量信息的存储和转化。存储就是以每个医院为单位，将广泛的医疗信息、海量的数据集中汇拢，进行集中处理；而转化则是要将各种医疗健康数据、临床信息转换成数字信号,即将医疗健康大数据进行数字化、信息化处理,使之服务于"医疗共享"模式。

5. 医学信息学理论

医疗服务是社会保障的重要组成部分。随着信息技术的不断发展,医疗服务信息化水平不断提高。信息技术极大地提升了医疗服务的效率和质量,医疗信息化的发展催生了基于信息技术的医学新领域——医学信息学(medical informatics)。医学信息学为医疗卫生领域数据、信息和知识的系统化处理的一门科学(Hasman et al., 1996)。与其他传统医学学科相比,医学信息学仍然是一门新兴的学科,也称为临床信息学、生物信息学、牙科信息学、护理信息学等,取决于所涉及的医学领域。随着医学信息学研究的深入,大量的电子病历和医疗记录的应用、医疗设备和仪器的数字化使得医疗信息容量不断扩大。医疗健康数据的整合和分析以及医学决策和知识的自动获取已成为信息学研究的焦点。要处理和分析数据,数据必须存储在特定结构中。数据结构允许计算机轻松传递符号和像素,并大大加快信息处理速度。但是,这种数据结构并不仅仅由输入决定,医务人员必须具有约定的数据标准并得到社会的认可。医疗信息标准化的重要性也越来越突出。当今最通用的信息标准 HL7(Health Level Seven)中包括医学数字化图像和传递标准。它提供了一种类似于数据库的结构,有利于患者信息在 EMR、LIS 等多种数据系统中传递。

2.5.2 医疗健康大数据分析技术基础

在大数据环境中,医疗健康数据来源非常丰富,数据类型多样化,存储和分析的数据量巨大,对数据可视化的要求很高,同时数据处理的效率和可用性受到高度重视。大数据的基本处理流程与传统数据的处理流程没有太大区别。医疗健康数据存在大量非结构化数据,因此可以在每个处理步骤中通过 MapReduce 等并行处理。整体来看,大数据是多个层面上诸多计算技术的融合,大数据处理是涉及整个软硬件系统各个层面的综合性信息处理技术。完整的大数据处理系统是包括大数据存储、计算、分析等多个技术层面完整的技术栈。自下而上,整个大数据处理技术栈主要包括大数据处理基础设施与资源层、大数据系统软件层(包括大数据存储层和大数据计算层)、大数据分析算法层,以及大数据应用层。表 2-2 描述了大数据处理技术栈的主要技术层面和技术内容,该技术栈的每一层都有各自的功能和特点。

表 2-2　大数据处理技术栈

分层		应用领域
大数据应用层	大数据领域应用和服务层	医疗、交通、电信、金融、公安、商业、生物、遥感、矿物勘探领域应用、服务需求与分析模型
	应用设计开发层	大数据应用开发环境与工具平台
大数据分析算法层	综合分析算法层	医疗影像处理、自然语言处理、生物信息处理、媒体分析检索、Web 信息挖掘检索、可视化计算等
	基础算法层	并行化分析基础算法（包括基础性机器学习与数据挖掘算法）
大数据计算层	并行计算系统平台	通用并行计算系统 Hadoop、Spark，图计算系统 GraphLab，流计算系统 Storm 等
	并行计算模式	批处理、流式计算、图计算、迭代和交互式分析计算、查询分析类计算、内存计算等计算模式
大数据存储层	分布式数据库	分布式数据库存储系统 HBase、Cassandra 等 NoSQL 数据库、NewSQL 数据库、分布式 SQL 数据库
	分布式文件系统	分布式文件存储系统（HDFS、Alluxio 等）
大数据处理基础设施与资源层	系统架构和硬件资源	分布式集群，多核、众核、混合异构平台（如集群+众核、集群+GPU），云计算资源与支撑平台

1. 大数据处理基础设施与资源层

大数据的发展导致对大规模计算和存储资源需求的迅速增长，因此，大数据处理需要基于集群的大规模基础设施和资源来完成。目前采用通用化集群为主的硬件基础架构满足大数据处理对计算和存储资源的需求。使用价格不高、性能优良的普通商用服务器构建集群系统以代替昂贵的大规模并行计算（parallel computing）系统，已经成为常见的大数据处理基础设施和资源构架的选择。为了满足计算密集型任务加速处理的需求，在集群上还可以添加图形处理器（graphics processing unit，GPU），将集群中央处理器（central processing unit，CPU）+GPU 作为大数据处理基础设施的基本构架。使用集群系统自然面临的一个问题是如何对资源进行高效管理。目前常见的资源管理方式是基于云计算的资源管理技术，具体地可以通过虚拟机或容器技术对资源进行管理和调度，为运行于其上的大数据系统和应用提供弹性可扩展以及多租户共享资源的计算环境。虚拟机管理程序（Hypervisor）允许多个操作系统同时共享一台硬件主机。每一个操作系统都是在 Hypervisor 管理的虚拟机中运行的，每个虚拟机被分配一部分主机的物理资源。常用的 Hypervisor 包括 Xen 和 Linux 下的一个开源的系统虚拟化模块 KVM（Kernel-based Virtual Machine）。

在这些容器虚拟化管理技术中，Docker 是一个发展迅速、应用广泛、开源的应用容器引擎。Docker 将应用与应用所需要的环境依赖打包到一个标准化的容器中，通过创建软件程序可移植的轻量容器，使其可以在任何安装 Docker 的机器上运行，而不用关心底层操作系统，隔离应用依赖。

2. 大数据存储层

在建立大数据处理基础设施与资源层之后，大数据处理首先需要解决的是大数据的存储管理问题。在大规模集群环境下，为了提供巨大的数据存储和并发访问能力，人们普遍的共识是利用可扩展的分布式存储技术。

底层的分布式文件系统提供对大规模数据高效可靠的分布式存储管理。分布式文件系统能够以可扩展的方式对大规模数据文件进行有效的存储管理。

分布式文件系统通常只提供基于文件方式的基础性大数据存储访问形式，缺少对结构化/半结构化数据的存储管理和访问能力，提供的编程访问接口对于上层很多应用来说也过于底层。因此，人们又提出了面向结构化/半结构化数据存储管理和查询分析的 SQL 和 NoSQL 大数据系统，如 Hadoop 生态下的 HBase 和 Hive 等系统。

3. 大数据计算层

在解决了大数据的分布式存储管理问题之后，通常需要对存储的大数据进行快速有效的计算。大数据的数据规模之大，使得传统的串行计算方法难以在可接受的计算时间内完成大数据的计算处理。因此，需要提供大数据并行化计算技术方法和系统平台。

第一代主流的大数据并行计算框架主要是 MapReduce 系统。随着大数据应用的推广，很多实际问题中需要用的大数据处理模式也不尽相同，包括具有高实时低延迟要求的流式计算、具有复杂数据关系的图计算、面向基本数据管理的查询分析类计算，以及面向复杂数据分析挖掘的迭代和交互式分析计算等。

由于其设计之初主要是为了完成大数据的线下批处理，MapReduce 在处理复杂计算模式问题时在计算性能上有天生的不足和缺陷。为了提高大数据处理的效率，近年来人们研究实现了多种大数据并行计算模型与框架，其中，Spark 发展迅猛，受到了工业界和学术界的广泛使用与关注，成为新一代主流的集多种计算模式于一体的大数据并行计算系统和平台。

4. 大数据分析算法层

在解决大数据的分布式存储和并行化计算问题的基础上，为了解决实际的大数据分析应用问题，通常还需要基于大数据并行计算框架设计开发一系列并行化分析基础算法（包括基础性机器学习与数据挖掘算法），以及各种综合分析并行化算法。

很多大数据分析应用算法最终会归结为基础性机器学习和数据挖掘算法。然而，在面临大数据集时，很多现有的串行化的机器学习和数据挖掘算法难以在可接受的时间范围内完成模型的训练和数据的处理。因此，需要对这些机器学习和数据挖掘算法基于主流的大数据并行计算框架进行并行化算法设计。另外，除了这些并行化分析基础算法，还需要考虑很多更贴近上层具体应用和领域问题的综合性分析并行化算法，如医学知识库、自然语言处理、语义网分析与检索以及其他分析算法。

5. 大数据应用层

对于大数据应用开发而言，大数据应用系统首先需要提供和使用各种大数据应用开发的运行环境与工具平台；进一步地，由于大数据应用具有极强的行业特性，还需要相关应用领域的专家归纳行业应用的具体问题和需求、构建行业应用的基本业务模型。这些模型的构建离不开专业的知识，没有行业领域专家的参与很难有效完成；只有在充分了解应用问题和领域业务模型之后，计算机专业人员才能够有效地进行相关大数据应用系统的设计与开发。行业大数据分析和价值发现需要对行业与领域专业知识有很深的了解，这一特征在大数据时代更为突出，这也凸显了大数据应用层的重要意义。

第3章 解释医疗健康领域行为现象的相关理论研究

要解决医疗资源配置不合理、不平衡,资源利用率低,基层医疗卫生机构就诊率低,而大医院患者拥堵情况严重、就诊效率低的问题,必须完善医疗资源配置体系,引导患者就医行为,提高医疗卫生机构的就诊效率和基层医疗卫生机构就诊率。提高就诊效率和就诊率不仅与患者就医行为密切相关,医疗工作者行为也是研究重点。随着互联网和移动医疗的发展,患者就医行为和医疗工作者行为同时存在于线下医疗卫生机构和线上医疗健康平台,对其研究应该结合"互联网+医疗"和大数据驱动的智慧医疗的背景。患者就医行为和医疗工作者行为的研究是重点,目前已成为医学社会学、医疗保障和卫生事业管理领域研究的热门话题。随着互联网医疗和数据挖掘技术的发展,患者和医疗工作者的相关信息、数据来源越来越多,如在线医疗社区中的医患行为数据等。利用这些数据对患者就医行为和医疗工作者行为等进行研究是研究热点之一。

3.1 患者就医行为研究背景

患者就医行为的研究从 20 世纪 90 年代开始,研究背景为医疗卫生机构。近年来,随着"互联网+医疗"的发展,患者就医行为的研究包括线上医疗健康平台和线下医疗卫生机构两个部分,并且两个部分紧密相关、互相影响。本节首先对患者就医行为的含义进行概述,然后对国内外患者就医行为和医疗卫生机构选择行为(简称医疗机构选择行为)的研究现状进行分析与总结。

3.1.1　患者就医行为概述

中国贯彻实行分级诊疗模式的突破口是研究患者就医行为的问题（刘宁和陈敏，2016a）。专家学者关于就医行为总结了多种定义，而其中普遍接受和使用的是"个体以各种方式对身体的征兆做出反应，对体内状况进行监测，确定和解释躯体症状，寻找疾病原因，采取治疗措施，利用各种正式和非正式保健资源的行为"（Mechanic，1995）。戴维·麦肯锡（Mechanic，1995）把就医行为分为对疾病的反应行为、对卫生资源的利用行为以及健康促进行为 3 个阶段。赵有业和李静虹（1992）对患者就医行为进行研究，并将其划分为 7 个类型：就近方便型、合同关系型、人际关系型、舆论诱导型、信任医疗型、高医疗消费型和随意就医型。

从研究方法来看，关于患者就医行为的研究，最常用的方法是问卷调查或实地调研，并使用数据分析软件对数据进行处理分析。Jowett 等（2004）采用多项式 logit 模型研究医疗保险对患者就医行为的影响；Benova 等（2015）采用 logit 模型对 50 岁以上失聪人员的就医行为进行研究；贾清萍和甘筱青（2010）基于 logit 模型分析农村患者就医行为的影响因素；任向英和王永茂（2015）以及秦敬柱和黄思桂（2014）分别采用嵌套 logit、卡方检验和 logit 模型进行就医行为的分析。此外，结构方程模型、前景理论、系统动力学模型等也是研究就医行为的重要方法（刘宁和陈敏，2016b）。

从研究对象来看，考虑心理、生理、社会环境等因素，国外学者主要针对女性和老年人进行研究，而国内学者主要研究对象为农民、慢性病患者和老年人（赵有业和李静虹，1992；申俊龙和李瑞云，2011）。

随着"互联网+医疗"的发展，患者就医行为扩展到线上，主要表现为两个方面：一方面，患者通过互联网搜寻医疗健康信息，包括医疗健康知识和健康生活方式相关信息；另一方面，患者通过在线医疗社区或者互联网医院等平台与医生在线交流、求助或就诊。互联网为公众提供新的平台（如在线医疗社区），以获取健康信息，分享医疗经验，并与医生沟通。这些平台有助于重新分配闲置医疗资源，提高医疗资源利用率，增强医患关系，促进慢性精神疾病患者通过互联网中的就医行为参与在线社交活动（Yan and Tan，2014；Yang et al.，2015；Wu and Lu，2017）。基于互联网的医患沟通和查询健康信息会对患者的依从性产生积极影响。患者依从性是患者就医行为中的要素，被定义为一个人的行为（服用药物、饮食或生活方式改变）与医疗或健康相符的程度建议（Haynes et al.，1979；Zhang et al.，2019）。由于医生无法参与患者的日常生活，自我管理和自我监控能力对于患者保持健康的生活方式非常重要。如果患者按照处方服用药物并遵循医生的建议，治疗方案可能会更加有效。因此，推测患者的电子健康素养可能会影响他们的依从性，进一步影响患者在线下的就医行为、医生的就诊效率以及医疗卫生机构的就诊率。

3.1.2 患者就医行为的国内外研究现状

1. 线下患者就医行为研究现状

国外对患者就医行为的研究多为需要面对多种选择的研究，根据不同的研究目的，基于不同地区、不同类型的患者等建立不同的研究模型，分析主要包括环境因素和个人因素在内的多种影响因素，并研究上述因素对患者就医行为所造成的影响。

国外对患者就医行为的研究略早于国内，多数具有启发性、代表性的研究在2010年前就已经完成。其中，Ellis 等（1994）以埃及开罗的门诊与住院患者为研究对象，以医疗服务的价格和患者的收入水平为变量，对患者的就医行为进行了探究，证明了经济因素对患者的就医行为具有一定影响；Rous 和 Hotchkiss（2003）以尼泊尔地区的患者为研究对象，以医疗服务提供者类型、医疗费用等为研究变量，建立了多个模型并对患者就医行为的影响因素进行了研究，证明了医疗机构因素对患者的就医行为也具有一定影响；Rodríguez 和 Stoyanova（2004）以患者拥有的保险类型为变量，研究了居民对公立医院和私立医院的选择偏好，证明了医疗保障因素对患者的就医行为也具有一定影响。

国内对患者就医行为的研究起步较晚。目前，国内学者对患者就医行为进行描述性分析的研究居多，例如，使用简单描述分析、卡方检验和离散选择模型等进行的相关研究明显较多。在上述研究中，有很大一部分是对患者的医疗机构选择行为的研究，并主要探究对患者的医疗机构选择行为产生影响的因素。

对于患者的医疗机构选择行为，学者使用简单描述分析或卡方检验，研究过程并不聚焦于寻找并验证影响患者医疗机构选择行为的具体因素，因此研究结论往往不够细致，通常会得到一些表现较为明显的描述性结论，并不能用以证明某个具体因素对患者医疗机构选择行为的影响情况。例如，张研等（2010）的研究最终得出的是年龄在40岁以下的患者明显更注重医疗机构的背景等级和文化程度较高的患者对医疗机构的等级没有特别的要求但对医疗环境的要求较高的结论；杨建南等（2011）的研究仅仅指出了患者选择到非基层高级别医院或低级别医院就医的主要原因。

随着"大数据+医疗"在国内的快速发展，使用大数据技术探究患者的就医行为变得可行。目前已有一部分学者开始使用大数据技术对患者的就医行为进行研究。例如，翟运开和武戈（2017）就使用大数据挖掘技术中的关联规则算法，以电子病历为原始数据，探究并发现了患者的就诊距离与就诊科室、患病类型、住院天数、年龄和性别之间存在的关联。这些研究为后续将大数据技术应用在患者就医行为的研究中提供了很好的参考。

2. 线上患者就医行为研究现状

中国医疗资源的利用紧张，大多数医院由于所在地区人口众多、医疗资源分布不均、治疗效率低而高度拥挤，部分地区医疗资源甚至无法满足居民的日常需求。在线医疗健康平台可以在一定程度上缓解医院拥堵，提高医疗资源利用率，缓解医疗资源短缺问题（Wu and Lu，2017；Yang et al.，2015）。具体而言，患者能够自行诊断一些简单的症状，不需要经常去医院，因此可以减少他们对医疗资源的占用。此外，医生可以在不忙于诊断患者时发布与健康相关的文章，回答患者的问题，并在在线医疗健康平台中提供建议。此外，一些医疗水平不发达地区的患者也可以通过在线医疗健康平台获得医生的帮助。在线医疗健康平台中的医患沟通对医患关系、患者满意度和卫生服务可及性具有重要影响。Atanasova 等（2017）提出，医生通过在线医疗健康平台与患者沟通可以提高患者的满意度，增强患者对医患关系的信心，增加使用卫生服务的可能性。Wu 和 Lu（2017）确定了在线医疗健康平台中医生提供的服务对患者满意度和治疗效率的影响。Yang 等（2015）主要从患者满意度的角度探讨了在线医疗健康平台如何提高治疗效率。Sarah 等（2018）提出，医生需要积极与在线医疗健康平台中的患者沟通，以提高患者的满意度。Petrič 等（2017）发现社会过程，如在线医疗健康平台中的交流，可以影响患者和医生之间的关系。一般来说，在线医疗健康平台中的医患沟通有助于提高治疗效率，例如，可以缓解医院拥挤并且可以重新分配和重复使用医疗资源，使医生可以更好地为患者服务。

作为一种人类行为，信息行为与信息资源以及信道相关联，并且包括主动或被动信息查询行为、信息使用行为、面对面交流行为和被动接收信息行为。信息查询行为是一种有目的的活动，包括信息检索和信息浏览，并将特定要求视为目标。通过健康信息寻求行为，患者对健康信息的需求可以得到满足（Laugesen et al.，2015）。由于互联网的匿名性，患者的隐私可以得到保护。有些情况下，患者的病情比较敏感（Berger et al.，2005），患者可能不愿意去看医生，因此他们更愿意寻求相关的健康信息来进行自我诊断；有些情况下，患者病情较轻，无须就诊，患者可以通过网上获得的健康信息自行处理。此外，在某些情况下，患者在治疗后对医生不满意或者不信任医生，就可能在网上搜寻相关的健康信息，这可能会引起医生的不满，认为自己的权威与专业受到了挑战，并且担心患者会对自己的病情做出错误的判断（Bell et al.，2011）。

3.1.3　患者医疗机构选择行为研究现状

患者作为医疗服务的利用者，其就医行为模式及就医决策反映了其选择医疗服务的意向，对患者就医行为的研究主要从人口学、医疗保障和医疗机构三个方面进行，其中，患者由于医疗服务的价格、质量、距离、交通方式便捷程度等因素而选择不同医疗机构就诊的行为就是患者的医疗机构选择行为。对患者的医疗机构选择行为进行研究，能够更好地把握患者的就医行为偏好，帮助发现目前医疗体系中普遍存在的问题并提出改进建议，以更好地为患者提供优质的医疗服务。

在国外研究就医行为的理论体系中，Andersen（1976）提出了医疗服务利用的行为模型——Andersen 就医行为模型。Andersen 就医行为模型是当前研究就医行为最为常用的理论框架，除此之外，还有综合家庭效用理论和家庭生产理论，从健康人力资本的角度分析并解释医疗需求决定过程的 Grossman 健康需求模型（Grossman，1972）。但是该模型对健康的假设过于简单确定，提出的医疗服务利用与健康状况正相关的假设过于理想，且忽视了医疗保险所产生的影响，这受到了很多学者的批评。基于此，Cochrane 等（1978）通过研究正式否定了 Grossman 提出的医疗服务利用与健康状况正相关的假设，并发现了医疗服务利用与死亡率正相关的现象。此后，一些学者在 Grossman 健康需求模型的基础上，通过改变或增加假设条件，对模型进行修正和扩充，进而产生了新的医疗需求模型、家庭健康需求模型等。

基于上述理论模型，国内外已经有许多学者进行了关于患者医疗机构选择行为的相关研究。通过对这些研究进行总结可以发现，目前国内外对患者医疗机构选择行为的研究均比较成熟，研究所涉及的人群均较为广泛，研究问题从预防保健到门诊住院均有涵盖，多使用基于不同数学模型的实证研究方法，并且研究中所使用的影响因素均较为多样、全面，包括社会人口学因素、经济因素、医疗需要因素和医疗保障因素等各类主客观因素。

患者的医疗机构选择行为是结合患者自身的判断选择就诊的医疗机构的行为，因此，要对其进行研究就需要明确两点：第一，用于研究的医疗机构的种类；第二，患者医疗机构选择行为的影响因素。

首先，关于医疗机构的种类，有两种分类方法：一种是将可供选择的医疗机构直接分为基层医疗机构和非基层医疗机构两类进行研究；另一种是对可供选择的医疗机构进行较为细化的分类，主要可以分为药店、私人诊所、服务站或社区卫生服务中心、乡镇卫生院、县级医院、地级市医院、综合性医院等。需要注意的是，在研究患者医疗机构选择行为的时候，选择任一医疗机构即选择利用医疗服务，但这里也存在患者选择不利用医疗服务即选择进行自我治疗的情况，而患者选择不利用医疗服务的行为显然也是患者医疗机构选择行为的一种。因此，需要把患者选择自我治疗的情况也纳入患者医疗机构选择行为的医疗机构分类中。

其次，关于患者医疗机构选择行为的影响因素，主要可以归纳为社会人口学因素（患者自身的基本特征和社会支持等）、经济因素（患者及患者家庭的经济状况和医疗服务价格等）、医疗需要因素（患者的健康状况）、医疗保障制度因素（医疗保险、医药费用和报销等）、基本医疗卫生服务体系因素（医疗技术等）、基本药物制度因素（药物价格等）及其他因素（李萍和宋长爱，2010；黄佳妮和朱考金，2012；张容瑜等，2012；魏敏，2014；豆月，2017）。将国内外多数学者对患者医疗机构选择行为研究中所涉及的各类影响因素进行归纳，可得表 3-1。

表 3-1　当前患者医疗机构选择行为的影响因素

影响因素	主要变量
社会人口学	年龄、性别、文化程度、婚姻、居住地、社会支持等
经济	收入水平、医疗服务价格、医疗服务时间成本等
医疗需要	健康状况、是否患有慢性病、疾病症状、疾病严重程度等
医疗保障制度	医疗保险、医药费用和报销等
基本医疗卫生服务体系	医疗技术、价格水平、可及性等
基本药物制度	药物价格、方便程度等
其他	家庭因素、行为习惯、生活方式等

3.2　患者就医行为影响因素分析

为了研究如何通过引导患者就医行为来改善就诊效率、提高就诊率，首先需要对患者就医行为的影响因素进行分析与讨论，然后寻找切入点，有所侧重地对患者就医行为进行研究，从而确定改善的方向。作为人的一种主观行为，患者就医行为会受到环境因素、人口统计因素、心理因素等方面的影响。本节首先介绍相关理论，然后对患者就医行为和医疗机构选择行为的影响因素进行探索。

3.2.1　患者就医行为相关理论研究

1. 动机理论

动机研究是发现、了解和研究个体行为的一项重要内容。动机理论中有两个重要理论：内在动因理论和外在诱因理论。内在动因理论主张从个体的内部需要的角度来解释行为和动机；而外在诱因理论则侧重于将外部刺激物作为动力来分析其对行为的影响（文静，2008）。Grossman（1972）提出，健康可以同时作为消费品和投资品，而健康状况是医疗消费需求的决定因素（陈定湾，2005）。选择就医方式的内在动因来源于个体内在需要。对慢性病患者而言，选择就医方式的内在动因以其生物性需要即健康状况为基础。选择就医方式的外在诱因来源于外在社会环境，包括大量的医院信息，如医院的声誉、朋友的介绍等。因此，个体选择就医方式的动机同时受到内在动因和外在诱因的作用。

2. 社会认知理论

社会认知理论认为，个体在社会环境中并不总是被动地面对各种事物，而是处在不停地学习状态中。通过观察，个体可以获得知识、技能、策略、信念和态度。这一理论强调以自我调节为中心，个体的行为除了参照自身偏好，还受到其自身内部标准以及对自身行为评价的反作用的激发和调节。社会认知理论还认为，个体行为、认知和环境三者共存于一个互为因果关系的三角形中。因此，患者的就医行为既受到患者自身对疾病的认知程度、态度、主观判断和自我评价的影响，又受到环境因素如医院环境、医院等级、医院声誉、医疗保险机制等的影响（李瑞云和申俊龙，2011）。

3. 社会信息加工理论

社会信息加工理论（social information processing theory）认为员工的感知和行为诱发源是工作情境中可获得的信息（Salancik and Pfeffer，1978）。社会信息加工理论的前提假设是：个体是一个自适应有机体，会采取适当的态度、行为、信念适应社会情境。该假设不可避免地导致以下结论：通过研究促使个体行为发生的社会情境和信息可以获取更多的关于个体行为的信息。个体在表达其态度或需求时，往往会根据已有信息的部分功能而发展/产生其态度或需求的声明。根据社会信息加工理论，社会环境提供的环境线索如社会信息将影响人们的行为选择（Hsiung and Tsai，2017）。特别是当个人没有足够的与目标相关的信息时，他们更有可能从其他来源寻求信息，从而形成他们的态度、信仰和观点（Young et al.，2009）。将社会信息加工理论应用于网络健康信息背景下的医患关系。患者从在线医疗社区获取医疗健康信息，并将获得的信息与线下就诊时从医生处得到的信息进行比较，这有助于确立他们对医生的态度，进而可能影响他们的就医行为（Boekhorst，2015），如患者的依从性。

4. 行为决策理论

行为决策理论以在最大预期价值理论基础上建立的主观期望效用模型为核心，从实证的角度出发，从个体自身的心理特质、行为特征出发，研究人们的决策行为，揭示影响行为的非理性心理因素。风险决策的前景理论是伴随着行为决策理论的发展而产生的最具代表性的理论，它提出，个体在进行决策时并不是以某个既存的心理中立基点（参照点）为基准，而是把决策结果理解为实际损益量与心理参照点的偏离方向和程度。心理参照点潜在决定了个体将某特定结果编码为收益或损失，进而影响其随后的决策过程。将该理论应用到就医行为的研究中，人们有多个就医心理参照点，呈现多重参照点特征，并依照独立模式影响着人们的决策选择（李瑞云和申俊龙，2011）。

5. 模型研究

对于就医行为的另一种研究是模型研究。Andersen 在 1968 年建立的卫生服务利用行为模型被广泛应用在就医行为的研究中，其研究主要针对家庭就医行为。Grossman 于 1972 年首次将健康视为人力资本并建立医疗服务需求模型，包括家庭生产函数、效用函数、收入约束函数和时间约束函数。

6. 仿真模型

仿真模型是国内对就医行为的另一种研究方法，主要基于系统动力学。周丽娟（2017）通过建立农村人群就医行为的系统动力学模型，利用虚拟的计算机环境，在规定时长的基础上对农村患者群的就医行为进行模拟，对人群就医行为的影响因素和流动趋势进行研究。

3.2.2　患者就医行为的影响因素研究

患者是医疗服务的利用者，患者的就医行为模式及就医决策反映了其选择医疗服务的意向，这一决策的产生受多种因素影响。根据刘宁和陈敏（2016b）的总结，学者对患者就医行为的研究主要包括人口学、医疗保障和医疗卫生机构三个方面。

（1）人口学。这方面的因素主要包括患者年龄、性别、文化程度、收入水平、疾病类型/健康状况、疾病严重程度等。

（2）医疗保障。就医行为对医疗保险政策存在敏感度，患者就医行为和医生行医行为都有可能随着个人资源约束条件的改变而发生变化。患者具有不太合理的就诊意向，可能是因为医保制度调控效果不佳。

（3）医疗卫生机构。这一方面的因素主要包括医疗服务价格、医疗服务质量、医院距离、交通方式等。对医疗服务价格的研究主要集中在早期，而后期直到现在更关注医疗服务质量。

就居民常住地而言，城市和农村患者选择就诊单位的影响因素不同。饶克勤和李青（1999）利用多项式 logit 模型，对城乡患者就医行为及其影响因素分别进行分析。影响城市地区患者就医行为的主要因素有医疗保障制度、居民健康状况、经济收入和教育因素；而影响农村地区患者就医行为的主要因素有家庭经济收入、疾病严重程度、医疗保障制度、文化程度和就诊距离。王目君（2008）对北京、上海、杭州、沈阳和深圳五个城市的患者就医行为影响因素展开研究，发现仅有不足 20% 的患者选择基层医疗卫生机构，而"小病在社区、大病进医院、康复回社区"的就医格局暂未形成，导致基层医疗卫生机构资源利用率偏低且不合理。因此，要改善患者就医行为，就需要进行合理的卫生资源配置，充分发挥区域卫生规划的作用，大力发展社区卫生服务。

李亚运等（2015）按照健康社会决定因素模型的划分方法，将农村慢性病患者就医行为的影响因素划分为五层：年龄、性别、疾病状况；个人生活方式、健康素养；社会支持网络；社会结构性因素；社会政治、文化和环境。

心理因素也是研究患者就医行为的重点之一。就医心理是指患者在就医过程中的各种心理活动过程（唐开秀和张介平，2014）。陈梅（2004）将患者就医的心理行为分为三个阶段，即接受服务前阶段、接受服务阶段和接受服务后阶段。患者的心理行为因素是就医集中的重要原因，具体包括五个方面：参照点的选择与偏好逆转、损失厌恶和风险规避、框架效应与启发式偏向、心理账户、收入敏感度的递减（高其法，2007）。

从患者线上就医行为来考虑，本书通过研究发现以下三点。

（1）在线医疗健康平台中医患沟通通过对互联网健康信息的感知质量、患者决策偏好和医患一致性的中介作用促进患者依从性的提高。

（2）通过调节健康信息寻求行为来影响患者的依从性。具体来说，保守治疗相关的健康信息寻求行为有助于促进患者依从性；媒体宣传和在线医疗健康平台的声誉有助于促进患者的健康信息寻求行为。

（3）互联网健康信息（质量和来源）通过影响患者对医生的认知型信任和情感型信任影响患者依从性。因此，通过加强对互联网健康信息质量的管理，如信息主题、类别、含义和可用性，可以改善患者的依从性。此外，互联网健康信息（质量和来源）对患者认知型信任的影响比对情感型信任的影响更大，这意味着患者总是在自己的认知基础上合理地处理互联网健康信息。因此，通过改善互联网健康信息的质量和来源，可以改善患者与医生关系中的认知型信任。例如，医生应该关注从健康网站获得的健康信息，以了解其患者的健康信息寻求偏好。此外，医生应该积极使用在线医疗健康平台与其患者沟通，这使他们能够通过网络与患者分享健康信息并建立认知型信任。

3.2.3　患者医疗机构选择行为的影响因素研究

患者医疗机构选择行为是患者就医行为中的一个重要部分，它主要反映了患者根据不同的主客观因素选择不同的就诊医疗机构的决策过程。经研究总结，这些主客观因素主要包括社会人口学因素、经济因素、医疗需要因素、医疗保障制度因素、基本医疗卫生服务体系因素、基本药物制度因素和其他影响因素。

1. 社会人口学因素

社会人口学因素是最基本的因素，对患者医疗机构选择行为影响广泛，目前已研究过的社会人口学因素主要包括年龄、性别、文化程度和社会支持，其中，年龄和性别是医疗服务可及性的重要决定因素（李萍和宋长爱，2010）。

研究表明，年龄是患者医疗机构选择行为的显著影响因素。20 岁以下和 60 岁以上的患者更有可能选择大医院就诊（黄佳妮和朱考金，2012）。然而，老年人由于自身行动不便，也有可能倾向于选择社区卫生服务中心、村卫生室、乡镇卫生院等基层医疗机构（豆月，2017）。

性别也是患者医疗机构选择行为的显著影响因素。有研究表明，处于生育期的女性会更多地利用医疗服务（不选择自我治疗），但总体而言，男性会比女性更多地利用医疗服务（豆月，2017）。此外，女性在家庭中的角色和地位也使得她们拥有和男性相较而言更低的医疗可及性（李萍和宋长爱，2010）。但也有研究显示，一般地，女性会比男性更多地利用医疗服务（黄佳妮和朱考金，2012）。

患者的文化水平和教育背景不同，这不可避免地会对其医疗机构的选择行为产生一定的影响。一般情况下，教育可以提高患者的自我保健意识并使患者掌握相对较多的医疗服务的知识和信息（李萍和宋长爱，2010）。

2. 经济因素

研究显示，经济因素对患者医疗机构选择行为的影响十分广泛，它是患者无法顺利利用医疗服务的重要阻碍。一般地，患者的收入水平和其选择的医疗机构的优劣程度（医疗服务购买力）成正比，这种现象在农村地区尤为显著（李萍和宋长爱，2010；黄佳妮和朱考金，2012；豆月，2017）。

3. 医疗需要因素

医疗需要因素是患者医疗机构选择行为中的决定性因素。一般可以通过患者的健康状况、是否患有慢性病、疾病的严重程度和疾病的症状来衡量医疗需要。为衡量自身的医疗需要，患者对自身的健康状况和所患疾病的自我认知十分重要。如果患者认为自身疾病较轻，就会更倾向于选择自我治疗或选择就近的医疗机构。如果患者认为自身疾病较重，就会更倾向于选择技术水平较高的综合性或专科医疗机构（豆月，2017）。

4. 医疗保障制度因素

医疗保障制度因素是患者医疗机构选择行为的决定性因素。医疗保障制度主要表现为医疗费用负担形式、医疗费用报销比例和就医方便程度（与医疗机构的距离）。当个人的资源限制随着医疗保障制度的完善而得到改善时，患者的行为可能会发生变化（张容瑜等，2012）。

5. 基本医疗卫生服务体系因素

基本医疗卫生服务体系因素包括医疗机构的医疗技术、价格水平和可及性等，它也是患者医疗机构选择行为的重要影响因素。有研究显示，患者会因为医院的医疗技术而选择综合性医院，但也会因为等候时间过长而放弃选择综合性医院；会因为交通便捷和价格便宜而选择社区医院，但也会因为其技术不够而放弃选择社区医院。一般地，城市患者在选择医疗机构时会主要关注医疗机构的医疗技术、医护人员的服务态度、医院收费和医院是否有专家名医等；而农村患者在选择医疗机构时则会主要关注农村医院的技术水平、就医方便性和医疗设备（张容瑜等，2012）。

6. 基本药物制度因素

基本药物制度因素也是患者医疗机构选择行为的一大影响因素，尤其是在药物价格和药物方便程度两个方面。有研究显示，药品加成比例的下降和参合农民报销比例的提高，使得乡镇卫生院的门诊就医次数明显增加。还有研究指出，在患小病、常见病和慢性病时，大多数社区居民都会选择在社区卫生服务中心就诊，原因就在于社区卫生服务中心实行药品"零差率"政策（张容瑜等，2012）。

7. 其他影响因素

影响患者医疗机构选择行为的因素十分复杂，主观的认知因素和客观的经济、文化、政策、人口学因素都会对患者的医疗机构选择行为产生或多或少的影响。除了上面探讨过的影响因素外，还有一些其他影响因素引起了学者的关注，如家庭因素（家庭支持、家庭人口数、家庭消费结构）、是否患有慢性病、行为习惯、

生活方式、基层医务人员的待遇、个性（心情好坏）和农村卫生管理问题等影响
因素（魏敏，2014）。

3.3　患者就医行为选择与医疗卫生机构就诊率关系研究

本节针对医疗卫生机构的门诊部门进行研究，定义患者偏好系数为偏好医院就
诊的患者人次占等待诊疗患者总人次的比例。基于医疗卫生机构资源配置的限制，
患者并不一定最终选择其所偏好的医疗卫生机构就诊。首先，关于患者偏好系数和
医疗卫生机构就诊率提出假设，并基于马尔可夫过程对患者就医选择过程进行分析，
得到理想状态下（不考虑资源约束和患者偏好）医疗卫生机构就诊率的平稳状态；
其次，采用 Anylogic 仿真软件对国内不同患者偏好系数下的此过程进行仿真模拟，
在此基础上构建与患者偏好系数相关的医疗卫生机构就诊率的数学模型。

3.3.1　患者就医偏好与就诊率概述

关于医疗卫生机构就诊率，国内外从不同的角度进行了相关研究。其中，针
对急诊病房的研究是主要的研究方向，Hsia 等（2015）、Herring 等（2013）以及
Rué 等（2008）都从急诊病房就诊率的角度开展了不同程度的研究。Mcdonald 等
（2008）的一项针对急诊病房心房纤维性颤动住院率的研究中提出通过提高就诊
效率来保证患者流的通畅，从而保持稳定甚至降低住院率，而住院率进一步影响
就诊率。Hsia 等（2015）和 Herring 等（2013）都对加利福尼亚州急诊病房的就诊
率变化情况展开研究，发现急诊病房的就诊率逐年增加，表明其重要性逐年递增，
而急诊病房中尤以慢性病和流行病的就诊为主。Rué 等（2008）则进行了对西班牙
莱里达省急诊医院服务利用率的研究，得到的结果证明了西班牙移民对于急诊服
务的利用率比本地公民更高。

当前，中国正大力推行分级诊疗，以实现基层首诊和双向转诊为目标，提高
基层医疗卫生机构就诊率的主要目标是解决"看病难、看病贵"的问题，促进患
者的分流，减轻医院负担，形成科学合理的就医秩序，切实促进基本医疗卫生服
务的公平可及。从 1978 年改革开放恢复医疗卫生体制开始，中国医疗经历多次改
革（李玉荣，2010），近十年来基层医疗卫生机构的就诊率均在医院之上。然而，
《中国卫生和计划生育统计年鉴》的数据显示，2006 年基层医疗卫生机构就诊率
达到最高（64.3%），此后的 10 年均处于总体下降的趋势，与 65.0% 的就诊率目标

依然存在差距且差距逐年增大。

根据《中国卫生和计划生育统计年鉴》，中国目前将医疗卫生机构分为医院、基层医疗卫生机构、专业公共卫生机构、其他医疗卫生机构四类，而基于分级诊疗的目标，以医院和基层医疗卫生机构为研究对象，这两类医疗卫生机构是目前中国居民就诊的主要方向。现有研究已经充分证明手术水平、护理质量、设备条件、距离、医护人员服务态度、等待时间、医疗保险等因素对患者偏好的影响，并且建立多个模型对这些影响和关系加以描述。一般情况下，如果排除各方面因素对选择的影响，患者偏好医院就诊，但患者偏好一般产生在综合考虑能够预知的各因素之后。患者偏好的变化将直接影响其对于医疗卫生机构的选择，进而影响医疗卫生机构的就诊率。

陆心怡等（2017）利用患者偏好系数来定量地描述患者对于医院和基层医疗卫生机构的偏好，以达到更直观地对比两类医疗卫生机构患者偏好情况的目的。虽然从各因素到患者偏好系数的构成方式尚未明确，但这些研究结论充分支持患者偏好系数存在的合理性。首先，出于患者对基层医疗卫生机构和医院这两个研究对象产生偏好的考虑，提出患者偏好系数这一参数对患者偏好进行描述，将患者偏好系数定义为偏好医院就诊的患者人次占等待诊疗患者总人次的比例，如式（3-1）所示，患者偏好系数越高，则偏好医院就诊的患者人次越多。

$$f = \frac{m_h}{m_p} \qquad (3\text{-}1)$$

式中，f 为患者偏好系数；h 为医院；m_h 为偏好医院就诊的患者人次；p 为医疗卫生机构；m_p 为等待诊疗患者总人次，即偏好医院和基层医疗卫生机构的患者人次之和。

就诊率 r 的定义如式（3-2）所示，表示为一年内医疗卫生机构实际诊疗的患者人次占实际诊疗患者总人次的比例。

$$r_i = \frac{n_i}{n_p}(i = h, c) \qquad (3\text{-}2)$$

式中，r_i 为医疗卫生机构的就诊率；n_i 为一年内各医疗卫生机构实际诊疗患者人次；p 为医疗卫生机构；n_p 为一年内医疗卫生机构实际诊疗患者总人次；h 为医院；c 为基层医疗卫生机构。

患者偏好产生在综合考虑各方面能够预判的因素之后，但无法预知的因素则难以考虑。考虑这部分原因，偏好医疗卫生机构就诊的患者并不等同于前往医疗卫生机构就诊的患者。在实际情况中，医院和基层医疗卫生机构均存在资源限制而无法同时接收所有患者，进一步产生患者的等待，然而患者对医疗卫生机构不会一直保持等待的状态。一般情况下，患者对于自身的等待时间有一个预判，一旦患者等待时间超出此预判值则容易变得焦虑，此时患者会放弃等待，在综合考虑各因素后选择其他偏好的医疗卫生机构就诊。当然重新选择后依然存在因资源限制而产生的等待，但状态改变是相似的。医疗卫生机构的资源利用情况是随时在发生变化的，故患者无法提前获取这部分信息，即无法在确定患者偏好时将资源纳入考虑。换言之，资源对医疗卫生机构的就诊率产生影响，并且对患者偏好系数和就诊率的关系产生影响。

3.3.2　基于仿真建模的关系研究

采用仿真模型对患者偏好系数与医疗卫生机构就诊率的关系进行研究，需要在对患者就医选择状态进行全面分析的基础上才能进一步模拟此过程，以对患者偏好系数与医疗卫生机构就诊率的关系有直观的把握。

居民从患病直至痊愈的就医过程中会经历面临不同选择的状态。就医前，患者首先综合考虑各种因素，选择其偏好的医疗卫生机构（医院和基层医疗卫生机构），进入该医疗卫生机构的等待状态，当资源许可时患者进入该医疗卫生机构进行就医。考虑到资源分配的实际情况，患者偏好的医疗卫生机构随时可能存在无法满足其需求的情况，在等待时间超出预判值时，患者将会失去等待耐心，放弃原本的偏好，转而选择其偏好的下一顺位医疗卫生机构，并根据其实际资源许可情况确定是否进行就医（一般情况下，患者会根据自己的偏好对医疗卫生机构进行排序）。当患者就医完毕离开医疗卫生机构以后将会出现两种状态：痊愈或者依然患病。而这两种状态在一定程度上会影响患者下一次就医时的偏好，从表面来看，这对下一个患者就医选择过程产生了影响，但是，在考虑其偏好的影响因素时已经将这样的情况考虑进去，实际上不会产生更大的影响。

将患者的就医过程中各状态参数进行定义，如表 3-2 所示，并抽象成如图 3-1 所示的流程图。当患者从健康状态 Health 变为患病状态 ILL 时，准备选择医疗卫生机构就医，根据个人偏好分别进入基层医疗卫生机构的等待状态 WaitCI 和医院的等待状态 WaitHI。患者等待时间为 Time，此时设定一个患者对于等待时间的最大接受值 C，当 Time 未超过 C 时，若医疗卫生机构有资源空闲，即 ResourceCI>0（ResourceCI 为基层医疗卫生机构的资源状态，大于零则表明其资源不为零，即有资源空闲）或 ResourceHI>0（ResourceHI 为医院的资源状态，大于零则表明其资源不为零，即有资源空闲），则顺利进入基层医疗卫生机构或医院就诊；而当 Time 超过 C 时，患者失去耐心，根据偏好考虑其他选择，并进入其他选择的等待状态，当其他选择有资源空闲时，进入就诊状态。患者在基层医疗卫生机构或医院治疗完毕出院（出院并不一定是治愈出院）以后需要根据其下一步的状态决定是否进行新一轮的治疗。若患者下一步状态仍为 ILL 即未治愈，则重新开始新一轮的就医过程。

表 3-2　患者就医过程各状态参数定义

状态参数	定义
Health	健康
ILL	患病
CI	基层医疗卫生机构
HI	医院
WaitCI	基层医疗卫生机构的等待
WaitHI	医院的等待
CIorHI	基层医疗卫生机构或医院
Time	等待时间
C	患者对于等待时间的最大接受值
ResourceCI	基层医疗卫生机构资源
ResourceHI	医院资源
DischargeCI	进入基层医疗卫生机构就医后出院
DischargeHI	进入医院就医后出院

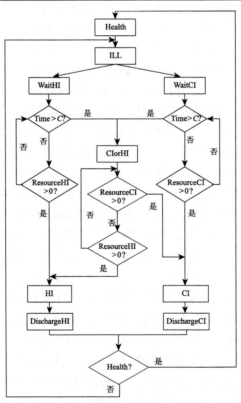

图3-1　患者就医选择过程各状态

已知某个系统（或过程）在某个时刻所处的状态，该系统在此时刻之后的状态与此时刻之前的状态无关，而仅与此时刻的状态有关，即无后效性。满足这样状态特性的过程称为马尔可夫过程，其"将来"的状态只与"现在"的状态相关而与"过去"的状态无关。患者就医状态变化的过程中，患者"将来"的状态变化取决于"现在"的状态，与"过去"的状态无关，而"现在"的状态实际上也取决于上一个"现在"（也就是"过去"）的状态，换言之，决定"现在"的是"过去"，决定"将来"的是"现在"，即无后效性，这个过程实际是一个马尔可夫过程，状态变化是一个马尔可夫链，其状态空间为 $E=\{1, 2, 3, 4, 5, 6, 7, 8, 9\}$（1-Health, 2-ILL, 3-WaitCI, 4-WaitHI, 5-CIorHI, 6-CI, 7-HI, 8-DischargeHI, 9-DischargeCI）。患者就医转移概率如图 3-2 所示。该马尔可夫链的状态都是互通的，是不可约、非周期的有限（状态）马尔可夫链，故其必定存在平稳分布。根据其平稳分布可知，长此发展，对于医院和基层医疗卫生机构，患者就医的选择应当具有平稳分布，患者在就医时对于医院与基层医疗卫生机构的选择概率应当是相同的，即医院和基层医疗卫生机构的就诊率应当是相同的。但是，在此马尔可夫过程中并未考虑资源配置的因素，其结果描述的是没有资源限制的理想状态，即在没有资源限制的理想状态下，医院和基层医疗卫生机构的就诊率相同，均为50.0%。

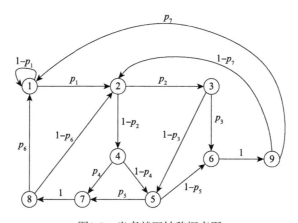

图3-2　患者就医转移概率图

状态分析是仿真建模进行患者偏好系数与就诊率关系验证的前提，首先需要模拟的是没有资源限制的理想状态下的患者就医选择过程。然而，实际情况下，首先，医院和基层医疗卫生机构的资源配置本身存在差距；其次，患者在就医时综合考虑了其自身和医疗卫生机构两个方面的因素，最终决定其就诊去向。当前，不论是从数量上还是从质量上，医院的资源配置均优于基层医疗卫生机构。因此，对患者就医选择过程的仿真还需要增加资源约束进行对比。

借助 Anylogic 仿真软件来模拟患者就医过程，最终得到，当患者偏好系数 $f \leqslant 0.5$ 时，患者流明显地从基层医疗卫生机构流向医院；而 $f > 0.5$ 时，患者流则由医院流向基层医疗卫生机构。根据仿真结果中不同患者偏好系数下两类医疗卫生机构患者流失情况，$f \leqslant 0.5$ 时，患者偏好系数越低，基层医疗卫生机构患者流失人次越多；反之，$f > 0.5$ 时，患者偏好系数越高，医院患者流失人次越多，即 $f \leqslant 0.5$ 时，患者偏好系数越低，偏好基层医疗卫生机构就诊的患者人次越多，基于诊疗能力的约束，基层医疗卫生机构接收患者越接近饱和，因此流向医院的患者越多；$f > 0.5$ 时，患者偏好系数越高，偏好医院就诊的患者人次越多，基于诊疗能力的约束，医院接收患者越接近饱和，因此流向基层医疗卫生机构的患者越多。

在定性描述两者关系的基础上，将此关系定量转化为数学公式，式（3-3）～式（3-8）表示不同诊疗能力下的医院的就诊率 r_h 和基层医疗卫生机构的就诊率 r_c。

$$r_h = \frac{n_{hp}n_{hq}}{m_p}, r_c = \frac{m_c + m_h - n_h}{n_p} = \frac{m_p - n_{hp}n_{hq}}{m_p} \quad m_h > n_{hp}n_{hq}, m_c \leqslant n_{cp}n_{cq}, m_p \leqslant n_{hp}n_{hq} + n_{cp}n_{cq}$$
$$(3-3)$$

$$r_h = \frac{n_{hp}n_{hq}}{n_{hp}n_{hq} + n_{cp}n_{cq}}, r_c = \frac{n_{cp}n_{cq}}{n_{hp}n_{hq} + n_{cp}n_{cq}} \quad m_h > n_{hp}n_{hq}, m_c \leqslant n_{cp}n_{cq}, m_p > n_{hp}n_{hq} + n_{cp}n_{cq}$$
$$(3-4)$$

$$r_h = \frac{m_h + m_c - n_c}{n_p} = \frac{m_p - n_{cp}n_{cq}}{m_p}, r_c = \frac{n_{cp}n_{cq}}{m_p} \quad m_h \leqslant n_{hp}n_{hq}, m_c > n_{cp}n_{cq}, m_p \leqslant n_{hp}n_{hq} + n_{cp}n_{cq}$$
$$(3-5)$$

$$r_h = \frac{n_{hp}n_{hq}}{n_{hp}n_{hq} + n_{cp}n_{cq}}, r_c = \frac{n_{cp}n_{cq}}{n_{hp}n_{hq} + n_{cp}n_{cq}} \quad m_h \leqslant n_{hp}n_{hq}, m_c > n_{cp}n_{cq}, m_p > n_{hp}n_{hq} + n_{cp}n_{cq}$$
$$(3-6)$$

$$r_h = \frac{n_{hp}n_{hq}}{n_{hp}n_{hq} + n_{cp}n_{cq}}, r_c = \frac{n_{cp}n_{cq}}{n_{hp}n_{hq} + n_{cp}n_{cq}} \quad m_h > n_{hp}n_{hq}, m_c > n_{cp}n_{cq} \quad (3-7)$$

$$r_h = \frac{m_h}{m_p} = f, r_c = \frac{m_c}{n_{pp}n_{pq}} = 1 - f \quad m_h \leqslant n_{hp}n_{hq}, m_c \leqslant n_{cp}n_{cq} \quad (3-8)$$

式中，r_i 为医疗卫生机构 i 的就诊率 $(i = h, c)$；n_i 为医疗卫生机构 i 的实际诊疗人次 $(i = h, c)$；n_p 为医疗卫生机构实际诊疗总人次；m_i 为偏好医疗卫生机构 i 的患者人次 $(i = h, c)$；m_p 为等待诊疗患者总人次；n_{ip} 为医疗卫生机构 i 的执业医师数 $(i = h, c)$；n_{iq} 为医疗卫生机构 i 的执业医师人均担负诊疗人次 $(i = h, c)$；h 为医院；c 为基层医疗卫生机构。

式（3-3）表示医院诊疗能力不足而医疗卫生机构总诊疗能力充足，医院流失的患者全部由基层医疗卫生机构接收。此时医疗卫生机构实际诊疗总人次 n_p 与等待诊疗患者总人次 m_p 相等，且 $n_p \leqslant n_{hp}n_{hq} + n_{cp}n_{cq}$，而医院诊疗能力达到饱和，实际诊疗人次为 $n_{hp}n_{hq}$，基层医疗卫生机构实际诊疗人次则为 $m_c + m_h - n_h$，即 $m_p - n_{hp}n_{hq}$。

式（3-4）表示医院诊疗能力不足且医疗卫生机构总诊疗能力不足，即医院流失的患者无法全部被基层医疗卫生机构接收，此时，$n_p < m_p$，且 $n_p = n_{hp}n_{hq} + n_{cp}n_{cq}$，医院实际诊疗人次为 $n_{hp}n_{hq}$，基层医疗卫生机构实际诊疗人次为 $n_{cp}n_{cq}$。

式（3-5）表示基层医疗卫生机构诊疗能力不足而医疗卫生机构总诊疗能力充足，基层医疗卫生机构流失的患者全部由医院接收。此时医疗卫生机构实际诊疗总人次 n_p 与等待诊疗患者总人次 m_p 相等，$n_p \leqslant n_{hp}n_{hq} + n_{cp}n_{cq}$，而基层医疗卫生机构诊疗能力达到饱和，实际诊疗人次为 $n_{cp}n_{cq}$，医院实际诊疗人次则为 $m_h + m_c - n_c$，即 $m_p - n_{cp}n_{cq}$。

式（3-6）表示基层医疗卫生机构诊疗能力不足且医疗卫生机构总诊疗能力不足，即基层医疗卫生机构流失的患者无法全部被医院接收，此时，$n_p < m_p$，且 $n_p = n_{hp}n_{hq} + n_{cp}n_{cq}$，医院实际诊疗人次为 $n_{hp}n_{hq}$，基层医疗卫生机构实际诊疗人次为 $n_{cp}n_{cq}$。

式（3-7）表示基层医疗卫生机构和医院诊疗能力均不足，即两者的患者均存在流失，此时，$n_p < m_p$，且 $n_p = n_{hp}n_{hq} + n_{cp}n_{cq}$，医院实际诊疗人次为 $n_{hp}n_{hq}$，基层医疗卫生机构实际诊疗人次为 $n_{cp}n_{cq}$。

式（3-8）表示基层医疗卫生机构和医院诊疗能力均充足，即偏好的患者能全部被接收，此时，$n_p = m_p$，$n_p \leqslant n_{hp}n_{hq} + n_{cp}n_{cq}$，医院实际诊疗人次为 $n_{hp}n_{hq}$，基层医疗卫生机构实际诊疗人次为 $n_{cp}n_{cq}$。式（3-8）描述的是没有约束条件下的就诊率，而这种情况在实际中可能性几乎为零。

3.4　医疗工作者行为研究背景

本节主要针对医疗工作者的行为进行相关研究背景阐述，概述医疗工作者行为的含义，在理解通常意义的医疗行为的基础上，结合"互联网+医疗"背景扩展医疗工作者行为的范围。在此基础上，总结归纳医疗工作者行为包含的主体性、目的性和医学适用性等特征；并进一步简要解释目前与医疗工作者行为相关的理论，主要有医疗保健服务利用行为模式等。

3.4.1 医疗工作者行为概述

日本学者通过区分广义和狭义的方式来界定医疗行为。广义的医疗行为是指医护人员基于医疗的目的而对患者所采取的行为，不仅包括疾病的治疗与预防，而且包括针灸、按摩、生育处置等符合医疗目的的行为。也就是说，广义的医疗行为既包括传统的可能对人体产生危险性的行为，又包括一些不会对人体产生危险性的行为。狭义的医疗行为是指包含在广义的医疗行为中，会对人体产生危险性而只能由医师来实施的行为。仔细分析这种界定方法可以看出，该区分方法其实是根据医疗行为主体的身份不同所做的区分。狭义的医疗行为其实就是专指医师的医疗行为，广义的医疗行为就是包括医师在内的任何人的医疗行为。

在中国，一般以卫生部《医疗事故处理条例》（以下简称《条例》）和《医疗机构管理条例实施细则》（以下简称《细则》）等相关条文为依据。例如，《细则》第 88 条第 1 款规定："诊疗活动，是指通过各种检查，使用药物、器械及手术等方法，对疾病作出判断和消除疾病、缓解病情、减轻痛苦、改善功能、延长生命、帮助患者恢复健康的活动。"《条例》第 2 条规定："本条例所称医疗事故，是指医疗机构及其医务人员在医疗活动中，违反医疗卫生管理法律、行政法规、部门规章和诊疗护理规范、常规，过失造成患者人身损害的事故。"在《条例》出台以前，卫生部曾经制定了《医疗事故处理办法》（以下简称《办法》）。《办法》第 2 条规定："本办法所称的医疗事故，是指在诊疗护理工作中，因医务人员诊疗护理过失，直接造成病员死亡、残废、组织器官损伤导致功能障碍的。"可以看到，《办法》用诊疗护理工作来泛指医疗行为。诊疗护理工作通常包括诊断、治疗、护理三方面内容。在医学上，诊断一般指从医学的角度出发对人们的身体状态以及精神状态作出的一种专业判断，不仅包括对患者所患疾病的诊断，并且包括对正常人的劳动能力、健康状况或者对正常人的某一特定的生理过程的判断（如对人体妊娠过程的判断）；治疗一般是指为解除人身体上的病痛所进行的活动，也包括单纯的营养、保健活动；护理则是指帮助人们（既包括患者也包括健康人）保持、恢复、增进人体健康而进行的相关医疗专业服务，狭义上指对老、弱、病、残、伤等在一定程度上无法自理的人采取的一种照料关护措施，又常指由护士担任的医疗技术工作。从医学上来讲，治疗护理工作基本上包含传统临床医学的所有内容。

"互联网+医疗"背景下，随着市场的升温和政策的鼓励，互联网给传统医疗行业带来巨大变革，成为行业发展的必然选择。当前互联网与传统医疗行业的结合使得人们医疗健康相关活动出现一系列的变化，并逐渐开始影响患者和医生的思想、行为方式。

现有的研究多从患者角度探讨就医选择、依从性等行为，针对医疗工作者行为的研究较少。战亚玲和曹志辉（2016）在基层卫生机构公共卫生服务人员行为影响因素研究的基础上，利用效用理论构建了公共卫生服务人员的行为模型函数，并在收入水平、支付方式和非经济因素等方面提出了完善基层卫生机构公共卫生服务人员激励机制的政策建议。张辉（2005）探讨了一级社区医院工作者的领导行为、人格特质、工作特性知觉等心理行为因素与工作满意度之间的关系，了解和分析医务人员的工作满意度及其影响因素。王汝汝等（2018）调研分析了医疗工作者对互联网医疗信息的使用现状及其与职业行为之间的联系。

3.4.2 医疗工作者行为特征

对医疗工作者的实际行为过程进行归纳提炼，医疗工作者行为特征如下。

1. 医疗行为的主体性

医疗行为与其他行业不同，它是一种非常专业化、技术含量高，并不是任何人都有能力来从事的一种行为。因此，各个国家和地区都对医疗行为制定了比较严格的法律法规予以规范。对于可以从事医疗行为的资格，各国和地区法律无不制定了严格的限制。必须经过严格的教育培训，并须通过资格考试才能成为医师。例如，根据《中华人民共和国执业医师法》的规定，我国实行医师资格考试制度。要想取得医师职业资格必须通过医师资格考试。同时，我国实行医师执业注册制度。未经医师注册取得执业证书，不得从事医师执业活动。医师只有经过官方注册，才能够按照注册的执业类别、执业范围、执业地点并在专门的保健、预防、医疗机构中开展有关的保健、预防、医疗工作。同时，从事医疗行为的机构也必须达到相应的资质，其设置和登记须按照《医疗机构管理条例》及其他细则的规定。

2. 医疗行为的目的性

传统的医疗行为以治疗或者诊疗为目的。但是，在医疗内涵不断丰富的今天，诊疗或治疗的目的性要求已经不能够全面涵盖医疗行为的本质属性。有学者认为从根本上来讲，医疗行为其实是一种对人体健康价值的创造行为。医疗服务行为从根本上说则是医生个体或者群体对于健康价值的充满人道主义及主动精神的创造，是医生本质力量的生动体现。正如 WHO 在其章程中对健康所做的定义：健康不仅是指没有疾病或身体虚弱，而且要有生理、心理和社会的安全安适状态。当然，传统的对疾病的治疗是最能体现健康价值创造的方式，但是如今人们对健康价值的追求已不再局限在对身体疾病的消除、对身体健康状态的恢复，还包括对身体形态、构造和生理机能的优化、变更。

3. 医疗行为的医学适用性

医疗行为是极具专业性和技术性的活动，国家对医护人员制定了较高的准入门槛，并对医疗操作进行了严格的规范；同时医疗行业也存在许多行业规范与准则以对医师的行为进行指导和规范。因此，医师的医疗行为必须符合相关医学理论和技术手段的要求，即符合医学的适用性。

医学的适用性具有医学的适应性和医学技术的正当性双层含义。医学的适应性是指医疗技术适应被允许的性质，即从医学专业的角度来看，对人体所实施的技术手段和方法一般是被医界所承认的；医疗技术的正当性是指在具体医疗过程中所采用的相关技术措施在医学上是正确的，按照获得承认的医疗技术水平来实施医疗行为，符合医疗技术的性质。因此，医学的适用性就是医疗行为使用的应当是业务实践中一般承认的适当方法和手段，并且医师要正确使用该方法和手段。随着医疗技术的发展，越来越多的新型医疗方法和手段被应用到医疗实践中，同样，如今的医疗方法和手段也受制于当今科技的现状。

在新型的医疗技术不断出现的今天，医疗行为的内容是不断丰富的，但是无论医疗行为的样态如何缤纷复杂，个性之中必隐约可见它们的共性。因此，结合医疗行为的上述特征，医疗行为是指具有相关医学资格或资质的个人或单位，以变更、恢复以及优化人体机能、形态或者构造为目的，依照适当的医疗方法和手段对人体实施的医疗活动。

3.4.3　医疗保健服务利用行为模式

医疗保健服务利用行为模式（the behavior model of health services use）是美国芝加哥大学教授 R.Andersen 在 1968 年创立的，他认为一个人在决定是否利用医疗保健服务时主要受到倾向（predisposing）、能力（enabling）和需要（need）三个方面因素的影响。倾向因素包括社会人口学变量，以及医疗保健的态度与信念；能力因素包括家庭收入、医疗保险以及医疗服务的可及性；在需要因素（健康状况、失能或诊断）的刺激下，倾向和能力因素就构成了决定人们是否寻求医疗保健服务的条件。该模式在研究分析影响居民医疗保健服务利用与医疗费用的相关因素方面产生了较大的影响，是近 20 年来国际卫生服务研究领域中比较具有权威性的卫生服务研究模式。目前，该模式已经广泛运用于影响居民医疗保健服务利用与医疗费用等特殊人群的卫生服务研究，特别是在少数民族、低收入人群、儿童、妇女、老年人、人类免疫缺陷病毒（human immunodeficiency virus，HIV）阳性者以及口腔保健等领域的医疗保健服务的可及性、利用与医疗费用研究。尽管该模式在理论上存在一定的缺陷而且在不断完善，但是该模式跳出了其他模式仅以个人主观爱好为基础的理论框架，尝试以系统理论来研究可能影响医疗保健服务利用的行为，兼顾理论上的完整性和实证上的可行性，因此该模式越来越广泛地应用于居民求医行为与医疗保健服务利用以及医疗保险等研究领域。

医疗保健服务利用行为模式经历了如下四个发展阶段。

1. 第一阶段医疗保健服务利用行为模式

医疗保健服务利用行为模式创立于 20 世纪 60 年代后期，该模式包括多项直接或间接影响医疗保健服务利用的居民个人因素及家庭因素，以了解居民与家庭使用医疗保健服务的原因，同时，评价医疗保健服务的可及性，给卫生服务的政策制定提供决策依据。但是家庭成员之间的个体差异与行为习惯不同，很难设计与发展出一套合适的评价量表。因此，该模式的基本点转向了影响居民个人利用医疗保健服务因素的探索。

初期医疗保健服务利用行为模式将影响居民利用医疗保健服务的因素初步分为三类：倾向因素、能力因素和需要因素，其关系如图 3-3 所示。

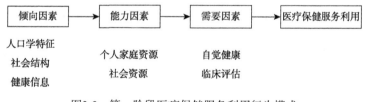

图3-3　第一阶段医疗保健服务利用行为模式

2. 第二阶段医疗保健服务利用行为模式

为了探索医疗保健服务资源对居民就医可及性的影响，Andersen 将原有的医疗保健服务利用行为模式加以补充完善，加入了医疗保健制度、卫生服务利用以及患者满意度等变量，清楚地阐述了医疗保健制度对医疗保健服务利用的影响，进一步补充与完善了这一模式。其主要内容包括人口学特征、健康照护系统、医疗服务利用、患者满意度。

第二阶段的医疗保健服务利用行为模式开始尝试以整个可能影响求医行为的系统性概念来研究医疗保健服务的利用，跨越了初期仅从居民个人行为出发的理论观点，其关系如图 3-4 所示。但是，该模式包含众多的变量，因此在实证上无法以单一的研究设计来验证该模式的复杂性。

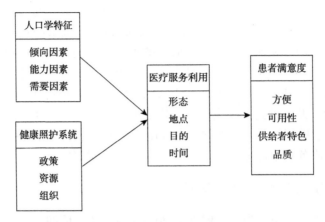

图3-4 第二阶段医疗保健服务利用行为模式

3. 第三阶段医疗保健服务利用行为模式

第三阶段的医疗保健服务利用行为模式强调了医疗保健服务对维护与改善居民个人健康状况的作用（循证医学的发展），以及居民个人对医疗保健服务的认知不应该仅仅局限于评价患者的满意度，应该改进为由居民个人自我感觉的满意度与由同行专家进行的反应性评估相结合的方式，同时，外在环境的变化也是医疗保健服务利用的重要影响因素。该模式扩展了对医疗保健行为的探索层面，除医疗保健服务利用行为外，还包括个人卫生习惯，如饮食、运动、自我治疗以及实际利用的医疗保健服务等。而医疗保健服务利用行为的主要决定因素包括人口学特征、健康照护系统、外在环境（如身体、政治及经济因素），以及个人健康习惯等，该模式多个变量的关系如图 3-5 所示。

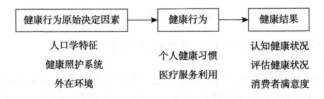

图3-5 第三阶段医疗保健服务利用行为模式

4. 第四阶段医疗保健服务利用行为模式

第四阶段的医疗保健服务利用行为模式主要强调了医疗保健服务与医疗保健效果之间的相互影响过程。在这一动态性的、相互影响的关系模式中，医疗保健服务的利用受到众多复杂因素的影响，如环境首先影响人口学特征，然后间接地影响医疗保健行为，最后影响居民的健康状况，同时环境、人口学特征、医疗保健行为也会直接影响居民的健康状况。不过该模式概念与变量之间关系的理顺，以及必须通过较长期追踪研究才能验证模式的适用性等问题都有待进一步完善。1995 年，Andersen 更进一步指出了该模式的复杂性，并且需要长期的追踪研究以及更多的投入来将其完善，尤其是应该邀请社会学家加入这一研究体系。该模式各概念与变量之间发展的关系如图 3-6 所示。

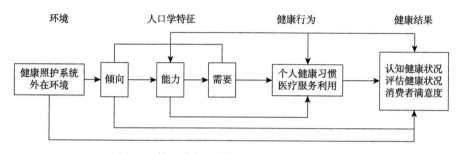

图3-6　第四阶段医疗保健服务利用行为模式

3.5　"互联网+"背景下医疗工作者行为研究

本节主要阐述在"互联网+"背景下医疗工作者行为的相关研究，首先对时代背景和政策导向的"互联网+医疗健康"进行概述；其次分析"互联网+医疗健康"给医疗工作者相关行为带来的影响，如执业医师多点执业、云平台、在线处方和远程医疗等；最后从医疗工作者的角度探索和思考医疗健康大数据在实践中如何能有效地产生推动与变革作用。此外，从医院、科室、患者三个维度和宏观、中观、微观三个层面探讨大数据在医疗实践中的积极应用。

3.5.1　"互联网+医疗健康"概述

2018 年 4 月，《国务院办公厅关于促进"互联网+医疗健康"发展的意见》中提出：发展"互联网+"医疗服务，一是鼓励医疗机构应用互联网等信息技术拓展医疗服务空间和内容，构建覆盖诊前、诊中、诊后的线上线下一体化医疗服务模式；二是医疗联合体要积极运用互联网技术，加快实现医疗资源上下贯通、信息互通共享、业务高效协同，便捷开展预约诊疗、双向转诊、远程医疗等服务，推进"基层检查、上级诊断"，推动构建有序的分级诊疗格局。

远程医疗、在线会诊的迅速发展是"互联网+医疗健康"发展模式的实践，也恰恰是中国推进"互联网+医疗健康"发展的缩影。为了解决基层医疗健康资源困乏的难题，解决大医院人满为患、一些基层诊所门可罗雀的窘境，互联网技术成为破解医疗健康资源发展"痛点"的答案所在，为分级诊疗的实现提供了技术支持。利用"互联网诊疗"手段，中西部地区的患者，包括农村患者，可不出家门就能享受大城市优质的医疗资源，看上专家名医，即进行远程医疗。提升家庭签约服务，同时享受预约挂号、预约诊疗、在线支付、在线检查/检验结果查询等服务。

如今很多医院开发了手机应用程序信息平台，为患者提供挂号预约等便捷服务。北京、浙江等省市开发了全省（市）统一的预约挂号平台，患者可使用手机在移动端解决挂号的问题。很多大医院的挂号机等服务设施早已成为"标配"。利用"智慧医疗"，医院可为患者提供信息查询和推送服务，还可提供移动支付结算。通过信息化手段，让群众少跑路、看好病，大大优化了群众的就医体验。

利用"互联网+"的方式开展家庭医生的签约服务，对签约的患者进行日常健康管理与服务。家庭医生会给慢性病患者和行动不便的老年人、残疾人提供适应的健康指导。另外，对一些长期稳定的慢性病签约患者，如果需要调药或者基层没有相应的药物，家庭医生可以在线开具一些处方，并且通过第三方配送方式直接把药物配送到家里，使患者能够享受到实实在在的便利。

互联网医疗实际上是医疗行为与互联网的融合。这个概念涉及了两方面的内涵：一是互联网；二是医疗行为。要彻底了解互联网医疗的实质，必须从两个方面进行分析。互联网本身是一个平台，它最主要的功能是消除社会活动在时间与空间上的限制，最终提高工作效率，所以互联网本身更像一个工具，其最终的用途并不在于互联网本身，而要看它服务的对象。医疗行为是一项非常庞杂又很严谨的工作，它需要大量相关专业的技术人员协同作战，去完成患者的诊断、治疗、康复等内容。由于医疗行业是一个高风险的行业，任何变革都可能隐藏风险，传统的医疗行业始终是一个相对保守的行业。

互联网逐渐渗入社会生活，并很快向医疗行业渗透，最初是专门服务于医生工作的信息系统。该系统第一次将医生从繁重的手写工作中解放出来，并使医院内部数据得到共享，这对医疗行业无疑是一场变革。后来在一些三级医院中又出现了远程会诊的活动，这成为当今众多移动产品的雏形。这两项工作的开展为互联网医疗的出现进行了很好的启蒙。近年随着大量移动应用程序的出现，传统医疗行为发生了翻天覆地的变化，很多之前认为不可能完成的医疗活动，如远程治疗、远程信息获取等工作，都取得了巨大的进步。这使得如今的医疗行为有了全新的面貌，从而使互联网医疗真正出现。

3.5.2　"互联网+医疗健康"对医疗工作者相关行为的影响

"互联网+医疗健康"逐渐进入居民日常生活中，缓解了"看病烦、就医难"问题，同时也对执业医师产生了影响。

1. 鼓励执业医师多点执业

多点执业，意味着医生将从公立医院中获得"解放"。按照现行《中华人民共和国执业医师法》的规定，医师在注册地点执业才是合法的。而目前互联网医疗模式中，网上问诊、互联网远程诊疗、网上开药方等需求已非常普遍。

自由执业可以最大化发挥医生的价值，医生可以利用碎片时间或互联网手段为更多的人提供医疗服务。在很多发达国家，签约"医生集团"早已是医生的主要自由执业方式之一，如美国的梅奥诊所、凯撒集团等。而在中国，"医生集团"这个词才刚刚为人所知。2016 年初，国家卫生和计划生育委员会发布《关于推进和规范医师多点执业的若干意见》，要求最大程度上简化多点执业程序，鼓励探索备案制，落实医生执业"松绑"政策。再加上互联网医疗浪潮的涌动，"医生集团"作为一种新的商业应运而生。对于整个互联网医疗产业而言，最核心的两个端口就是医生与患者。"医生集团"能够大批量地给互联网医疗平台提供优质且正规的医生资源；而患者通过互联网医疗的模式能够简洁地获取自己所需求的就医服务。促进"医患之间以新型的互联网模式高效互通"，对于中国医疗大产业链的进一步发展与医疗健康产业的变革具有极其重要的意义。

2. 鼓励建立医疗健康教育培训云平台

《国务院办公厅关于促进"互联网+医疗健康"发展的意见》中明确指出，鼓励建立医疗健康教育培训云平台，提供多样化的医学在线课程和医学教育。构建网络化、数字化、个性化、终身化的医学教育培训体系，鼓励医疗工作者开展疑难杂症及重大疾病病例探讨交流，提升业务素质。实施"继续医学教育+适宜技术推广"行动，围绕健康扶贫需求，重点针对基层和贫困地区，通过远程教育手段，推广普及实用型适宜技术。建立网络科普平台，利用互联网提供健康科普知识精准教育，普及健康生活方式，提高居民自我健康管理能力和健康素养。

3. 人机合作诊断，提高效率

研发基于人工智能的 CDSS，开展智能医学影像识别、病理分型和多学科会诊以及多种医疗健康场景下的智能语音技术应用，提高医疗服务效率。从周期上看，培养一名医生需要 5～10 年。如果医生能够合理利用 CDSS，就能在一定程度上提升诊疗水平，缩短培训周期，减少误诊、漏诊以及医患纠纷等问题。CDSS 包含 5 个正确要素：在诊疗流程中，通过正确的渠道，在正确的时间和正确的干预模式下，向正确的人提供正确的信息。因此，CDSS 是提升医疗质量的重要手段，其根本目的是评估和提高医疗质量，减少医疗差错，从而控制医疗费用的支出。

4. 允许在线开具部分病症处方

《国务院办公厅关于促进"互联网+医疗健康"发展的意见》中明确允许依托医疗机构发展互联网医院，支持探索医疗机构处方与药品零售信息共享，探索放开院外处方和第三方配送，打通在线问诊、处方、药品配送到家全流程。医师掌握患者病历资料后，允许在线开具部分常见病、慢性病处方。对线上开具的常见病、慢性病处方，经药师审核后，医疗机构、药品经营企业可委托符合条件的第三方机构配送。随着"互联网+"技术的推广，线上问诊、线上处方、线上购药既是一种发展趋势，又是对分级诊疗制度的完善和补充。不但方便群众求医问药，而且能一定程度上缓解大医院人满为患的尴尬局面。但同时需要注意的是，推动线上医疗要认识到可能存在的隐患或纠纷，完善系统监管，理清法律责任，做好政策支持，保护医患双方的利益，使双方都可趋利避害。

3.5.3　医疗健康大数据对医疗工作者相关行为的影响

医疗工作者也在探索和思考大数据在实践中如何能有效地产生推动与变革。在医院、科室、患者三个维度均有广阔的实践空间，这也是大数据在医疗实践的宏观、中观、微观三个层面的积极应用。

1. 宏观层面：大数据应用是医院加强管理出效益的重要基础

首先，大数据的应用有效扩大了医院营销宣传的覆盖面，并有效增强了营销宣传的针对性。对医院患者的大数据进行研究之后，医院发现周边尚有不少地带未能有效进行辐射和覆盖，这些地方的居民对医院的特色诊疗服务和服务治疗水平均不了解，大量的患者都流失到其他医院。为此，医院对患者来源进行数据分析，然后针对患者来源较少的地方进行集中宣传，同时开展义诊、专家下基层等活动，扩大医院的影响面，提升当地居民对医院的知晓度和认同感。

其次，大数据的应用有效缓解了患者排队时间长、门诊医生接诊忙的状况。医院对患者诊疗数据进行分析之后，在患者就诊的高峰时段，医院及时加开挂号窗口，加派导医和门诊医生，同时向患者及家属宣讲并发放科学就诊、避免就诊高峰的宣传材料，进而有效缓解患者排队时间长、门诊医生接诊忙的状况，医院的各项工作也得以有条不紊的开展和进行，患者及家属的满意度也大大提高。

最后，大数据的应用有效降低了医疗事故发生率。近年来，各级医院时有医疗事故发生，医疗事故的发生对医院、医生和患者都会造成较大的损失与伤害，各级医院也在积极采取各种措施防范医疗事故的发生。对过去医疗事故的发生时间、发生原因等数据进行深入分析之后，通过调整手术时间、加派手术监督员等方式，医疗事故的发生率下降，医院经济效益和社会效益显著提高。

2. 中观层面：大数据应用是科室强化建设上水平的重要保障

首先，大数据的应用有效缓解了医生的工作压力。在当前医疗环境下，医患关系相对紧张，医生的工作压力较大。而医生工作压力越大，其工作中出错的概率也越大，其间也易于形成恶性循环。让医生进行合理休息、有效缓解压力显得非常必要。但在实践中，每个科室的医生人手并不宽裕，如何协调人手有限和患者较多的矛盾成为现实中亟待解决的问题。

其次，大数据的应用有效优化了医生的接诊安排。在医院日常的科室管理中，为了尽可能地合理安排医生的工作量，医生接诊时常采取的是轮流接诊制，即按照顺序接诊，表面看似合理的安排背后存在诸多问题。因为每名医生的擅长领域有所不同，而且每名医生的性格特征有所差异，所以直接影响患者的有效诊疗。首诊医生在接待患者的过程中，不仅要完成对患者的初诊，而且要对患者的性格特征进行分析（依赖一些计算机辅助测评得出分析结论），然后通过计算机的辅助完成患者与接诊医生之间的合理匹配。经过实践，医生和患者的满意度均有明显的提高，大数据的应用给医生和患者带来了双赢的效果。

3. 微观层面：大数据应用是患者治疗疾病保健康的重要依据

一方面，大数据的应用大大提升了疾病诊疗的精准度。医学是实践性的经验科学，也就是说，医学的发展既依赖实践经验，也需要科学做支撑。科学应用的重要方向是预测，大数据应用的核心也是预测，所以大数据在医学预测中具有非常直接的应用价值。在普通患者的接诊过程中，医生可以根据经验对患者的病情进行判断和处理。但是在遇到特殊患者时，医生很难作出较为准确的判断和处理，而需要组织召开专家会诊。组织召开专家会诊是为了更加准确地进行判断，但也占用了较多的医疗资源，甚至会浪费医疗资源。通过大数据的应用，医生可以借助各种海量的医疗健康数据进行更加精准的分析，进而快速准确地作出判断，让患者得到及时有效的诊治。

另一方面，大数据的应用极大地推进了患者个性化服务的实践应用。患者在接受诊疗服务的过程中，对传统的诊疗服务方式已经习以为常，希望能享受到更多的个性化服务。例如，再次就诊时能得到更加便捷的服务，而不用重复问诊，同时希望能在出院之后，在自己忘记复查或者忘记一些注意事项的时候，医院能及时有效地对其进行提醒。而这些个性化的服务在医疗实践中也得到了积极应用，患者对医院所提供的个性化服务表现了极大的满意，医患关系在很大程度上也得到了有效缓解。

第4章　传统理论方法在医疗健康大数据背景下的拓展研究

　　海量医疗健康大数据的收集、获取、挖掘、利用延展了传统理论的研究范式。本章拓展传统的卫生健康经济学理论和数据挖掘理论在医疗卫生领域的应用，从协同治理视角、共享经济视角和大数据驱动视角拓展卫生健康经济学理论，基于模糊决策理论拓展传统数据挖掘的方法，丰富医疗卫生领域的研究。

4.1　卫生健康经济学相关理论的拓展

　　传统的卫生健康经济学的研究角度主要有：①基于人力资本理论和 Grossman 健康需求模型的健康需求理论；②从卫生资源、服务及效果不平等的角度，在卫生健康行为框架下以及不平等框架内进行卫生健康经济学的研究；③针对微观个体层面的经济行为分析的研究。随着大数据和信息技术的不断发展，卫生健康经济学领域的理论研究被赋予了新的内涵。本节在总结、吸收前人研究成果的基础上，融入大数据技术和分析方法，延展传统卫生健康经济学的理论和研究范式，对今后研究医疗卫生体制改革及其卫生健康经济学角度的效果评价等提供基础，并在一定程度上起到积极的推动作用。

4.1.1　传统的卫生健康经济学理论研究

　　Arrow（1978）发表的经典论文 "不确定性和医疗服务的福利经济学"（*Uncertainty and the Welfare Economics of Medical Care*）标志着卫生健康经济学的确立，论文中讨论了风险厌恶、道德风险、信息不对称、慈善行为的外部性以及大量在此后的卫生健康经济学研究中占据重要地位的其他问题。卫生健康经济学从创立时起就与微观个体的经济行为息息相关。其中，最为突出的一点就是健康被视为人力资本的一种，并在劳动力市场行为中发挥着重要作用。而健康作为一种耐用资本，对其投资可以有效地生产健康时间。从此可以看出，健康既是一种投入品，也是一种产出品，这就决定了研究角度是多方向的。诺贝尔经济学奖得主 Becker（1960）将厂商生产函数的观念应用到家庭的消费活动上，在 1965 年提出家庭生产函数：消费者从市场上购买各种物品，并结合自己的"时间"生产可获得效用的消费品。美国国家经济研究局（National Bureau of Economic Research，NBER）年度会议录中收录了 Mushkin（1962）的论文"把健康作为一项投资"（*Health as an Investment*），这篇论文中正式提出将健康作为人力资本构成部分。美国纽约市立大学教授Grossman 从 20 世纪 70 年代至今致力于推进人力资本模型在健康方面的应用，他的研究已成为比较完善的医疗需求理论。Grossman 将 Becker 提出的人力资本观念应用到健康领域，将健康视为能提高消费者满足程度的耐耗资本品，健康资本增加消费者效用的原因在于能够生产健康时间，它和其他资本一样存在折旧的问题，Grossman 认为消费者可以通过生产健康的方式来补充健康资本的消耗，健康生产要素包括医疗保健服务、生活方式、环境教育等。基于此，Grossman 提出健康生产函数的概念：消费者在市场上购买各种医疗保健服务，并结合自己的时间生产健康。健康生产函数的一般形式为 $H = f(M, LS, E; S)$。Grossman（1999）发表了论文"健康需求的人类资本模型"（*The Human Capital Model of the Demand for Health*），回顾了 1972 年后其他研究者所做的相关研究。本书将上述研究归结为微观个体行为下，基于人力资本和健康需求理论的卫生健康经济学研究。

4.1.2　协同治理视角下的卫生健康经济学

协同治理的本质是通过在共同处理复杂社会公共事务过程中的相互关系协调，实现共同行动、耦合结构和资源共享，从根本上弥补政府、市场和社会单一主体治理的局限性。通过消除现实中存在的隔阂和冲突，以最低的成本实现社会各方共同的长远利益，从而对公共利益的实现产生协同增效的功能。互联网的广泛应用、信息化技术的提升以及医疗健康大数据的可得使得协同治理在卫生健康经济学领域的研究成为新的特点。协同治理带给我们诸多工作方法和理念启示：一是从方法论角度，要从系统的角度去看待卫生经济的效果；二是从理论内容角度，要对医疗卫生系统的复杂性、动态性和多样性有清楚的认知；三是从实践效果角度，协同治理理论对于开放系统下的多元化协同发展具有较强的指导意义。

协同治理的抓手是制定富有成效的卫生政策，从医疗政策角度来探究卫生健康经济学是一个重要切入点，本书团队在安徽省阜南县、贵州省锦屏县等设计实施的县域医共体，本质上来讲，是县域医疗卫生协同治理的实践，也是基于医疗健康大数据拓展卫生健康经济学研究的力证。建设县域医共体的根本目的是为县域居民提供公平可及、系统连续、优质高效的预防、治疗、康复、健康促进等卫生健康服务，努力满足人们多层次、多样化的健康需求。县域医共体建设遵从顶层设计，县域各医疗卫生服务机构、政府职能部门和医保管理部门等各司其职。例如，在安徽省阜南县人民医院医共体建设过程中给予技术上和管理上的指导，以医保基金交给该医共体管理的"阜南模式"为抓手，提出了"代缴医保参保费用、扩大医保报销范围、降低医保补偿门槛、提高医保补偿比例、强化大病保险保障、加大医疗救助力度、实行健康兜底保障、精准识别保障对象、积极开展签约服务、实施大病慢性病分类救治、实行先诊疗后付费、加强诊疗行为监管、积极实施公共卫生项目、加强重点流行病防治、全面开展健康促进活动、开展医疗机构县乡一体化管理、深入开展医疗卫生对口帮扶工作、大力推进县域卫生信息系统建设、推进医疗机构标准化建设、推进公立医院改革、深化基层医疗卫生体制改革、加强人才队伍建设"等 22 条县域医共体建设协同治理保障措施。实现"分级诊疗""三医联动"，切实解决人民群众"看病难"问题，并通过自上而下的资源协同整合，带动基层医疗卫生机构实现服务质量和水平的全面提升，使县域居民获得"以健康为中心"的均等化、同质化、一体化的卫生保健服务，增加健康收益。

4.1.3　共享经济视角下的卫生健康经济学

共享经济是伴随着信息技术出现而产生的一种经济学概念，"互联网+"时代的到来使得这个概念变成了一种被广为接受的服务模式。"互联网＋医疗"提供以互联网为载体和技术手段的健康教育、医疗信息查询、电子健康档案、疾病风险评估、在线疾病咨询、电子处方、远程会诊及远程治疗和康复等多种形式的健康医疗服务，是以互联网为代表的现代信息技术高度发展前提下共享经济走进医疗健康领域实现分级医疗的表现形式。当前，在医疗卫生和健康领域，互联网共享医疗模式已如雨后春笋，基于"互联网+"共享视角下的卫生健康经济学也受到越来越多研究者的关注。

本节以医共体为例，关注两个方面：一是医疗服务资源共享下的卫生健康经济学研究。医共体内可依托县医院或者独立设置医学影像、检查检验、消毒供应、后勤服务等中心，为医共体内各医疗机构提供统一化服务。在保障医疗质量的前提下，推进医共体内不同级别类别医疗机构间医学影像、检查检验结果互认。此外，从健康服务的角度，社区卫生服务中心、乡镇医院等小医院具备卫生健康的空间服务优势（居住地附近、床位和护理人员等资源相对宽裕），但医疗服务能力相对于县级医院、城市三级医院等大医院较弱（优秀医生匮乏、医疗设备落后、药品品类少等），因此在共享经济视角下，充分利用大、小医院的优势，取长补短，为群众提供更加公平可及的服务，使得社会卫生经济收益最大化。二是"互联网+医疗健康"模式下技术服务共享的卫生健康经济学研究。例如，基于"互联网+"家庭医生的签约服务、网上护理预约、远程医疗等在线医疗资源的共享和对接等形式，重点研究在线健康社区的患者依从性、就医偏好选择等。基于共享经济的上述两个层面，从"互联网+"时代共享经济角度探讨构建医疗健康资源优化公平高效机制的问题，并结合大数据、云计算等现代信息技术，研究公众、医疗机构、医疗健康服务相关企业、政府资源优化多方共赢的机理和路径。当前以"互联网+"为典型和技术框架的共享经济模式正如火如荼地展开，基于共享经济的视角，卫生健康经济学的研究将更贴近现实。

4.1.4 大数据驱动下的卫生健康经济学

大数据技术和方法的不断进步与完善丰富了传统意义上的卫生健康经济学研究，又为其增添了新的方向和方法。大数据不用考虑自变量和因变量，只需要用明确目标需求、可获取的数据来源，通过模型算法即可自动得到想要的结果，免去模型检验、效率验证等一系列方法。如果想要为患者提供高效的医疗方式，一方面需要利用创新的办法来提高医疗服务质量，另一方面需要对医疗费用进行把控和管理，把钱花在刀刃上，使得医疗服务惠及群众。采用何种医疗方式来为患者提供医疗服务不仅是政策制定者所关注的核心问题，也是学术界探索研究的重要议题。一方面，现有研究由于研究条件的局限性，研究对象难以覆盖全体居民，仅能从统计学的角度对某一地区的医疗资源共享问题进行研究；另一方面，现有研究主要基于针对单一医院进行调查以及访谈，由于调查和访谈本身存在的问题和局限，难以较为全面地解决医疗资源共享及分级医疗问题（Topol，2015）。大数据及其相关技术已经取得重要进展和广泛应用，把医疗服务、医学科研、公共卫生、卫生监管、社区和图书情报机构有机结合，从整合医疗信息、整合医疗技术、整合用户体验三个方面提出新模式的具体整合方案，促进区域医疗数字资源整合模式研究的进一步发展（钱旦敏等，2012）。李玲（2018）也提出，研究卫生健康经济学应该有更大的视野，现在卫生健康经济学处于新的时代，应该以更广阔的目标来研究卫生健康经济学，并发展新的思路、新的手段、新的方法。美国经济学的发展得益于微观数据、计量经济学的发展，中国的卫生健康经济学要用什么样的方法来面对这个挑战呢？如果我们能够有效使用大数据智能化的手段，卫生健康经济学会有新的研究手段，同时也会对整个学科领域有颠覆性的挑战。

本章将政府统计数据和健康，以及医疗费用数据结合起来，利用大数据来追踪人们健康水平的变化、预测医疗费用的变化、评估医疗服务的效率；利用安徽省阜南县、贵州省锦屏县等医保报销数据，搭建医疗服务知识库平台，分析医共体成立前后的县内外就诊率、医保支出比例、疾病谱变化与医保费用支出的关系等；研究基于医保住院大数据的就医选择画像，预测医保支出随时间和空间的变化情况等。此外，将未来老龄人口模型用于未来健康医疗状况的预测。

4.2　卫生健康经济学的产出指标

梳理目前已有的研究，卫生健康经济学的产出指标大致可由以下方面进行衡量：健康水平、健康政策、信息不对称与市场竞争和保险市场等。其中，健康水平是衡量卫生健康经济学的目标指标；健康政策的制定可促进或阻碍健康水平的提高；由于卫生健康领域存在一定程度的信息不对称，需要竞争和激励机制的产出实现政策合理性和促进健康水平的提高；保险市场主要作为降低疾病负担和抗疾病风险能力的因素解释卫生健康经济学的产出。

4.2.1　健康水平

在 20 世纪 60 年代理论经济学和计量经济学革新前后，有一批着力于医疗机构、技术和政策的研究。这就是政策导向的健康经济和经验研究的卫生健康经济学，其代表人物有 Victor Fuchs、Jopse Newhouse 和 Martin Feldstein 等，他们将经济学的基本概念和分析方法用于健康的决定要素和提高健康水平相应的政策选择中。除了简单的经济学原理，大多采用经验分析、实证分析的方法，在政策建议上涉及规范经济学。卫生健康经济学有三个产出指标：公众健康水平、医疗技术和医疗享有权。

在健康水平的决定因素方面，卫生健康经济学家发现非医疗因素，如遗传禀赋、物质和社会心理环境以及吸烟饮食和运动等，即个人行为方式和生活方式，是健康水平的重要决定因素。卫生健康经济学家的类似观点和实证研究结果与流行病学的统计结果一致，不但成为卫生健康经济学领域的引用标准，而且给保健政策在控制成本和提高健康产出方面带来新的启示，通过引导健康的行为方式和生活方式（如对吸烟的人收取更高保险金额），降低患病概率，节省医疗资源使用，提高健康水平。这些对于公众和政策决策者同样意义非凡。在卫生健康经济学的研究中用来评价健康水平的指标通常有死亡率、发病率、预期寿命、伤残率和对生命质量的综合评价等。

　　医疗技术与公众健康水平并不是完全一致的。美国拥有世界上先进的医疗技术，是世界各地年轻医生前来接受培训和第三世界国家的富商寻求尖端医疗服务的地方，但大部分指标显示美国的健康水平在经济发达国家中处于中下水平。美国和英国的健康水平几乎毫无二致，然而美国的医疗保健开支是英国的两倍。先进医疗技术的研发和在临床上的使用大幅度提高了国家医疗保健开支。

4.2.2　健康政策

　　卫生健康经济学在过去 50 年来针对价格对于医疗服务市场的影响有相当完整的实证研究。这个领域的实证研究最大的政策内涵就是为从需求的角度控制成本提供强而有力的实证基础，即医疗服务的使用对价格的变化有反应，使决策者认识到部分分担制度可减少医疗服务的使用。受到上述研究结果的影响，全球多数国家的医疗保险已采用各种形式的需求成本部分分担制度。然而，部分分担制度虽可达到抑制医疗服务需求进而降低医疗支出的目标，但它并非控制医疗费用增长的完美选择。考虑任何产出都必须从稀缺资源配置的公平性和有效性角度出发，任何保健政策都希望能够兼顾公平与效率的目标，公平有效地使用医疗资源，提高社会整体健康水平，任何医保制度都在两个目标之间的权衡中制定：降低消费者生病的财务风险和使医疗资源能够有效配置。由于医疗保健中存在不确定性，医疗保健的市场结构、供求关系都有显著的特点。对于医疗服务的供给，制药公司、医院等医疗机构显然会通过歧视定价、垄断市场、提高利润、采用高额的销售费用等方式在相当大的程度上影响医疗成本。但是关于医疗服务供给的研究的文献大多集中在医生行为对医疗服务供给的影响，卫生健康经济学家认为这才是问题关键。Fuchs 形容医生是"团队的领袖"。医生的治疗决策会直接影响两个医疗资源使用效率的问题：数量与品质，然后进一步影响整个医疗体系的费用与疗效（costs and outcomes）。因此，医生行为是整个保健政策的核心课题。

　　Yip（1998）利用 *Omnibus Budget Reconciliation Act of* 1987（OBRA87）降低一些外科手术的医疗费用给付所形成的自然试验机会，针对进行冠脉搭桥（coronary artery bypass grafting，CABG）手术的外科医生探讨了这个问题：胸外科医生对于医保降低付费标准是否会作出提高服务量来弥补收入损失的反应？实证结果显示，价格管制不是控制医疗成本的有效政策工具。这是因为医生有能力借着增加量与密集度来补偿所得的损失，而且医生对需求量决定的能力极大。此外，降低医疗费用有外溢效果，因此只针对个别部门进行价格管制，无法有效控制整体的医疗费用。

卫生健康经济学领域累积的学术研究经验使医生诱导需求（physician induced demand，PID）问题的研究方法已有很大的进步，学术上也已逐渐形成共识。综合实证研究的证据显示，PID 现象的确存在，争议只是 PID 程度。PID 现象有其重要的政策内涵，即控制医疗费用增长的政策不能只从需求面着手，医生有诱导需求的能力至少会抵消一部分需求面成本分担制度的效果；在医生有信息优势的情况下，供给面成本分担制度才能有效控制医疗费用的增长，两项制度搭配使用才能够发挥更大的效果。

4.2.3　信息不对称与市场竞争

相对于其他市场，医疗服务市场有两类突出的信息问题：一是信息不完全，医疗服务市场的许多投入（如医生的努力程度）与产出（健康状况的改变）可能无法直接观察；二是信息不对称，医生知道产出或某些投入，但患者或保险公司无法观察。

信息不对称的影响之一是医生可能有诱因过度夸张病情的不确定性，诱使患者使用更多的服务。Pauly（1980）、Dranove（1988）与 Rochaix（1989）皆强调：可通过市场反应（demand response）来影响医生对努力程度的选择。这三篇论文皆诉诸"需求引致"来描述医生在信息不对称下的反应。

信息不对称的影响之二是医生的努力程度（品质）可能不足。医疗伤害发生时，患者无法清楚判断不良结果发生的真正原因：究竟是医生努力不足，还是专业能力太差，还是运气不好（一个方程有三个未知数，无法求解），以致形成医疗纠纷。

许多文献认为：医生对患者的病况与各种可能的治疗选择有较多的知识储备，使医生具有其他行业所没有的市场力量：医生可控制患者的需求，而不被患者的需求所限制。医疗需求对价格需求弹性较小，但个别厂商所面对的需求曲线价格弹性很大。以个别医生资料所估计的医生服务价格弹性为−5.07～−2.80，显示个别医生所面对的需求曲线价格弹性很大。此外，不同医生提供的服务具有异质性，厂商可以部分决定价格——描述这种市场力量最接近的模型是垄断竞争。因此，可以在垄断竞争的市场结构下研究医生行为。

由 Evans（1974）所提出的 PID 是卫生健康经济学领域中最具争议性的课题。关于 PID 的定义比较一致，通常引用的两种是：①当医生影响患者的保健需求不符合患者最大利益时就认为存在 PID，此定义强调医生所提供的服务不符合患者的最大利益；②当提供如果患者信息充分就不会选择的服务时就认为存在 PID，此定义强调医生的不当影响。卫生健康经济学的基本问题是风险厌恶和道德风险，医疗费用总是高度集中在一部分人身上，而对于个人来说它又是不确定的。为了避免巨额医疗费用，大部分人持风险规避态度，宁愿支付一定数额的保险费，但投保后总是倾向于消费比不投保更多的医疗服务。这就是道德风险引发对医疗资源的过度需求。Evans（1974）强调医生最大化效用，他认为诱导会造成医生的负效用，医生要负担 PID 的心理成本（psychic costs）。如果医生最大化效用，"引致"的限制就来自负效用的心理成本；如果医生最大化利润，"引致"的限制来自投入成本增加或利润减少。

McGuire（2000）建构了一个 PID 模型，用于说明一般实证文献经常探讨的两个主题：一是医生人数增加后医生的反应；二是医生对支付制度的反应。理论模型分析的结论是：PID 程度主要视经济学上的收入效应与替代效应的相对力量而定。从经济理论的观点看，存在某种程度的 PID。实证上的争议只是 PID 程度。对于 PID 的研究，实证分析和理论模型始终齐头并进。

20 世纪初期以来，医生执业方式的最大转变即通过诊断工具与检验独立取得了解患者健康状况的途径。患者对医疗服务的需求会受到医生医学知识的影响，同时患者或保险人往往无法直接评估医生建议的有用性。这可能造成医生滥用其信息优势，进而诱使患者过度与低度使用其医疗服务。由 Grossman 需求理论知道：需求对价格有反应，存在需求定律。卫生健康经济学家试图通过实证的分析研究需求对价格的反应，然而大量的实证是在存在严重分歧假定供给既定的条件下，对需求层面进行的局部均衡分析。在医疗支出方面，卫生健康经济学家的另一个研究重点在于供给要素的影响，特别是技术医生数量和医生专业分布等供给要素，而非价格、收入和保险等传统需求因素。PID 可增加医生的收入，因此除非存在成本，否则 PID 将不可避免。为了探讨 PID，必须介绍诱导的成本或者限制。信息不对称的影响是每个医生皆有诱因宣称自己是好医生。在所有医生皆宣称自己是好医生的情况下，消费者无法从医生所外显的信息来评断医生的专业能力。信息不对称使真正的好医生也只能得到市场均衡价格的报酬。

4.2.4　保险市场

医疗保险是重要的医疗风险分散的手段，个人通过购买保险获得对未来不确定疾病的治疗费用的支付能力。医疗保险的提供者有私营的保险公司（包括营利和非营利性质的保险公司）、医疗保健组织和政府。

一批卫生健康经济学者研究保险在医疗健康中的重要角色。20 世纪 60 年代发展了关于风险承担的一般理论，随后掀起了大量关于最优医疗保险设计研究的延续和应用。医疗保险体系面临的根本挑战是使得保险模式对消费者偏好有所反应，而不是将过度的财务负担强加于个人或者简单地砍掉无力支付的必要保险。卫生健康经济学未来的任务就是为迎接这个挑战提供更多有价值的信息。

Ma 和 McGuire（1997）将最优保险模式向前推动了一步。他们发现医疗保健市场已经发生重大变化，医疗服务方和保险提供方开始通过合并、契约的方式合作向消费者出售健康。医患之间的契约目前有了许多新特点，但是至今还没有产生能够阐释医生契约新变化的经济理论。Ma 和 McGuire（1997）在患者决定的投入（治疗的数量）和医生决定的投入（努力程度）都无法契约化的条件下，推导出患者最优保险和医生最优支付模型。根据 Ma 和 McGuire（1997）的观点，解释这些复杂的契约安排必须首先意识到在道德风险和风险范式之外还有其他重要的东西，即健康市场的模型必须考虑保险提供者、医生和患者，同时得到最优的消费者保险合同和提供者支付合同。他们十分强调两种额外类型的市场缺失（或者可约定的问题）的重要性：基于实际治疗质量的保险市场和支付政策的缺失与基于医生努力的保险市场和支付政策的缺失。Ma 和 McGuire（1997）分析了两种类型的市场缺失的关系，提出可用对那些市场缺失的群体反应对现代社会中保险者、患者和医生之间的复杂的契约安排加以解释，并且可以通过激励机制修复这种无效率；强调不同类型市场缺失之间的相互作用，认为患者最优保险体系和医生最优支付体系的问题应当靠一个明确包括医患相互作用的联合模型解答。因此，保险和支付体系的设计更为复杂，涉及不止一个市场缺失。

4.3 模糊决策理论研究及其在医疗诊断中的应用

医疗决策是为患者的诊断、治疗做出决定，为达到同一目标在众多可以采取的方案中选择最佳方案，以最大限度地避免临床实践的失误。近年来，随着医学科学的发展，医学领域的模糊概念愈加为人们所瞩目，原因包括以下方面：①客观存在的模糊概念，如病因的模糊性问题；②症状与体征的模糊性，某种症状或体征为多种疾病共有，如许多疾病都可以表现为发热；③诊断过程的模糊性，在诊断中判断和临床经验都是有模糊性的。在医疗诊断过程中涉及很多疾病，不同的疾病有可能是多种病症导致的，使我们无法得出正确的诊断结论，即使得出诊断结论，也具有不确定性。临床医学的不确定性决定了模糊决策在医疗活动中的核心地位。模糊数学理论以模糊集合、模糊语言集、模糊推理为基础，更接近临床医学的表达方式。

对疾病的认识是一个模糊→清晰→模糊→清晰的循环过程。因此，运用科学的方法探讨医学诊断的模糊性，有助于提高对疾病的认识和诊断水平。本节结合前期研究成果，重点引入模糊集理论知识、模糊集成算子，将模糊理论应用在疾病诊断中，通过实例验证它在分级诊疗领域的应用。

4.3.1　模糊集理论拓展研究

模糊集由 Zadeh 在 1965 年提出，通过将取值 1 或 0 的特征函数拓展到单位闭区间[0，1]任意取值的隶属函数，来刻画一个元素对于集合的模糊隶属程度。但模糊集只有隶属信息，这就造成了它不能全面刻画事物认知的模糊程度。直觉模糊集作为模糊集的一种推广，可以从支持、反对、中立三方面全面描述客观世界，因此许多学者对其进行了深入研究。Yager（2017）在研究了各种模糊集的补运算基础上，提出了隶属度和非隶属度平方和超过 1，而其 q 次方和不超过 1 的广义正交模糊集，它是直觉模糊集的推广形式，能更细腻地描述客观问题的模糊本质，同时在决策过程中不必重新修改属性值。但广义正交模糊集目前还没有应用到犹豫模糊环境、语义模糊环境下。基于此，李莉、邢玉平等分别从不同的角度对模糊集进行了拓展，提出了不同形式的模糊集，如广义正交双犹豫模糊集（Xu et al.，2018）、广义正交图像语义模糊集（Li et al.，2018）、广义不确定语义模糊集（Xing et al.，2020）等。

1. 广义正交双犹豫模糊集

定义 4-1　设 X 是一个非空集合，则称

$$A=\left\{\left\langle x,h_A(x),g_A(x)\right\rangle|x\in X\right\} \tag{4-1}$$

为广义正交双犹豫模糊集，其中，$h_A(x)$、$g_A(x)$ 分别表示 X 中元素 x 属于 A 的隶属度和非隶属度，且 $\gamma\in h_A(x)$，$\eta\in g_A(x)$，满足如下条件：$\gamma^q+\eta^q\leqslant 1$，为方便，称 $d=(h,g)$ 为广义正交双犹豫模糊数。

对广义正交双犹豫模糊数 $d=(h,g)$，其得分函数和精确函数分别定义为

$$s(d)=\frac{1}{2}\left(1+\frac{1}{\#h}\sum_{\gamma\in h}\gamma^q-\frac{1}{\#g}\sum_{\eta\in g}\eta^q\right)$$

$$p(d)=\frac{1}{\#h}\sum_{\gamma\in h}\gamma^q+\frac{1}{\#g}\sum_{\eta\in g}\eta^q$$

根据上述函数，提出以下方案来比较两个广义正交双犹豫模糊数

$d_i = (h_i, g_i)(i = 1, 2)$：

（1）若 $s(d_1) > s(d_2)$，则 $d_1 > d_2$；

（2）若 $s(d_1) = s(d_2)$，则

①若 $p(d_1) = p(d_2)$，则 $d_1 = d_2$；

②若 $p(d_1) > p(d_2)$，则 $d_1 > d_2$。

2. 广义正交图像语义模糊集

在实际的决策过程中，有些决策问题无法定量描述而只能定性评估，如疾病诊断。同时，用贴近人们认知过程的语言来表达信息让决策者感觉直观。为此，Zadeh 提出了语义模糊集，可以通过模糊集理论来表达语言信息。语义变量是指变量的取值是语言中的单词或句子，而非数值。Li 等（2018）引入广义正交图像模糊集，接着将广义正交图像模糊集引入语义环境中。

定义 4-2　设 X 是一个非空集合，则称

$$C = \left\{ \langle x, u_C(x), \eta_C(x), v_C(x) \rangle | x \in X \right\}$$

为广义正交图像模糊集，其中，$u_C(x)$、$\eta_C(x)$、$v_C(x)$ 分别表示 X 中元素 x 属于 A 的正向隶属度、中立隶属度和负向隶属度，且 $u_C(x) \in [0,1]$，$\eta_C(x) \in [0,1]$，$v_C(x) \in [0,1]$，满足如下条件：

$$0 \leqslant u_C(x)^q + \eta_C(x)^q + v_C(x)^q \leqslant 1$$

为方便，称 $C = \langle u_C, \eta_C, v_C \rangle$ 为广义正交图像模糊数。

定义 4-3　设 X 是一个非空集合，$\overline{S}$ 是 $S = \{ s_i | i = 1, 2, \cdots, t \}$ 上的连续语义集合，则称

$$D = \left\{ \langle s_{\theta(x)}, u_D(x), \eta_D(x), v_D(x) \rangle | x \in X \right\}$$

为广义正交图像语义模糊集，其中，$u_D(x) \in [0,1]$、$\eta_D(x) \in [0,1]$、$v_D(x) \in [0,1]$ 分别表示 X 中元素 x 属于 A 的正向隶属度、中立隶属度和负向隶属度，且满足如下条件：

$$0 \leqslant u_D(x)^q + \eta_D(x)^q + v_D(x)^q \leqslant 1 (q \geqslant 1)$$

为方便，称 $\alpha = \langle s_\theta, (u, \eta, v) \rangle$ 为广义正交图像语义模糊数。

对广义正交图像语义模糊数 $\alpha = \langle s_\theta, (u, \eta, v) \rangle$，其得分函数和精确函数分别定义为

$$S(\alpha) = (u^q + 1 - v^q) \times \theta$$

$$H(\alpha) = (u^q + \eta^q + v^q) \times \theta$$

根据上述函数，提出以下方案来比较两个广义正交图像语义模糊数：

（1）若 $S(\alpha_1) > S(\alpha_2)$，则 $\alpha_1 > \alpha_2$；

（2）若 $S(\alpha_1) = S(\alpha_2)$，则

①若 $H(\alpha_1) > H(\alpha_2)$，则 $\alpha_1 > \alpha_2$；

②若 $H(\alpha_1) = H(\alpha_2)$，则 $\alpha_1 = \alpha_2$。

3. 广义不确定语义模糊集

定义 4-4　设 X 是一个非空集合，$[s_{\theta(x)}, s_{\tau(x)}] \in \tilde{S}$，则称

$$A = \left\{ \left\langle x\left[\left[s_{\theta(x)}, s_{\tau(x)}\right], \left(u_A(x), v_A(x)\right)\right]\right\rangle \Big| x \in X \right\}$$

为广义不确定语义模糊集，其中，$u_A : X \to [0,1]$、$v_A : X \to [0,1]$ 分别表示 X 中元素 x 属于 A 的隶属度和非隶属度，满足如下条件：

$$0 \leqslant u_A(x)^q + v_A(x)^q \leqslant 1$$

为方便，称 $a = \left\langle [s_\theta, s_\tau], (u,v) \right\rangle$ 为广义不确定语义模糊数。

对广义不确定语义模糊数 $a = \left\langle [s_\theta, s_\tau], (u,v) \right\rangle$，其得分函数和精确函数分别定义为

$$E(a) = \frac{\theta + \tau}{4}\left(u^q + 1 - v^q\right)$$

$$H(a) = \frac{\theta + \tau}{2}\left(u^q + v^q\right)$$

根据上述函数，提出以下方案来比较两个广义不确定语义模糊数 $a = \left\langle [s_\theta, s_\tau], (u,v) \right\rangle$，

（1）若 $E(a_1) > E(a_2)$，则 $a_1 > a_2$；

（2）若 $E(a_1) = E(a_2)$，则

①若 $H(a_1) > H(a_2)$，则 $a_1 > a_2$；

②若 $H(a_1) = H(a_2)$，则 $a_1 = a_2$。

4.3.2　模糊集运算法则拓展

1. 基于阿基米德 T 模和 S 模的运算规则

定义 4-5　函数 $T: [0,1] \times [0,1] \to [0,1]$ 满足下面的条件，则称其为 T 模：

（1）$T_\gamma(1,1) = 1, T_\gamma(x,0) = T_\gamma(0,x) = x$；

（2）若 $x_1 \leqslant x_2$，$y_1 \leqslant y_2$，则 $T_\gamma(x_1, y_1) \leqslant T_\gamma(x_2, y_2)$；

（3）$T_\gamma(x_1, x_2) = T_\gamma(x_2, x_1)$；

（4）$T_\gamma(x_1, T_\gamma(x_2, x_3)) = T_\gamma(T_\gamma(x_1, x_2), x_3)$。

定义 4-6 函数 S：$[0,1] \times [0,1] \to [0,1]$ 满足下面的条件，则称其为 S 模：

（1）$S_\gamma(0,0) = 0, S_\gamma(x,1) = x$；

（2）若 $x_1 \leqslant x_2$，$y_1 \leqslant y_2$，则 $S_\gamma(x_1, y_1) \leqslant S_\gamma(x_2, y_2)$；

（3）$S_\gamma(x_1, x_2) = S_\gamma(x_2, x_1)$；

（4）$S_\gamma(x_1, S_\gamma(x_2, x_3)) = S_\gamma(S_\gamma(x_1, x_2), x_3)$。

阿基米德 T 模是由一个加性发生器 φ 产生的，定义为：$T(x,y) = \varphi^{-1}(\varphi(x) + \varphi(y))$，阿基米德 S 模相应地表示为 $S(x,y) = l^{-1}(l(x) + l(y))$。如果赋予函数 $\varphi(t) = -\log t$，则产生以下 T 模和 S 模：

$$T(x,y) = xy, S(x,y) = x + y - xy$$

基于阿基米德 T 模和 S 模，给出广义正交图像语义模糊数的基本运算。

定义 4-7 $\alpha = \langle s_\theta, (u, \eta, v) \rangle$、$\alpha_1 = \langle s_{\theta_1}, (u_1, \eta_1, v_1) \rangle$ 和 $\alpha_2 = \langle s_{\theta_2}, (u_2, \eta_2, v_2) \rangle$ 是三个广义正交图像语义模糊数，λ 为正数，则可定义如下运算法则：

（1）$\alpha_1 \oplus \alpha_2 = \left\langle s_{\theta_1 + \theta_2}, \left((u_1^q + u_2^q - u_1^q u_2^q)^{1/q}, \eta_1 \eta_2, v_1 v_2 \right) \right\rangle$；

（2）$\alpha_1 \otimes \alpha_2 = \left\langle s_{\theta_1 \times \theta_2}, \left(u_1 u_2, (\eta_1^q + \eta_2^q - \eta_1^q \eta_2^q)^{1/q}, (v_1^q + v_2^q - v_1^q v_2^q)^{1/q} \right) \right\rangle$；

（3）$\lambda\alpha = \left\langle s_{\lambda \times \theta}, \left(\left(1 - (1 - u^q)^\lambda\right)^{1/q}, \eta^\lambda, v^\lambda \right) \right\rangle$；

（4）$\alpha^\lambda = \left\langle s_{\theta^\lambda}, \left(u^\lambda, \left(1 - (1 - \eta^q)^\lambda\right)^{1/q}, \left(1 - (1 - v^q)^\lambda\right)^{1/q} \right) \right\rangle$。

2. Frank 运算

Frank 乘和 Frank 和的定义如下：

$$T_\gamma(x,y) = \log_\theta \left(1 + \frac{(\theta^x - 1)(\theta^y - 1)}{\theta - 1} \right), \quad \forall x, y \in [0,1], \theta \in (1, +\infty)$$

$$S_\gamma(x,y) = 1 - \log_\theta \left(1 + \frac{(\theta^{1-x} - 1)(\theta^{1-y} - 1)}{\theta - 1} \right), \quad \forall x, y \in [0,1], \theta \in (1, +\infty)$$

式中，$T_\gamma(x,y)$ 为 t 范式，满足条件：

（1）有界性，即 $T_\gamma(1,1) = 1, T_\gamma(x,0) = T_\gamma(0,x) = x$；

（2）单调性，即若 $x_1 \leqslant x_2$，$y_1 \leqslant y_2$，则 $T_\gamma(x_1,x_2) \leqslant T_\gamma(y_1,y_2)$；

（3）交换性，即 $T_\gamma(x_1,x_2) = T_\gamma(x_2,x_1)$；

（4）关联性，即 $T_\gamma(x_1,T_\gamma(x_2,x_3)) = T_\gamma(T_\gamma(x_1,x_2),x_3)$。

$S_\gamma(x,y)$ 为 t 范式，满足条件：

（1）有界性，即 $S_\gamma(0,0)=0, S_\gamma(x,1)=x$；

（2）单调性，即若 $x_1 \leqslant x_2$，$y_1 \leqslant y_2$，则 $S_\gamma(x_1,x_2) \leqslant S_\gamma(y_1,y_2)$；

（3）交换性，即 $S_\gamma(x_1,x_2) = S_\gamma(x_2,x_1)$；

（4）关联性，即 $S_\gamma(x_1,S_\gamma(x_2,x_3)) = S_\gamma(S_\gamma(x_1,x_2),x_3)$。

在此基础上，Xing 等（2018）提出毕达哥拉斯模糊数的 Frank 运算法则：

（1）

$$p_1 \oplus_F p_2 = \left(\sqrt{1-\log_\theta\left(1+\frac{\left(\theta^{1-\mu_1^2}-1\right)\left(\theta^{1-\mu_2^2}-1\right)}{\theta-1}\right)}, \sqrt{\log_\theta\left(1+\frac{\left(\theta^{v_1^2}-1\right)\left(\theta^{v_2^2}-1\right)}{\theta-1}\right)} \right);$$

（2）

$$p_1 \otimes_F p_2 = \left(\sqrt{\log_\theta\left(1+\frac{\left(\theta^{\mu_1^2}-1\right)\left(\theta^{\mu_2^2}-1\right)}{\theta-1}\right)}, \sqrt{1-\log_\theta\left(1+\frac{\left(\theta^{1-v_1^2}-1\right)\left(\theta^{1-v_2^2}-1\right)}{\theta-1}\right)} \right);$$

（3）$k \cdot_F p = \left(\sqrt{1-\log_\theta\left(1+\frac{\left(\theta^{1-\mu^2}-1\right)^k}{(\theta-1)^{k-1}}\right)}, \sqrt{\log_\theta\left(1+\frac{\left(\theta^{v^2}-1\right)^k}{(\theta-1)^{k-1}}\right)} \right), k > 0;$

（4）$p^{\wedge_F k} = \left(\sqrt{\log_\theta\left(1+\frac{\left(\theta^{\mu^2}-1\right)^k}{(\theta-1)^{k-1}}\right)}, \sqrt{1-\log_\theta\left(1+\frac{\left(\theta^{1-v^2}-1\right)^k}{(\theta-1)^{k-1}}\right)} \right), k > 0$。

4.3.3　模糊集信息集成算子拓展

为了实现多属性决策中的方案优选，我们需要利用一些集成算子来实现决策信息的集成。集成算子能将多维复杂模糊决策信息融合为一些单一的总体值，然后，决策者根据这些合成的总体值对备选方案进行排序，从而做出最优决策。

传统的集成算子理论假设各属性之间是相互独立的。但实际决策过程中，属性之间往往是相互关联并且相互影响的，这就需要充分考虑属性之间的关联性，以反映属性的结构。

1. Choquet 积分

一般的加权算子是无法表达属性间的关联的，这就造成了属性权重的可加性不再合理，因此不再适用。在对非可加模糊测度的基础上定义 Choquet 积分，能将待集成数据对应的属性相关关系反映到信息集成过程中。Choquet 积分定义如下。

定义 4-8 X 上的模糊测度 $m:\Gamma(x)\to[0,1]$，满足以下条件：

（1）$m(\varnothing)=0,m(X)=1$（有界性）；

（2）$A,B\in X$ 且 $A\subseteq B$，则 $m(A)\leqslant m(B)$（单调性）。

属性间的重要程度可以用模糊测度来描述，定义如下。

定义 4-9 m 是 X 上的测度，离散 Choquet 积分为

$$(C)\int f\mathrm{d}m=\sum_{i=1}^{n}\Big[m\big(A_{\sigma(i)}\big)-m\big(A_{\sigma(i-1)}\big)\Big]f_{\sigma(i)}$$

式中，$\sigma(i)$ 表示对 $(1,2,\cdots,n)$ 的重排列，同时使得 $f_{\sigma(1)}\geqslant f_{\sigma(2)}\geqslant\cdots\geqslant f_{\sigma(n)}$，$A_{\sigma(0)}=\varnothing$，$A_{\sigma(i)}=\Big\{G_{\sigma(1)},G_{\sigma(2)},\cdots,G_{\sigma(i)}\Big\}$。

利用 Choquet 积分分析患者的患病情况时，需要两方面的数据：一是每个症状的权重，即该症状在此类病症出现的百分比，这个数据来源于大量的病例统计；二是医生对该病症的评估值，这个评估值由医生根据自身的经验给出，它的取值是 0~1，可以将其理解为用该病症作为判断患者患此类疾病的可信度，或者说是该患者的疾病特征从属于该疾病的隶属度。

2. 幂均算子

Choquet 积分考虑的是待集成数据属性间的相关关系，而幂均算子考虑的则是评估值间的交互关系。在幂均算子中，用支撑度来刻画评估值与待集成数据整体的偏离，进而将与整体信息偏离较大的数据赋予较小的权重，而与整体信息偏离较小的数据赋予较大的权重。在一组待集成数据中，幂均算子通过待评估数据之间的支撑关系来反映每个数据的可信度。

定义 4-10 设 $a_i(i=1,2,\cdots,n)$ 为一组待集成数据集，称

$$\mathrm{PA}(a_1,a_2,\cdots,a_n)=\sum_{i=1}^{n}\Bigg(\big(1+T(a_i)\big)a_i\Big/\sum_{j=1}^{n}\big(1+T(a_j)\big)\Bigg)$$

为幂均，其中 $T(a_i)=\sum_{j=1,j\neq i}^{n}\mathrm{Sup}(a_i,a_j)$，$\mathrm{Sup}(a_i,a_j)$ 是 a_i 和 a_j 的支撑度，同时支撑度满足以下条件：

（1）$\mathrm{Sup}\left(a_i, a_j\right) \in [0,1]$；

（2）$\mathrm{Sup}\left(a_i, a_j\right) = \mathrm{Sup}\left(a_j, a_i\right)$；

（3）若 $d\left(a_i, a_j\right) < d\left(a_l, a_k\right)$，则 $\mathrm{Sup}\left(a_i, a_j\right) > \mathrm{Sup}\left(a_l, a_k\right)$，其中 $d\left(a_i, a_j\right)$ 表示 a_i 和 a_j 之间的距离测度。

由定义可知，幂均算子是一个依据待集成个体与整体的差异化程度而实现赋权的信息集成算子。以 $\left(\left(1 + T\left(a_i\right)\right) a_i \middle/ \sum_{j=1}^{n}\left(1 + T\left(a_j\right)\right)\right)$ 作为数据 a_i 的权重。一方面，当数据 a_i 所蕴含的信息接近整体信息，即总支持度 $T\left(a_i\right)$ 较大时，该数据将被赋予较大的权重；另一方面，当数据 a_i 所蕴含的信息远离整体信息，即总支持度 $T\left(a_i\right)$ 较小时，该数据将被赋予较小的权重。

3. 广义 Bonferroni 均值

通过考虑输入变量的相互影响和依赖关系，Bonferroni 定义了 Bonferroni 均值，它能反映集成数据的相关关系。Bonferroni 均值可解释为每一个待集成数据与其余数据的平均值的乘积，因而可视为一个平均算子与其他算子的结合。然而，传统的 Bonferroni 均值建立在集成数据的决策属性间两两相关的假设中，但在实际情况中，部分决策属性可能会有多个相关关系，为此提出广义 Bonferroni 均值。

定义 4-11　（Zhang et al., 2017）设 $a_i (i = 1, 2, \cdots, n)$ 为一组待集成的实数，相应的权重向量为 $w = \left(w_1, w_2, \cdots, w_n\right)^{\mathrm{T}}$，且权重满足 $w_i \in [0,1] (i = 1, 2, \cdots, n)$ 和 $\sum_{i=1}^{n} w_i = 1$，则称

$$\mathrm{GWBM}^R\left(a_1, a_2, \cdots, a_n\right) = \left(\sum_{i_1, i_2, \cdots, i_n=1}^{n}\left(\prod_{j=1}^{n} w_{i_j} a_{i_j}^{r_j}\right)\right)^{\frac{1}{\sum_{j=1}^{n} r_j}}$$

为广义 Bonferroni 均值，其中，$R = \left(r_1, r_2, \cdots, r_n\right)^{\mathrm{T}}$ 是参数向量，满足 $r_i \geq 0 (i = 1, 2, \cdots, n)$。

定义 4-12　设 $a_i (i = 1, 2, \cdots, n)$ 为一组待集成的实数，相应的权重向量为 $w = \left(w_1, w_2, \cdots, w_n\right)^{\mathrm{T}}$，且权重满足 $w_i \in [0,1] (i = 1, 2, \cdots, n)$ 和 $\sum_{i=1}^{n} w_i = 1$，则称

$$\mathrm{DGWBM}^R\left(a_1, a_2, \cdots, a_n\right) = \frac{1}{\sum_{j=1}^{n} r_j}\left(\prod_{i_1, i_2, \cdots, i_n=1}^{n}\left(\sum_{j=1}^{n}\left(r_j p_{i_j}\right)\right)^{\prod_{j=1}^{n} w_{i_j}}\right)$$

为双广义 Bonferroni 均值，其中，$R = (r_1, r_2, \cdots, r_n)^T$ 是参数向量，满足 $r_i \geqslant 0 (i = 1, 2, \cdots, n)$。

4.3.4　模糊集理论在疾病诊断中的应用

随着医学研究的飞速发展，病情的分析越来越透彻。体征间的作用情况可以用模糊数学理论中的非可加测度来进行描述。模型中体征间的相互关系是医学专家给出的一系列数据。根据这些数据，可以利用模糊积分作为评判患者患病情况的依据。

Xing 等（2018）提出利用模糊数学理论建立模糊疾病诊断模型，展开辅助诊断的相关研究，通过以下步骤实施疾病诊断：①将图像模糊积分理论作为医疗决策模型的框架基础；②将积分理论与图像模糊集的概念相结合，以模糊积分理论的形式作为医学决策的判定依据，以模糊化的规则和患者的症状隶属度进行模糊运算，从而利用相应的运算结果判别疾病情况；③使用点算子，降低医生医疗决策数据的不确定性。

【案例分析】

空气污染是目前环境健康领域的主要问题，$PM_{2.5}$ 已成为中国大部分城市最重要的空气污染物，导致中国人口健康风险增加，引发人体呼吸系统和肺系统疾病。大量证据表明，暴露于颗粒物质的空气污染会增加患肺癌的风险。这是因为颗粒物质作为有害物质可能通过呼吸系统进入人体并沉积到肺部，从而导致肺功能受损。正如《柳叶刀》发表的研究结果：在影响疾病负担的风险因素中，中国室外空气微粒污染已经达到 1/4，而且大约 20% 的肺癌危险因素与空气污染有关（Guan et al.，2016）。由于上述空气污染，肺病患者的数量正在激增。此外，中国的基层医疗服务仍有待改进，这在一定程度上迫使肺病患者即使只有简单的肺部健康问题也会前往大医院医治，使患者人数超过了大医院的负荷能力，给这些医院带来了很大的压力。分级诊疗体系可望有效缓解这种问题，不同患病程度的患者去往不同级别的医院医治，而不是所有患者盲目到三级甲等医院就诊。对不同程度的疾病进行分类是推进分级诊疗的关键一步。因此，在本案例分析中侧重于对不同程度的肺病进行诊断分类，以帮助实施分级诊疗。关于医疗诊断问题的具体说明如下。

假设有四名可能感染肺病的患者，用 x_i（i=1，2，3，4）来表示。医生对这四名患者从以下 4 个症状进行诊断：G_1 为体表特征，包括心率、血压等；G_2 为体温，颤抖和体温过高是肺炎的两种典型症状；G_3 为咳嗽的频率；G_4 为咯血的频率。邀请三级甲等医院的肺病专家对患者进行诊断，且医生诊断用图像模糊数来表示，诊断决策矩阵如表 4-1 所示。

表 4-1　图像模糊诊断决策矩阵

	G_1	G_2	G_3	G_4
x_1	(0.6, 0.1, 0.2)	(0.5, 0.3, 0.1)	(0.5, 0.1, 0.3)	(0.2, 0.3, 0.4)
x_2	(0.4, 0.4, 0.1)	(0.6, 0.3, 0.1)	(0.5, 0.2, 0.2)	(0.7, 0.1, 0.2)
x_3	(0.2, 0.2, 0.3)	(0.6, 0.2, 0.1)	(0.4, 0.1. 0.3)	(0.4, 0.3, 0.3)
x_4	(0.6, 0.1, 0.3)	(0.1, 0.2, 0.6)	(0.1, 0.3, 0.5)	(0.2, 0.3, 0.2)

根据上述四种肺病诊断标准，患者的病情可由医生判断。根据肺病的程度和紧迫性，患者可以分配到不同级别和类型的医院。病情严重的患者应在三级甲等医院接受治疗，症状较轻的患者应在二级医院接受治疗。其他常见疾病可在当地医院接受治疗。模糊积分决策方法不仅可以控制医生决策数据的确定性，还可以处理决策数据相关的这些情况。因此，模糊积分决策方法适合在此使用。

1. 决策步骤

（1）由于所有属性（症状）都是正向关系，决策矩阵不需要进行标准化。

（2）确定 G 属性的模糊测度。假设 G 属性的模糊测度如下：

$$\rho(G_1) = 0.2, \rho(G_2) = 0.3, \rho(G_3) = 0.2, \rho(G_4) = 0.4$$

上述 G 属性的模糊测度可以用来计算各属性集的模糊测度。首先，计算属性集的模糊测度，如下所示：

$$\rho(G_1, G_2) = 0.486, \rho(G_1, G_3) = 0.400, \rho(G_1, G_4) = 0.580$$
$$\rho(G_2, G_4) = 0.680, \rho(G_3, G_4) = 0.581, \rho(G_2, G_3) = 0.486$$
$$\rho(G_1, G_2, G_3) = 0.663, \rho(G_1, G_2, G_4) = 0.840, \rho(G_1, G_3, G_4) = 0.754$$
$$\rho(G_2, G_3, G_4) = 0.840, \rho(G_1, G_2, G_3, G_4) = 1$$

（3）通过得分函数，按降序重新排列这些模糊数，如下所示：

$$\rho_{1\sigma(1)} = (0.5, 0.3, 0.1), \quad \rho_{1\sigma(2)} = (0.5, 0.1, 0.3), \quad \rho_{1\sigma(3)} = (0.2, 0.3, 0.4),$$
$$\rho_{1\sigma(4)} = (0.6, 0.1, 0.2)$$

$$\rho_{2\sigma(1)} = (0.6, 0.3, 0.1), \quad \rho_{2\sigma(2)} = (0.5, 0.2, 0.2), \quad \rho_{2\sigma(3)} = (0.4, 0.4, 0.1),$$
$$\rho_{2\sigma(4)} = (0.7, 0.1, 0.2)$$

$$\rho_{3\sigma(1)} = (0.6, 0.2, 0.1), \quad \rho_{3\sigma(2)} = (0.4, 0.1, 0.3), \quad \rho_{3\sigma(3)} = (0.2, 0.2, 0.3),$$
$$\rho_{3\sigma(4)} = (0.4, 0.3, 0.3)$$

$$\rho_{4\sigma(1)} = (0.2, 0.3, 0.2), \quad \rho_{4\sigma(2)} = (0.6, 0.1, 0.3), \quad \rho_{4\sigma(3)} = (0.1, 0.3, 0.5),$$
$$\rho_{4\sigma(4)} = (0.1, 0.2, 0.6)$$

得到

$$A_{1\sigma(1)} = \{G_2\}, \quad A_{1\sigma(2)} = \{G_2, G_3\}, \quad A_{1\sigma(3)} = \{G_1, G_2, G_3\}, \quad A_{1\sigma(4)} = \{G_1, G_2, G_3, G_4\}$$
$$A_{2\sigma(1)} = \{G_2\}, \quad A_{2\sigma(2)} = \{G_2, G_3\}, \quad A_{2\sigma(3)} = \{G_1, G_2, G_3\}, \quad A_{2\sigma(4)} = \{G_1, G_2, G_3, G_4\}$$
$$A_{3\sigma(1)} = \{G_2\}, \quad A_{3\sigma(2)} = \{G_2, G_3\}, \quad A_{3\sigma(3)} = \{G_1, G_2, G_3\}, \quad A_{3\sigma(4)} = \{G_1, G_2, G_3, G_4\}$$
$$A_{4\sigma(1)} = \{G_4\}, \quad A_{4\sigma(2)} = \{G_1, G_4\}, \quad A_{4\sigma(3)} = \{G_1, G_3, G_4\}, \quad A_{4\sigma(4)} = \{G_1, G_2, G_3, G_4\}$$

以患者 x_1 为例,

$$\rho_{1A_{\sigma(1)}} = \rho\{G_2\} = 0.3, \quad \rho_{1A_{\sigma(2)}} - \rho_{1A_{\sigma(1)}} = \rho(G_2, G_3) - \rho(G_2) = 0.186$$
$$\rho_{1A_{\sigma(3)}} - \rho_{1A_{\sigma(2)}} = \rho(G_2, G_3, G_4) - \rho(G_2, G_3) = 0.354$$
$$\rho_{1A_{\sigma(4)}} - \rho_{1A_{\sigma(3)}} = \rho(G_1, G_2, G_3, G_4) - \rho(G_2, G_3, G_4) = 0.160$$

因此,模糊测度矩阵如表 4-2 所示。

表 4-2 模糊测度矩阵

	$\rho_{A_{\sigma(1)}}$	$\rho_{A_{\sigma(2)}} - \rho_{A_{\sigma(1)}}$	$\rho_{A_{\sigma(3)}} - \rho_{A_{\sigma(2)}}$	$\rho_{A_{\sigma(4)}} - \rho_{A_{\sigma(3)}}$
x_1	0.3	0.186	0.354	0.160
x_2	0.3	0.186	0.177	0.337
x_3	0.3	0.186	0.177	0.337
x_4	0.4	0.186	0.174	0.246

(4)(假设 $n=1$)对于患者 $x_i (i = 1, 2, 3, 4)$,利用一系列集成算子来聚合所有属性值。因此,获得患者的整体诊断值。不失一般性,利用 $\text{PFPCAF}_{\alpha,\beta,\gamma}^n$ 进行集成,得到

$$p_1 = (0.547, 0.201, 0.281), \ p_2 = (0.592, 0.227, 0.168)$$
$$p_3 = (0.462, 0.283, 0.314), \ p_4 = (0.411, 0.212, 0.398)$$

(5)利用图像模糊数的精确函数和得分函数比较综合评价值;$s(p_1) = 0.266$,$s(p_2) = 0.424$,$s(p_3) = 0.148$,$s(p_4) = 0.013$。因此,排名结果是 $p_2 > p_1 > p_3 > p_4$。

(6)患者状况的排名是 $x_2 > x_1 > x_3 > x_4$。此外,可以根据排名对患者进行分类。患者 2 的状况是最严重的,这意味着患者 2 应该在三级甲等医院接受治疗。同时,患者 4 病情不是很严重,应该在当地医院接受治疗。根据病房的可用性,患者 1 和 3 可以安排在其他类型的医院中。

2. 参数向量λ对最终结果的影响

本节提出的算子不仅能有效地控制医生给出的图像模糊数的不确定度，而且通过参数能更灵活地模拟医学诊断问题。为了反映不同参数值对结果的影响，我们利用不同的参数对所提出的算子进行排序，结果如表 4-3 所示。

表 4-3　不同参数值情况下患者排名

参数	得分值 $p_i(i=1,2,3,4)$	排名结果
$\lambda=5$	$s(p_1)=0.311$ $s(p_2)=0.513$ $s(p_3)=0.217$ $s(p_4)=0.14$	$x_2 \succ x_1 \succ x_3 \succ x_4$
$\lambda=10$	$s(p_1)=0.350$ $s(p_2)=0.542$ $s(p_3)=0.297$ $s(p_4)=0.204$	$x_2 \succ x_1 \succ x_3 \succ x_4$
$\lambda=15$	$s(p_1)=0.379$ $s(p_2)=0.562$ $s(p_3)=0.348$ $s(p_4)=0.231$	$x_2 \succ x_1 \succ x_3 \succ x_4$
$\lambda=20$	$s(p_1)=0.401$ $s(p_2)=0.576$ $s(p_3)=0.381$ $s(p_4)=0.246$	$x_2 \succ x_1 \succ x_3 \succ x_4$
$\lambda=30$	$s(p_1)=0.429$ $s(p_2)=0.594$ $s(p_3)=0.418$ $s(p_4)=0.262$	$x_2 \succ x_1 \succ x_3 \succ x_4$
$\lambda=40$	$s(p_1)=0.446$ $s(p_2)=0.606$ $s(p_3)=0.438$ $s(p_4)=0.271$	$x_2 \succ x_1 \succ x_3 \succ x_4$
$\lambda=50$	$s(p_1)=0.457$ $s(p_2)=0.614$ $s(p_3)=0.451$ $s(p_4)=0.276$	$x_2 \succ x_1 \succ x_3 \succ x_4$

从表 4-3 中可知，患者的表现依赖参数 λ，并且对集成算子 $\mathrm{PFPCAF}^n_{\alpha,\beta,\gamma}$ 中的不同参数，得分值是不同的。但是关于患者病情的排名结果总是 $x_2 \succ x_1 \succ x_3 \succ x_4$。通过进一步分析可以很容易地发现，随着参数 λ 的增加，得分值越来越大。

该方法利用 $\mathrm{PFPCAF}^n_{\alpha,\beta,\gamma}$ 算子集成新的评价矩阵的信息，并用得分函数和精确度函数确定综合评价值，成功解决了医生和患者共同参与且指标集不一样的情况下的向下转诊医院选择问题，也为以后多方参与且指标不一致的情况提供了新思路和新方法。通过对一个实例问题的研讨，给出了医患共同参与的向下转诊医院选择方法的应用研究。此外，该方法还可以应用到厂址选择、应急管理决策等多属性决策问题中。

4.4　传统数据挖掘相关理论的拓展研究

数据挖掘技术是从收集的海量具有噪声的数据中发掘潜在有用的信息的过程，主要目的是帮助决策者寻找数据间潜在的关联，并以这些模式为基础，自动做出决策和预测，其技术主要有神经网络法、关联规则法、决策树、聚类分析、粗糙集等。但是大数据背景下，面对大量的数据，数据精确化低，有较强的模糊性，因而仅仅靠复杂算法和推理并不能完全发现知识。在这种情况下，模糊集理论为知识获取开辟了新路径——模糊数据挖掘，将模糊集理论与数据挖掘结合是大数据背景下的研究热点。

本节对模糊集理论在数据挖掘中的主要研究方向（决策树、聚类分析）进行拓展研究。此模型既能充分利用模糊集在数据建模方面的强大功能，又能与数据挖掘技术的优势充分结合。

4.4.1　大数据背景下模糊决策树的拓展研究

决策树是一个树形结构，通过最大熵原理建立决策树的内部节点，决策树模型的建立是一个不断递归、自我调用的过程。医院的病案室中保存了大量的病案，如何从这些原始病案数据中提取知识是个问题。利用决策树算法对医疗信息系统数据库中的疾病进行挖掘，进而分析相应的诊断规则，构造分类模型。此外，还可以利用决策树模型来对医疗信息系统数据库中的数据进行知识发现，为医生提供有价值的诊断知识发现。模糊决策树算法的特点就是通过将模糊理论与经典决策树算法进行融合，使决策树算法的应用范围更广。

1. 模糊决策树

通过对经典决策树算法进行模糊化改进，模糊化处理主要包括以下方面。

（1）连续属性的预处理，即对连续属性进行模糊化处理。

（2）分裂属性的选取规则，使其能够适应模糊数据集。

（3）决策树的匹配规则。对于模糊决策树而言，它会给出测试数据属于某个分类的程度，即属性隶属度的体现。

通过对其模糊化扩展，决策树算法应用范围从精确数据领域扩展到模糊领域。

定义 4-13　设 $\Omega_i \in F(X)[1 \leqslant i \leqslant m]$ 为 X 上的模糊子集，且基数度量 $M(\Omega_i) > 1$，则称满足下列三条规则的有向树 T 为模糊决策树。

（1）树中的所有节点属于 $F(X)$。

（2）对于任意非叶子节点 S，由 S 的全部子节点构成的 $F(X)$ 的模糊子集为 Γ，满足 $\Gamma = \Omega_i \cap S$。

（3）每个叶子节点以不同真实度对应不同的分类（一般以具有最大真实度的分类作为叶子节点的分类）。模糊集 Ω_i 表示对属性的模糊划分，每个属性对应一组模糊集 Ω_i。

大多数情况下，在构造模糊决策树模型时要考虑参数显著水平 α 和真实度 β。显著水平 α 就是模糊集 A 的截集，用于知行算法前对数据的预处理。α 越大，数据的模糊性越小。对于节点 A，其属性分类 C 的真实度为

$$\beta_A^C = \frac{M(A \cap C)}{M(A)} = \frac{\sum\limits_{x \in X} \mu_A(x) \wedge \mu_C(x)}{\sum\limits_{x \in X} \mu_A(x)}$$

式中，M 为基数度量。真实度 β 用来终止模糊决策树的生成，当节点真实度超过给定阈值时，分支构建结束，生成叶子。

2. 基于模糊依赖度的决策树算法

基于模糊依赖度的决策树算法是将粗糙集和模糊集结合，然后融合到决策树生成中。找到条件属性和决策属性间的函数依赖关系是模糊分类的关键问题。本节提出模糊依赖度的概念，用它来度量决策属性对于条件属性的函数依赖关系，以此来选择合适的分类属性。

考虑非叶子节点 N，A_N 是决策分支上的模糊数据集，一个属性 A_i 有 k_i 个模糊集。决策属性 D 相对于条件属性 A_N/A_i 的模糊依赖函数关系计算如下。

（1）对每一个 $\{A_{ij} | 1 \leqslant j \leqslant k_i\}$ 及每一个 $D_l \in D$，计算：

$$\mu_{C_l}(A_N \cap A_{ij}) = \min_{\forall A_i \in U} \left\{ \max \left\{ 1 - \mu_{A_N \cap A_{ij}}(\mu_i), D_l(\mu_i) \right\} \right\}$$

（2）计算 $\{A_N \cap A_{ij} | 1 \leqslant j \leqslant k_i\}$ 的模糊正区：

$$\mu_{\text{pos}}(A_N \cap A_{ij}) \max \mu_{C_l}(A_N \cap A_{ij})$$

（3）计算 $\mu_i \in U$ 对模糊正区的隶属函数：

$$\mu_{\text{pos}}(A_{\mu_i}) = \max \left\{ \min \left\{ \mu_{A_N \cap A_{ij}}(\mu_i), \mu_{\text{pos}}(A_N \cap A_{ij}) \right\} \right\}$$

（4）计算决策属性 D 对于条件属性 A_N/A_i 的模糊依赖函数关系度：

$$A_N / A_{ij}(D) = \left\{ \mu_i \in U \mid A_N \cap A_{ij}(\mu_i) > 0 \right\}$$

每个分支经历叶子选择测试，关于决策类别 D_l 的可信度定义为

$$\beta = (A_N / A_{ij}, D_l) = \frac{\sum\limits_{i=1}^{n} \left\{ \min \left\{ \mu_{A_N \cap A_{ij}}, D_l(\mu_i) \right\} \right\}}{\sum\limits_{i=1}^{n} \mu_{A_N \cap A_{ij}}}$$

式中，$\mu_{A_N \cap A_{ij}}$ 为对象 μ 属于 $A_N \cap A_{ij}$ 的隶属度。

基于以上模糊依赖度，我们给出具有较高分类能力的生成自顶向下、多类别的模糊决策树的过程，它的生成算法过程如下。

（1）计算每个属性的模糊依赖度，并将具有最大模糊依赖度的属性作为根节点。

（2）计算节点展开的分支数，它等于节点属性上的模糊集数。同时，对节点

上的所有空分支进行删除，并计算每个非空分支的可信度。

①若划分在某类别的可信度大于给定的阈值 β，则不再对该分支划分，将其变为叶子节点；

②若可信度为 0，则终止该分支；

③否则，选择另一个有最大模糊依赖度的属性作为新节点，并将相应分支模糊集的隶属度大于 0 的对象作为此节点划分得到的对象。

（3）对其他新生成的节点重复步骤（2），直到决策树不再生长。

模糊决策树中模糊规则更符合现实情况，这些模糊规则构成的集合称为模糊规则集。将决策树算法分裂属性选择的依据称为清晰启发式，而将模糊决策树算法分裂属性选择的依据称为模糊启发式，显然这两类算法的差异主要在于启发式的不同，另外叶子节点选取准则以及最后生成的规则等也是不同的。虽然模糊决策树算法是对决策树算法的改进，但并不是说模糊决策树算法在各个方面都要优于决策树算法，要依据实际应用领域来选择。对两类算法进行整体对比，结果如表 4-4 所示。

表 4-4　决策树算法与模糊决策树算法对比

对比角度	决策树算法	模糊决策树算法
数据预处理	属性值和分类是清晰的，较差抗噪性	属性值和分类是模糊的，较好抗噪性
算法复杂度	较低	较高
分裂属性选取标准	属性清晰的启发式	属性模糊的启发式
决策树生成方式	相互独立的同层节点，从根到叶子对应清晰规则	考虑了分类的不确定性，存在交叉
规则匹配方式	分类结果明确，测试实例和规则唯一匹配；扩展能力弱，容错性差	测试实例可多条规则匹配；扩展能力强，匹配结果可信度高
适用范围	处理离散型的符号值属性，并且缺失数据比较少的数据集	处理属性和分类模糊性强的数据集或者有噪声的数据集

3. 模糊决策树在医保数据挖掘中的应用

医保系统中的数据具有稀疏性特点。这是因为所用数据主要是基本信息、就诊信息、医保费用明细等。对于不同的人员，除基本信息外，其他信息具有较大的差异。例如，有些人身体不好，常去医院；而有些人身体好，不怎么去医院，就诊日期、费用金额、病种等没有记录。决策者关注的是数据的质量和数据所包含的信息，如医保费用与患者就诊时间、医院之间的关系，医保费用与工资等之间的关系。这可以为决策者制定、调整医保政策提供科学有力的依据。为了有效检测医保数据异常行为，我们可以利用上述模糊决策树算法，将决策树归纳学习能力和模糊集的表达能力相结合，有效地发现医保数据异常，进而有助于医疗卫生工作的开展，同时也有助于医保费用核算。

随着数据挖掘技术的提升与应用，决策树算法也在改进、完善，模糊决策树在医学领域发挥的功能也会日益强大，在医学管理决策领域中的应用将越来越广，必将显示出重要的实用价值。

4.4.2　大数据背景下模糊聚类算法的拓展研究

聚类的本质是不同类别的数据之间的差别要尽可能大，相同类别的数据间的差别要尽可能小。按照统计学观点，聚类的本质是通过数学建模将数据进行简化的数据分析方法。聚类分析研究的主要问题就是如何提高聚类的效率、如何降低算法的时间空间的复杂度，以及如何在高维空间有效地进行数据聚类。

1. 传统模糊聚类算法

传统的聚类算法主要有 k 均值聚类和模糊 C 均值聚类等算法。k 均值聚类算法分类快速、有效、简单，它的分类标准较精确，使得数据对象严格地划分到某一类别中，但同时分类结果的优劣也被聚类数量和初始数据中心所影响。模糊 C 均值聚类算法是将模糊隶属度引入 k 均值聚类算法，通过此模糊隶属度，使得每个元素并不严格属于某个类，而是通过模糊隶属度来表达它对某个类的从属程度。但是，在对大数据进行处理时，k 均值聚类和模糊 C 均值聚类算法的聚类效率较低，不能满足大数据处理的需求。因此，需要基于 Hadoop 平台，建立新的模糊聚类算法。

2. 基于 Hadoop 平台的大模糊聚类算法

随着数据规模的爆炸式增长，传统数据挖掘技术已经难以处理海量数据。利用云平台实现挖掘算法并行化，通过将单机模式下的数据挖掘算法部署在分布式的多节点云平台上，便可以显著提高运行效率并能够处理海量数据。基于 Hadoop 平台可以并行处理海量数据，通过将模糊聚类算法部署到 Hadoop 平台，可以有效提高聚类算法的运行效率。因此，本节对在 Hadoop 平台上部署模糊聚类算法展开研究。

定义 4-14　设集合 $X=(x_1,x_2,\cdots,x_n)$ 为待聚类的样本点，假设样本点聚类的数量为 c，即样本点被划分为 c 类，集合 $V=(v_1,v_2,\cdots,v_n)$ 为聚类的中心。u_{ij} 表示聚类样本点中第 j 个样本点到聚类中心中第 i 个聚类中心的隶属度。

反复迭代，计算各样本点到聚类中心的隶属度矩阵 U，再将聚类中心 V 更新为隶属度矩阵 U，当聚类目标函数 $F(U,V)$ 最小时，聚类结果最好。将聚类目标函数定义为

$$F(U,V) = \sum_{i=1}^{c} \sum_{j=1}^{n} u_{ij}^{m} \left\| x_i - v_i \right\|^2$$

式中，m 为模糊指标，一般取值为 2 时聚类效果最好；u_{ij} 为第 j 个样本对第 i 个聚类中心的隶属度，通过以下公式计算：

$$u_{ij} = \left(\sum_{k=1}^{c} \frac{\left\| x_i - v_i \right\|^{\frac{2}{m-1}}}{\left\| x_i - v_k \right\|^{\frac{2}{m-1}}} \right)^{-1}$$

式中，u_{ij} 属于[0，1]，且 $\sum_{j=1}^{c} u_{ij} = 1$。

依据以上公式，可得隶属度矩阵 U，进而得出新的聚类中心如下：

$$v_i = \frac{\sum_{j=1}^{n} x_i u_{ij}^{m}}{\sum_{j=1}^{n} u_{ij}^{m}}$$

因此，模糊聚类算法的详细步骤如下。

（1）初始化算法，设置参数：聚类数量为 c，模糊指标为 m，迭代的次数最高设为 t_{max}。

（2）选择初始聚类中心。将随机选择的 c 个样本点选择为初始聚类中心。

（3）计算隶属度矩阵。通过计算各样本点到初始化聚类中心的隶属度，得到隶属度矩阵 U。

（4）重新计算聚类中心。将获得的隶属度矩阵 U 更新为新的聚类中心。

（5）收敛性检验。通过 $\left\| v^{t+1} - v^{t} \right\| \leqslant \varepsilon$ 判断聚类结果是否收敛；若不收敛，则返回步骤（3），进行新一轮迭代，直至聚类结果收敛。

（6）终止模糊聚类算法，将聚类结果输出。

从以上步骤中可看出，模糊聚类算法最主要的工作是计算样本点到各聚类中心的隶属度矩阵，这也是最耗时的一步。计算样本点各聚类中心的隶属度矩阵可以通过 Hadoop 平台的 MapReduce 并行模型来实现，以大大缩短计算隶属度矩阵所需要的时间，提高模糊聚类算法的运算效率。

模糊集和数据挖掘技术能够识别医疗行业数据库海量数据里有价值的信息，利用这两项技术处理海量医疗健康数据，将这些数据转换成有价值的信息，通过分类提取关联规则，对数据进行聚集，从而将海量医疗健康数据变为医疗健康活数据。

4.4.3　数据挖掘技术在医学领域的应用研究

医疗健康数据挖掘将海量数据中有用信息挖掘出来，将各种疾病的临床表现、发展规律以及相互关系均呈现出来，这对医学决策具有巨大的现实意义。医疗健康数据挖掘能够获取海量医疗健康数据中隐藏的大量知识和规则，这能够为疾病预测、科学诊断等提供依据，同时也对医院信息化建设具有十分重大的意义。

1. HIS 中的应用

HIS 处理患者挂号、收费，以及医疗资源调配等医院管理的日常业务工作。基于数据挖掘中的决策树等方法，可以构建预测模型，提取决策规则集，挖掘病历数据中隐含的疾病诊断规则，获取新的知识发现，从而对疾病进行诊断和预测。在此基础上，还可以利用 Hadoop 平台构建基于云计算的疾病智能诊断系统，从而为患者的临床治疗提供参考。

2. 疾病诊断及预测的应用

就诊过程中，精确的诊断对于患者至关重要。CT、X 光等检验数据是医生诊断的重要依据，同时医生也会结合自身经验进行病情诊断，然后设定合适的治疗方案。针对这一治疗过程，利用数据挖掘中的分类算法，根据患者检查的影像数据，对患者疾病类型类别进行划分，设定治疗方案。另外，还可通过关联分析对疾病相关并发症进行预测，进而针对性地制定检查方案和预防措施。

3. 医疗质量管理中的应用

医院的住院床位管理是医院管理的难题之一，医院管理者最关心的问题是在解决床位问题的同时如何提高住院率。将数据挖掘应用到医院的医疗质量管理中，可以将患者的年龄、疾病等个人信息和住院时间相关联，从而为患者分配合理的住院时间，提高医院的服务效率的同时也能提高患者的满意度。

4. 电子病历中的应用

患者的大部分个人信息和医疗健康数据都包含在电子病历中，因此，将电子病历应用到疾病诊断和治疗，需要对电子病历的各项数据分类研究。这里，数据挖掘技术起着十分重要的作用。通过关联规则，对电子病历应用过程中大量的临床数据信息进行关联，为积极开展疾病的诊断和治疗工作提供良好的前提条件。

医院的管理能力和诊断效率通过数据挖掘技术得到了很大的提升，数据挖掘技术也为医学领域带来了可观的经济社会效益。虽然这门新兴技术在医学各方面都有良好的应用，但每种挖掘算法都存在一定的缺陷，所以需要根据实际情况选择合适的方法。与此同时，还需要不断地研究数据挖掘理论及实践方法，将优秀的挖掘算法应用于此领域中。

4.5 大数据思维方法的拓展研究

4.5.1 传统统计思维方法与大数据思维方法的差异

爆炸式的数据量增加了对多源、异构、高维、分布式、非确定性数据和流数据的收集、存储、处理和知识提取的挑战。大数据思想是这种环境的产物，它不只局限于传统的基于因果的逻辑推理研究，更多的是通过对统计数据的检索、比较、聚类、关联、分类等方面的分析和归纳，关注数据集中隐藏的相关性。图灵奖得主吉姆·格雷将这种数据密集型研究范式从理论科学、实验科学和计算科学中分离出来，称为"第四范式"。大数据思维类似于传统的统计思维，它是对现实世界数据的正确描述和科学分析，揭示了事物的本质，把握了事物发展和变化的规律。然而，由于大数据本身的特点，它的思维方式与传统的统计思维方式有着根本的不同。

1. 研究的对象不同

大数据时代，大部分信息都存储在计算机上，这使得整个数据的采集成为可能。大数据思维模式不再采用传统的统计随机抽样方式，而是采用全数据思维模式。由于不再依赖随机抽样，我们可以分析更多的数据，甚至与某一现象相关的整个数据，这样就可以更清楚地发现样本无法揭示的细节，给我们更全面的认知体验。

在传统的统计思维模式下进行数据处理时，基于概率论，根据样本特征推断数据的总体特征。这种方法是否可以推断出正确的结果取决于样品的代表性。大数据思想强调对全体数据的使用，利用总体数据可以了解实际分布，而不是根据分布假设推断总体特征。与传统的统计思想不同，大数据中的概率不再是预先设定的，而是基于实际分布的。

2. 获取数据的方式不同

传统研究以定向信息为主要内容，即人们通过设计问卷主动收集数据，并逐个收集和组织数据。在回答具体问题之前，人们关心的是如何更好地收集数据，如实验设计和调查设计。因此，传统数据的采集具有高度的针对性，数据提供者大多是可识别的，身份特征是可识别的，可以事后进行检查。在大数据时代，发散信息是最主要的特征，即对数据源和生产者没有过多需求，也不是为了收集特定的信息。更重要的是，在大数据时代，以人工智能和物联网为背景，物联网、数据实时生成、主动连接、定向和共享。大数据思维模型是在对这类多源数据进行分析的基础上发现其内在规律的。例如，淘宝和亚马逊会积极连接并收集用户购买的物品、书籍类型等数据，分析和判断用户的需求，然后将分析结果的信息反馈给老客户，以方便老客户选择最喜欢的产品。这种智能的"发现信息"的特点和功能在现代医学中得到了广泛的应用，使医学研究者能够方便地收集和处理疾病信息，从而有助于疾病的预测、诊断和治疗。

3. 数据的性质不同

在传统的统计思维模式下，研究者不能容忍错误的数据，需要对非结构化数据进行结构化分析。在传统的统计工作中，统计人员在收集样本和进行统计分析时都使用一整套减少误差的策略。由于采集的样本量小，有必要保证数据的结构和准确性。也就是说，传统的统计数据具有样本量小、信息量大、针对性强、准确性高等特点。大数据思想是不同的，主要体现在以下两方面。一方面是高度容错的机制。数据量越大，误码率越高，准确度越低，即数据量往往与准确度成反比，与误码率成正比。海量数据不仅没有针对性，而且存在大量的垃圾和错误，但错误往往是现实世界的一种表现。另一方面是高度非结构化的数据。大数据既包括文本数据，也包括各种类型的数据，如图片、音频、视频、电子邮件、日志、地理位置、聊天记录和支付记录。这些数据结构是混合和格式化的。据估计，医疗健康大数据中只有5%是结构化数据，95%是非结构化数据，具有很高的价值，需要进一步探索。

4. 分析方法的要求不同

在传统的统计思想中，研究方法相对简单，主要是基于统计方法的精确建模。统计模型是建立在一系列假设的基础上的。例如，线性回归模型假设观测样本满足线性、独立、正态和方差的同质性。如果提出的假设是不合理的，那么统计模型自然存在偏差，不能反映交易的局部细节和内部规律。在此基础上进行假设后，通过对收集的数据进行分析，验证该方法的有效性。因此，传统统计思维下的分析思维是"假设验证"。大数据基于数据挖掘和智能算法，具有快速、高效、容错等优点，没有既定的目标、理论模型和假设，只有具体的算法来分析大量的数据，识别重要的特征和关系，发现隐藏的规则，然后做出判断和决策。因此，大数据思维下的分析思维是"发现—总结"。在医学上，由于人体具有高度复杂性，理论上难以准确建模。同时，基于医疗健康大数据的数据挖掘和机器学习算法可以发挥遗传算法、免疫算法、人工神经网络等优点。

4.5.2　大数据的算法技术拓展

在大数据时代，许多传统的数据挖掘技术已不再适用。传统的数据挖掘技术针对的是小样本数据，需要多次扫描数据，扫描较慢、容错性低，不支持并行处理，并且算法的性能过早地随着数据量的增加而饱和。大数据时代对计算机算法提出了巨大的挑战：所有数据可能无法在磁盘上获得，它只能被扫描一次。这需要足够高效的算法来处理非常大的数据，并且支持多机器/多机器核心/多 GPU 并行计算，同时具有高容错性。此外，需要充分利用所有数据的值，以便随着数据量的增加，算法的性能可以继续增加。

大数据挖掘是通过发现隐藏在大规模、不完整、嘈杂、模糊和随机的大型数据库中的有价值且可能有用的信息与知识来获得决策支持的过程。它主要基于人工智能、机器学习、模式学习、统计等。

1. 分类

分类是指找出数据库中一组数据对象的共同特征，并根据分类模型将其划分为不同的类。其目的是通过分类模型将数据库中的数据项映射到给定的类别。许多算法可以用于分类，如决策树、k 最近邻（k-nearest neighbors，KNN）、朴素贝叶斯等。在众多的分类模型中，最常用的两种分类模型是决策树模型和朴素贝叶斯模型。朴素贝叶斯模型起源于经典数学理论，具有坚实的数学基础和稳定的分类效率。同时，朴素贝叶斯模型估计参数较少，对丢失数据的敏感性较低，算法相对简单。理论上，与其他分类模型相比，朴素贝叶斯模型的误码率最小。但情况并不总是如此。这是因为朴素贝叶斯模型假设属性彼此独立。这种假设在实际应用中往往不成立，这对朴素贝叶斯模型的正确分类有一定的影响。当属性个数较大或属性间相关性较大时，朴素贝叶斯模型的分类效率低于决策树模型。当属性相关性较小时，朴素贝叶斯模型的性能最好。

2. 回归分析

回归分析反映了数据库中数据属性值的特征，通过表示数据映射的关系，发现属性值之间的依赖关系。它可以应用于数据序列的预测和相关性研究。在市场营销中，回归分析可以应用于各个方面。例如，通过对本季度销售额的回归分析，预测下一季度的销售趋势，并做出有针对性的营销变化方案。常用的回归算法包括普通最小二乘法、logistic 回归、逐步回归、多元自适应回归样条和局部散射平滑估计。

3. 聚类

聚类与分类相似，但与分类的目的不同，由于数据的相似性和差异性，它将一组数据分为几类。属于同一类别的数据之间的相似性很大，但不同类别之间的数据相似性很小。常用的聚类算法包括 k 均值算法和期望最大化算法。

4. 关联规则

关联规则是从基于数据项出现的其他数据项中派生的数据项之间的关联或相互关系。关联规则的挖掘过程主要包括两个阶段：第一阶段是从海量的原始数据中找出所有的高频组；第二阶段是从这些高频组中生成关联规则。关联规则挖掘技术在金融业企业预测客户需求方面得到了广泛的应用。银行通过捆绑用户在自动取款机上可能感兴趣的信息来了解和获取相关信息，从而改善市场营销。Apriori 算法是一种最有影响的挖掘布尔关联规则频繁项集的算法，其核心是基于两阶段频繁项集思想的递推算法。该关联规则在分类上属于单维、单层、布尔关联规则。在这里，所有支持度大于最小支持度的项集称为频繁项集，简称频集。

5. 神经网络方法

神经网络作为一种先进的人工智能技术，由于具有自身的处理性、分布式存储性和较高的容错性，非常适合处理模糊、不完整、不严密的知识或数据的非线性问题。典型的神经网络模型主要分为三类：第一类是用于分类预测和模式识别的前馈神经网络模型，以功能网络和感知器为代表；第二类是用于联想记忆和优化算法的反馈式神经网络模型，以 Hopfield 的离散模型和连续模型为代表；第三类是基于自适应共振理论（adaptive resonance theory，ART）模型的自组织映射聚类方法。虽然神经网络有很多模型和算法，但在特定领域的数据挖掘中没有统一的模型和算法，人们很难理解网络的学习和决策过程。

6. 深度学习

深度学习算法是人工神经网络发展的产物，近来赢得了很多关注，百度也开始对其进行深入的研究。如今，随着计算能力越来越强，深度学习试图建立更大、更复杂的神经网络。许多深度学习算法是一种半监督学习算法，它处理大量的数据集和少量的未知数据。常见的深度学习算法有卷积网络（convolutional network）、堆栈式自动编码器（stacked auto-encoders）等。

7. 集成算法

集成算法用一些相对弱的学习模型对同一样本进行独立训练，然后对结果进行综合预测。集成算法的主要难点是如何集成独立的弱学习模型和如何对学习结果进行集成。这是一种非常强大的、流行的算法，常见的算法有提升（boosting）算法、引导聚集（bootstrapped aggregation）算法或称装袋（bagging）算法、堆叠泛化（stacked generalization）算法或称融合（blending）算法、梯度推进机（gradient boosting machine，GBM）算法、随机森林（random forest）算法等。

4.5.3　大数据思维方法的融合应用

将智能会诊、远程会诊、智能穿戴等信息技术与传统医学相结合的医疗健康大数据应用正在医学领域如火如荼地展开。新技术应用的内涵是生物数据的收集、传输、分析和共享，医疗健康大数据的挖掘和应用显示出人类健康和医疗卫生管理的广阔前景，如在准确医疗、卫生管理、辅助研究、临床决策支持、医疗安全监督和药品研发等领域都有深度的应用。

在卫生健康行政部门和医疗卫生机构，医疗健康大数据主要来源于以 EMR、EHR、PACS、LIS、RIS、企业资源规划（enterprise resource planning，ERP）等为主的临床医疗及管理数据，城镇居民医疗保险、新农合等保险数据，药物临床试验、基本药物集中采购、药品及疫苗电子监管等医药管理数据，突发公共卫生事件检测、疾病检测、流行病等公共卫生数据，计划生育、医疗服务调查等卫生统计数据。此外，医疗健康大数据还包括制药企业药物研究数据、生命科学领域的人类基因序列和蛋白质组数据，以及基于互联网和穿戴设备的个人健康数据等。

传统统计思维的目标主要是发现一般性规律和运用因果关系，而大数据思维可概括为挖掘海量数据中小概率事件和相关性规律的科学。数据的获取和分析是几千年来一直不间断的活动。人类科学技术发展史在很大程度上是一部挖掘小数据的历史。人类科学技术的发展在很大程度上是对一些小数据进行分析，提取一般规律。同时，科学的发展依赖于运用逻辑来理解和运用事物的因果关系。然而，随着云计算、互联网、存储和计算能力的迅速发展，人类已经进入大数据时代。大数据将导致一场科学思维和哲学的新革命。通过分析大量的大数据，人们可以发现小概率事件。小概率事件往往更有价值，如海啸、地震、金融危机、金融欺诈等。在大数据时代，人们可能会更多地关注数据之间的相关性，而不是因果关系。换句话说，它是关于"什么是"，而不是"为什么"。因此，大数据将给人类历史和技术带来很大的突破。

本书基于大数据下的医疗健康领域变革环境,利用大数据的思维方式,通过对现有医疗健康异构大数据的清洗、整理、整合和碎片化,将多源异构数据库进行集成和融合,并将多源异构医疗健康数据库用来协同支持"医疗健康数据共享"。同时,将大数据的拓展研究成果用于服务社会,具体面向安徽省阜南县和贵州省锦屏县两个基层地区开展了区域卫生决策与管理咨询服务。基于大数据分析结果,通过"包保到体"(包干医保资金到医联体)、"互联网区域医院"等措施,设立切实有效的分级诊疗管理机制,为当地城镇医疗保险和新农合的具体实践提供了管理方案,成功实现了区域医保资金的高效使用,医保资金使用总额首次出现了负增长,并控制在了一个更加合理的水平。

本书基于大数据挖掘,建立疾病的预防经济学模型,建立疾病防控和早期诊断成本效益模型,研究系统动态行为特征与内部运行机制,从对行为模式的判断出发给出最佳防治建议,对于疾病预防提供新思路,帮助破解"重治疗、轻预防"难题。在阜南县和锦屏县的智慧医疗与医共体分级诊疗实证研究中,在农村地区开展一种智慧医疗创新服务模型的实证(智慧健康社区服务站),来验证本书的创新管理方法和信息化技术能否更好地促进分级诊疗,缓解"看病难、看病贵"问题。本书提出的智慧健康社区服务站与目前存在的一些社区卫生服务站不同,它的创新点在于基于大数据,基于创新医疗服务价值理论,运用信息化技术开展个性化的智慧健康管理和有关诊疗路径的服务,促进分级诊疗策略的实施,降低群众的看病成本。

技　术　篇

第5章 医疗机构层面大数据驱动的管理决策技术研究

以大数据驱动的管理与决策为研究对象，充分发挥管理、信息、数理、医学等多学科合作的优势，着重研究大数据驱动的管理与决策理论范式、大数据资源治理机制与管理、大数据管理和决策价值分析与发现、大数据分析方法与支撑技术，通过数据建立突破式的跨界关联，从而进一步发展新的理论路径。

5.1 临床大数据的集成融合管理技术

随着大规模数据的关联和融合，数据特征和现实需求都发生了变化，以大规模、多源异构、高维多模、跨领域、跨语言、动态演化、普适化为主要特征的数据发挥着更重要的作用。大数据集成融合是最大程度发挥大数据价值的一种手段，它不同于传统的数据集成或知识库技术，需要大跨度、深层次和综合性的研究方法。

5.1.1 基于临床大数据的数据处理技术

在大数据环境中，医疗健康数据源非常丰富，数据类型多样化，需要存储和分析的数据量非常大，数据处理的效率和可用性十分重要。大数据的处理基本上类似于传统的数据处理过程，主要区别在于：大数据要处理大量非结构化的数据，因此可以在每个处理步骤中通过 MapReduce 等方式并行处理。大数据处理的关键技术包括基于并行计算的分布式数据处理技术、分布式流处理技术、动态数据仓库技术等。下面描述常用的临床大数据处理技术。

1. 基于并行计算的分布式数据处理技术

并行计算是在并行计算机或分布式计算机上使得计算机指令同时进行的计算模式。并行计算能够有效提高计算求解速率和处理能力，其基本思想是用多个处理器来同步处理同一问题，将要解决的问题分解为几个部分，每个部分由独立的处理器同时解决，从而缩短计算时间（Herman et al.，2000）。

并行算法按照计算对象，可以分为数值并行算法和非数值并行算法；按照进程的依赖关系，可以分为同步并行算法、异步并行算法和纯并行算法；按照并行计算任务的大小，可以分为粗粒度并行算法、中粒度并行算法和细粒度并行算法。并行算法的设计决定了程序执行的效率。并行编程模式可以分为对等模式和主从模式。对等模式中程序各个部分地位相同，功能和代码基本一致而处理的数据和对象不同。主从模式由一个主处理机（master）和多个从处理机（slave）组成。主处理机负责管理全局数据结构、将任务划分给从处理机、下达启动计算命令和收回计算结果等。从处理机则负责计算子任务并将计算结果返回主处理机（Karun and Chitharanjan，2013）。

大数据可以通过 MapReduce 等并行处理技术来提高数据处理速度。MapReduce 最初通过大量廉价服务器来实现大数据并行处理，对数据保持一致的要求较低，其突出优势是具有扩展性和可用性，特别适合对规模较大的结构化、半结构化及非结构化数据的处理（Koh et al.，2010）。MapReduce 将处理任务分配到不同的处理节点，从而具有更强的并行处理能力。作为并行处理的简化编程模型，MapReduce 还减少了开发并行应用程序的障碍。MapReduce 的主要阶段是映射（map）和化简（reduce），映射就是分割海量数据和任务分解，化简就是结果汇总，两个阶段共同完成海量数据的并行处理。

2. 分布式流处理技术

自 2004 年以来，随着 Hadoop 平台的诞生，各种开放式计算平台如雨后春笋般涌现。分布式流处理技术逐渐取代了传统的集中式流处理技术，相继提出了 S4、Storm、Spark Streaming 等面向流处理的平台。与以前的数据流管理系统不同，这些平台使用分布式架构，其处理能力可以通过节点数扩展，并具有良好的可扩展性。另外，大多数平台将计算逻辑与基础模块分开，只进行底层数据传输、任务分派等，未提供查询语言支持，用户需要通过编码完成处理流程和计算单元的定义。

3. 动态数据仓库技术

动态数据仓库是一组集中、全面、集成、逻辑一致且可访问的企业级数据的集合。它不仅支持传统数据仓库中的联机分析处理（online analytical processing，

OLAP）和数据挖掘等应用分析技术，还增加了实时监控和实时数据分析技术，有助于决策。动态数据仓库与传统数据仓库的区别主要体现在战术性的决策支持和企业事件的自动检测及处理，这是对传统数据仓库的补充和扩展。动态数据仓库不是一项技术，它是一个处理过程。动态数据仓库中的加载方式也有很多种，常见的为传统 ETL 批量加载技术、实时加载技术等（Steinberg et al., 2014）。

与传统数据仓库相比，动态数据仓库具有以下特点：一是数据实时加载。动态数据仓库可以在事件发生的同时将最新数据同步到事件，对数据执行战术分析和事件检测，并自动将结果反馈给用户系统。为确保决策的有效性和及时性，必须将数据实时或接近实时地加载到动态数据仓库中。在满足业务需求的前提下，"实时"的要求应该是具体的，而不是绝对的。二是混合的工作量。与传统的数据仓库工作负载相比，动态数据仓库不仅可以执行复杂的查询和批量数据加载，还可以快速有效地进行战术查询、事件检测和处理以及实时加载。三是事件检测和处理。事件处理可以分为同步处理与异步处理。同步处理是依次完成特定顺序的数据处理任务，它必须等待上一步完成才能处理后续事件，强调按顺序执行。异步处理则是处理过程中每一步都不依赖于其他步的调用，是完全独立的。

5.1.2　基于临床大数据的数据分析技术

在医疗健康领域，随着医疗信息系统的发展和推广，医院信息化程度不断提高。医院信息系统数据中存在许多潜在的规律或知识，有些有助于临床辅助诊断，有些有助于医院运营管理，可以借助一些数据挖掘平台挖掘这些规律或知识。

1. 常见的数据分析技术

1）数据挖掘的工具集

近年来，国外陆续推出了一些先进的数据挖掘工具，国内也在不断地引入这些工具。数据挖掘工具市场分为 3 个部分：通用数据挖掘工具，包括 SAS Enterprise Miner、IBM Intelligent Miner、UnicaPRW、SPSS Clementine、SGI MineSet、Oracle Darwin 和 Angoss KnowledgeSeeker；集成数据挖掘工具，可以提供管理报告、在线分析处理和在通用结构中的数据挖掘，如 Cognos Scenario 和 Business Objects；面向特定应用的数据挖掘工具，包括 KDI（用于零售领域）、Options & Choices（用于保险领域）、HNC（用于欺诈行为探查领域）和 UnicaModel1（用于市场领域）。

2）分类算法

在数据挖掘的研究与应用中，分类算法一直受广泛关注。分类是一种有监督的学习，通过分析已知类别的训练集和发现分类规则来预测新数据的类别。分类算法中，由分析既有数据建立模型的数据元组成的数据集称为训练数据集，训练数据集中的单个样本称为训练样本。分类算法是将一个新数据归类到设定类的过程，主要包含两个步骤：首先根据类别已知的训练数据集构建分类模型，用于描述预定的数据类集或概念集；然后使用训练好的模型，对未知数据进行分类。

3）文本挖掘算法

文本挖掘就是从数据文本中挖掘有意义且易于理解的信息的过程。其基本思想是，首先使用文本分割技术抽取文本信息，把文本形式的数据转化为可描述源文本内容的结构化数据；然后使用分类、聚类等方法形成结构化文本，并根据结构化文本发现新的知识和获取信息之间的关系。文本挖掘的目的是通过分类、聚类、关联分析等方法挖掘文本中的潜在知识，或者对这些潜在知识继续进行趋势预测。文本挖掘的整体结构包括收集文本数据、文本预处理、文本特征表示、特征提取、分析挖掘和模型质量评价。通过这一系列的处理，最终获得知识模式的流程。

2. 本书研究的数据分析技术

在医疗健康数据中，除了结构化数据，还包含很多计算机无法识别的非结构化数据，如文本数据和图像数据等。本书对临床大数据的研究主要集中在非结构化医疗健康数据分析中，主要有以下研究点。

1）临床数据中的自由文本结构化研究

临床数据中的自由文本中包含大量丰富的医疗信息，是疾病预测、进行个性化信息推送、辅助临床决策、药物挖掘等的重要资源。但是这些文本具有高度专业性，普通人很难进行处理和分析，因此，通常在传统文本分析的基础上，引入专业知识库进行临床文本处理与分析。

陈东华等（2018）针对患者在网上健康社区中以叙事风格发表的帖子，通过引入生物医学领域的知识库 SNOMED CT，利用知识库中的术语、术语之间的关系及其对应的编码，对来自帖子的自由文本进行编码，从而实现文本的结构化。该方法的编码输出为在线患者提供了基于知识的服务的基础。此外，他们定义了一个标准化的操作流程，从大数据的角度将医疗健康数据映射到 SNOMED CT 体系中，并基于其体系映射到其他编码系统，如 ICD-10，实现高效的数据迁移。另一个医学术语库统一医学语言系统（unified medical language system，UMLS）也通常引入研究中。Chen 等（2018a）提出了一种基于 UMLS 的综合知识发现方法，用于分析在线健康社区中发布的叙事性文本，并开发了一种知识相关主题模型方法来提取和扩展文本中的显性知识，从而增强对在线患者的知识支持，并有助于开发智能在线健康社区。

针对中文电子病历文本结构化研究，Meng 等（2018）使用条件随机场（conditional random field，CRF）算法自动识别电子病历文本中的医学实体，并借助 SNOMED CT 获取相关术语。另外，Zhang 等（2018）提出了一种基于时间信息的医学文本重建方法，建立医学概念与临床事实之间的时间结构映射关系，帮助医学研究人员以一种更简单的方式利用电子病历文本来研究文本中的临床知识。此外，处理后的文本数据还可以根据具体需要方便地进行计算机辅助分析。

2）临床数据中的图像研究

骨龄识别是判断青少年儿童生长发育状态的最好方法，在临床医学、体育竞技和司法判案等领域都有着广泛的应用。手骨可以较为准确地反映整体骨骼生长发育情况，并具有易于拍摄、辐射剂量小等特点，因此国内外普遍将手骨发育情况作为骨龄评价标准。传统的骨龄识别方法基于手骨 X 射线片中各骨化中心的发育程度，并由医生进行人工的骨龄推断，具有主观性强、随机误差大、识别过程比较复杂、识别周期长等局限性。

针对现有骨龄识别方法存在的缺点，Bian 和 Zhang（2018）提出了一种基于深度学习和卷积神经网络的自动骨龄识别方法。

（1）研究手骨 X 射线图像数据的预处理。为了去除手骨 X 射线图像主体外的背景信息（标尺、伪影、噪声等），解决图像存在的灰度分布不均匀、空间坐标未对齐等问题，首先使用专门针对生物医学图像分割的 U-Net 模型对手骨 X 射线图像进行掩模分割；然后使用直方图均衡化操作使灰度差异明显的图像之间拥有相似的对比度；最后使用基于目视图像生成器（visual graphics generator，VGG）模块的关键点检测模型，通过仿射变换实现图像的配准操作，得到主体与背景分离、对比度均衡、空间坐标对齐的手骨 X 射线图像，如图 5-1 所示。

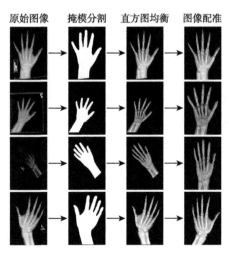

图5-1　手骨X射线图像数据集的预处理操作效果图

（2）研究基于深度学习和卷积神经网络模型的手骨 X 射线图像特征自动提

取，分别设计并实现了基于 DenseNet 的自动骨龄识别回归模型和自动骨龄识别分类模型；通过分组对比实验，验证了自动骨龄识别的性能及效果，为更多的医生和用户提供稳定、高效、便利的诊断辅助与决策支持服务。

5.1.3   基于临床大数据的数据存储技术

从系统软件的角度来讲，大数据存储主要是对现有的分布式存储的扩展。为了理解大数据存储的架构和机制，有必要了解大数据存储的各种格式。大数据的存储格式与现有数据的存储格式基本相同，最大的差别在于数据规模，大数据规模要扩展到与互联网数据规模相当的级别。临床大数据的数据存储技术基本同传统大数据一致。

现有的数据存储方式在实际应用中主要有两种：一种是没有任何格式的文件数据，即任意的二进制流；另一种是具有一定格式的数据，如数据库中的结构化数据。实际上，这两种形式都可以简化为第三种类型的数据存储，即在计算机科学中经常用的键值对（key-value）的数据存储。文件数据的存储可以看作从文件名到文件数据的映射，而数据库中的数据记录则可以看作主键到数据记录的映射。相应地，大数据处理也存在这样的存储需求，并且在大规模集群，甚至跨数据中心的环境下产生了新的技术问题。

1. 键值对的存储方式

对现有键值对存储方式进行扩展，可以获得大规模集群环境下的键值对的存储方式。键值对存储的基本编程结构不变，即通过 key 就可以获取对应的 value。因此，在单节点键值对存储的基础上，分布式环境下唯一需要做的额外工作是如何建立 key 和集群中存储节点之间的映射关系。最简单的方式是使用哈希表来建立 key 到存储节点的映射关系。这种方式最大的问题是减小了集群的灵活性。在集群增加节点或者集群节点失效的情况下，需要移动大量的数据。解决方法就是使用类似一致性哈希的方式，使用虚拟节点代替物理节点进行数据的路由，细化数据存储的粒度，达到减少数据移动的目的。典型的系统就是亚马逊的 Dynamo 系统。另一个问题是如何支持范围查询操作。解决方法是建立排序表，存储元数据结构，用来保存 key 到存储节点之间的映射。典型的系统是谷歌的 BigTable 系统，采用了类似 B 树的方式记录排序的键值。

2. 分布式文件系统

分布式文件系统是分布式存储中十分重要的课题。因为单机文件系统能够支持大量的应用程序，如果分布式文件系统能够提供相同的文件系统接口，无疑能够扩展相当数量应用程序的规模。相对于单机文件系统来说，分布式文件系统需要解决的关键问题是建立文件名到文件存储节点的映射，利用映射关系定位到文件存储节点后，文件的读写操作接口可以由单机文件系统提供。

3. 数据库模型的存储

数据存储的另一种重要的形式就是按照数据库模型进行存储。数据库模型存储的核心内容包括数据库存储的数据模型、数据库操作的一致性。前者定义了数据库保存数据的具体格式，后者说明了在并发情况下如何保持数据库的正确性。数据库存储与文件存储的最大区别是，数据库存储对用户并不是完全透明的，需要用户建立数据存储的模型，对于大数据处理中的分布式数据也不例外。

大数据存储的架构思路如下：用户在数据查询的时候，首先从一个固定的根节点获知第一级元数据节点，然后从第一级元数据节点获知第二级元数据节点，从第二级元数据节点中就可以获得数据节点所在的位置，进而可以进行数据读写。通过数据的预取以及缓存技术，大部分操作都可以直接与对应的服务节点进行通信，无需元数据服务器的交互，更无须主服务器的交互。通过多层的优化，大数据的数据库存储系统能够做到高效访问。

这样的架构思路也在不停地发展。从搜索引擎的存储需求出发，谷歌建立了GFS 分布式文件系统，并在此基础上不断进行更新和改进。在发现 GFS 文件系统语义不足的情况下，建立了大规模的数据库存储系统——BigTable 系统；在发现应用需要更新支持的时候，建立了类似触发器的数据库存储系统——Percolator 系统，以支持应用的更新操作；在发现 BigTable 系统的单行一致性不足的情况下，建立了 MegaStore 系统，支持跨多行的事务处理。另外，在 MegaStore 系统的基础上，结合全球的多个数据中心建立了跨数据中心的数据库存储系统——Spanner 系统。当然，Spanner 系统的底层已经更新了对应的文件系统支持，即 Colossus 分布式文件系统，对上层的应用提供更多支持以及提高存储效率。

当前的分布式大数据存储正沿着数据库曾经走过的发展历程发展，但是在大数据的背景下，其规模以及对可靠性、扩展性的要求相对于数据库提高了数个数量级。

4. 基于临床大数据的数据可视化技术

数据可视化是关于数据视觉表现形式的科学技术研究。数据可视化技术借助图形化手段，充分利用人的视觉感知能力对数据进行呈现，清晰有效地传达与表现数据中所蕴含的信息。

临床大数据具有信息种类繁多的特点，不仅有结构化数据，还有文本和图像等非结构化数据，可以利用强大而灵活的可视化技术增强临床大数据的可读性。因为不同类型数据的可视化方法有所不同，所以对临床大数据的类型进行定义。常见的临床大数据的可视化方法根据数据特点分为以下两类：时空数据和非时空数据，如图 5-2 所示。

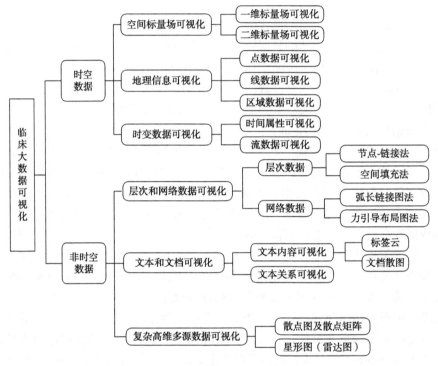

图5-2　临床大数据可视化分类树

5.1.4　基于时空数据的可视化技术

时空数据是指具有地理位置和时间戳的数据，即以地球（或其他星体）为对象，基于统一时空基准，活动于时空中与位置直接或间接相关联的大数据。这样界定时空大数据主要基于两个事实：一是人类生活在地球（或其他星体）上，一切活动都是在一定的时空环境中进行的，而所有大数据都是人类活动的产物；二是从可视化的角度讲，所有的大数据只有当其与时空数据集成融合后，才能直观地为人类提供大数据的空间概念（空间分布、趋势）。从这个意义讲，大数据本身都是在一定的时间和空间内发生的，大数据本质上就是时空大数据，只不过一般的大数据研究中并未意识到大数据的时空特征，只是在可视化时以地理要素数据作为背景，是大数据统计分析和挖掘结果的可视化层面的集成；而这里的时空大数据强调的是以大数据与时空数据融合和生成时空大数据作为分析与挖掘的对象，分析与挖掘过程是在时空中进行的，分析与挖掘的结果本身就反映时间变化趋势和空间分布规律。

时空大数据除具有一般大数据的特征外，还具有 6 个特征：①位置特征，定位于点、线、面、体的三维（X, Y, Z）位置数据，具有复杂的拓扑关系、方向关系和精确的度量关系；②时间特征，时空大数据是随时间的推移而变化的，位置在变化，属性也在变化（如航母在海上航行、普通公路变成了高速公路）；③属性特征，点、线、面、体目标都有自己的质量、数量特征（如居民地的行政等级、人口数据、历史文化意义等）；④尺度（分辨率）特征，尺度是空间大数据的主要特征之一，尺度效应普遍存在，一是简单比例尺变化（缩放）所造成的地理信息表达效应，二是不同的比例尺地图上经过综合后不同详细程度的表示，三是对于不同采样粒度呈现的空间格局和描述的细节层次不同，四是对地理信息进行分析时由于采用的数据单元不同而引起的悖论，即可塑性面积单元问题；⑤多源异构特征，一是数据来源的多样性，基本上为非结构化数据，二是地理空间信息的多源异构性（空间基准不同、时间不同、尺度不同、语义不一致），为结构化数据；⑥多维动态可视化特征，指所有来源的随时间变化的情报数据都可以与三维地理空间信息融合，并实现动态可视化。

随着传感器和移动终端的迅速普及，时空数据已成为大数据时代的典型数据类型。时空数据可视化可以与地理制图相结合，以集中于时间和空间维度以及相关信息对象属性的视觉表征，对与时间和空间密切相关的模式及规律进行展示。大数据环境中时空数据的高维度和实时性也是时空数据可视化的焦点。

1. 空间标量场可视化

空间数据（spatial data）是具有物理空间坐标的数据，其中标量场是空间采样位置上记录单个标量的数据场。

1）一维标量场可视化

一维标量场可视化是沿某一路径采样的标量场数据，数据的分布规律以线图的形式呈现。例如，在血常规化验单中，使用一维标量场可视化血象数值。

此方法适用于各种生物化验结果的展示，如血常规中的红细胞（俗称红血球）计数、白细胞（俗称白血球）计数、血小板计数等血象。它是医生通过观察数量变化和形态分布来诊断病情的常用辅助检查方法之一。另外，一维标量场可视化还适用于佩戴式的移动医疗保健检测仪器中，展示各项身体指标变化，佩戴者可及时监控自己的健康状况。

2）二维标量场可视化

二维标量场可视化通过在二维平面上的标量数据表现数据的分布特征，如医疗诊断 X 射线的颜色映射法，如图 5-3 所示。

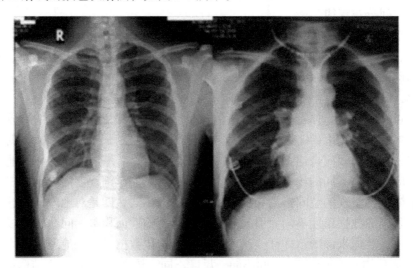

图5-3　二维标量场可视化

此方法适用于 X 射线片技术，由于穿过病灶后映射图像的灰度不同，可判断是否有病灶及明确其精准位置。

2. 地理信息可视化

地理信息可视化是地理信息传输的关键步骤，其理论与技术的扩展将为地理信息传输效果的提升提供更有效的途径。

1）点数据可视化

透过地理空间中的离散点（具有经纬度的坐标）表示数据对象的发展现状。透过数据对象属性（颜色、大小）区分，遵循指定的原则来可视化出其发展的程度。

此方法适用于分析历年病例，通过统计不同时段不同地区各类常见疾病的发病情况，实时预测是否有异常出现，从而推断是否有新病种或疫情出现。

2）线数据可视化

地理空间数据中，线数据是连接两个或者多个地点的线段或路径，可展示地区性遗传疾病和流感发病预测的分布情况。信息对象随时间进展与空间位置所发生的行为变化可通过信息对象的属性可视化来展现。流式地图（flowmap）是一种典型的方法。

此方法适用于控制突发性流行病蔓延趋势，通过分析疫情的来源及蔓延趋势程度，及时准确地收集信息，制订高效的应对方案，切断传染源，控制疫情的发展。

3）区域数据可视化

地理空间的一个区域中有长度也有宽度，是由一系列点所标识的一个二维的封闭空间。区域数据可视化的目的是表现区域的属性，在不同区域中分析人口密集度，便于政府考虑数据分布和地理区域大小的对称性。

此方法适用于区域卫生数据的分析和预测，结合地理位置、环境污染程度和经济形式等因素，检测新生儿死亡率或慢性病的发病情况，同时也可以判断是否出现地域性疾病。

3. 时变数据可视化

随着时间变化、带有时间属性的数据称为时变数据（temporal data）。

1）时间属性可视化

将时间属性或者顺序当成时间轴变量，每个数据实例是轴上某个变量值对应的事件。按照历史动力学理论，通过人口增长数量、环境污染指数等变量，推断出有经验的规律和周期。

此方法适用于日常门诊，通过分析每日就诊量及候诊时间等信息，借助日历视图和时间属性图，全面研究和分析日常就诊的每个业务过程的瓶颈，从而改善日常工作就诊的服务质量。

2）流数据可视化

通过流模式生成流数据，流数据是一类特殊的具有无限长度的时间轴的时变型数据。按功能可以把这样的数据分为两类：第一类为监控型，是用流动窗口固定一个时间区间，把流数据转化成静态数据，数据更新方式是刷新，属于局部分析；第二类为叠加型，是把新产生的数据可视映射到原来的历史数据可视化结果上，数据更新方式是渐进式更新，属于全局分析。

此方法适用于药品日销量，对各大医院、社区医院和网络销售等渠道的药品销量进行分析。通过流数据可视化图预测近期高发疾病，以便制药公司、各大医院提前准备药品，防治多发疾病。

5.1.5　基于非时空数据的可视化技术

基于非时空数据的可视化技术研究可以分为两类，即层次和网络数据可视化以及文本和文档可视化。下面对这两种技术进行简要的介绍。

1. 层次和网络数据可视化

对于包含海量节点和边的大规模巨型网络在有限空间的可视化展示是目前层次和网络数据可视化的难点与重点。除了可视化静态网络拓扑关系，大数据相关网络往往是动态演化的。

1）层次数据可视化

层次数据是一种常见的数据类型，强调个体之间的层次关系，可以抽象为表达包含和从属关系的树结构。针对在树下空间较少、导师节点有重合的缺陷，Lamping 和 Rao（1999）提出了双曲树的可视化方法，如图 5-4 所示。

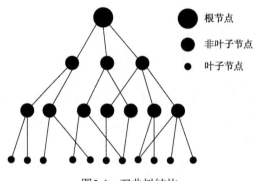

根节点

非叶子节点

叶子节点

图5-4　双曲树结构

层次数据可视化的要点是对数据中层次关系（树形结构）的有效刻画。不同的类型关系用不同的视觉符号表示，因此层次数据可视化分为以下两种。

（1）节点-链接法。其中每个个体是节点，节点之间的连接表示个体之间的层次关系。数据描述使用圆锥树、空间树等来表示承接的层次关系。在径向树中，圆周随层次深度的增加而线性增长，树节点呈几何级数增长。不足之处在于树的底层空间不足，可能会导致节点相互重叠、可视化效果变差。

此方法适用于发现数据之间的排斥反应或关联关系，例如，发现某几种疾病或某几种药之间的不良反应，或各种疾病之间的关联和全基因组关联分析。

（2）空间填充法。从空间填充的角度实现分层数据的可视化，数据描述采用树的结构。在树形图中，矩形表示层次结构中的节点。树图组织更适合具有非结构化层次结构的数据结构系统。新闻分类可视化系统中的新闻树图（http://newsmap.jp/）使用此方法来表达新闻之间的层次关系。

该方法适用于临床决策支持，医生在诊疗过程中通过大数据分析给出更加合理、精准的医疗解决方案。

2）网络数据可视化

网络数据不具有层次结构，因此表达不受局限。

（1）弧长链接图法，即节点-链接法的变体，采用一维布局模式，节点沿某个线性轴或者环形排列，圆弧表示节点之间的链接关系。

该方法适用于药物使用分析和日常疾病监测，可以帮助检测是否引发其他疾病。

（2）力引导布局图法。采用节点表示对象，线表示关系，是自然的可视化布局。早些时候，Eades 提出了一种启发式画图算法来简化边的教程，并尝试保持边的长度一致。

此方法适用于基因关联分析，如Ⅱ型糖尿病患者群基因组分析检测，从胰岛代谢、基因表达等角度对患者的敏感位点进行分析，找出Ⅱ型糖尿病的患病根源。

2. 文本和文档可视化

1）文本内容可视化

文本内容作为大数据时代非结构化数据类型的典型代表，是互联网中最主要的信息类型，也是物联网各种传感器采集后生成的主要信息类型。因此，文本可视化的主要目标是将文本中蕴含的语义特征形象化表达出来。根据不同的形态，文本内容可视化方法分为以下两种。

（1）标签云，包含一组相关标签和相应的权重。典型的标签云有 30～150 个标签。每个标签对应的权重影响使用的字体大小或者颜色等，从而改变视觉效果。标签云是可以交互的。

该方法可用于可视化医学领域中的所有文本信息，病例信息、临床医疗记录、药物清单，以及网络论坛中医疗保健信息都可以使用标签云进行可视化。通过分析在主要网站上搜索相关疾病的用户的记录，构建疾病标签云并发现高频疾病的名称，可以预测疾病的发展趋势并制订治疗流行病的方案。

（2）文档散图，又称旭日图法，同标签云类似，采用关键字作为可视化文本的内容，参考关键字在文本词汇中的关系来对不同的关键字进行布局。因此，描述了关键词之间的语义层次关系。

此方法适用于疾病的自我检测。患者通过社交网络共享自身病例和医疗记录并经过后台大数据处理技术形成文档散图，自行测量疾病发展程度，参考同病症的患者用药记录考虑自己的用药治疗方案。

2）文本关系可视化

文本关系可视化是将文本或者文档里的内涵关系进行可视化展示，如文本之间的应用、网页之间的超级链接关系、文本的相似性和文档集合内容的层次性等。

此方法适用于从大量的电子病历中检索出有价值的字段，使用单词树分析患者自述的病症信息，快速推断患者的疾病。

3. 复杂高维多源数据可视化

复杂高维多源数据是指具有多个维度属性的数据变量，广泛存在于传统关系型数据库以及数据仓库的应用中，如患者信息系统及药物智能系统。复杂高维多源数据可视化分析的目标是探索高维多源数据项的分布规律和模式，并揭示不同维度属性之间的隐含关系。

基于几何图形的高维多源可视化方法是近年来主要的研究方向。医疗健康大数据背景下，除了数据项规模扩大带来的挑战，高维多源所引起的问题也是研究的难点。

1) 散点图及散点矩阵

二维散点图将多个维度中的两个维度属性值集合映射至两条轴，在二维轴确定的平面内通过图形标记的不同视觉元素来反映其他维度属性值。

此方法适用于高维多源数据的散点图可视化，如横轴是年收入，纵轴是幼儿死亡率，圆点大小和颜色分别表示城市人口和所在区域，散点图可进行整体数据统计及综合分析。

2) 星形图（雷达图）

雷达图是基于类似导航雷达显示屏上的图形而构建的一种多变量对比分析技术，通常用于分析经济和银行利率、企业风险等。吴颖慧和叶小巾（2016）提出了2013～2014年香港地区九龙中、九龙东、九龙西医院联网运营雷达图，如图5-5所示。

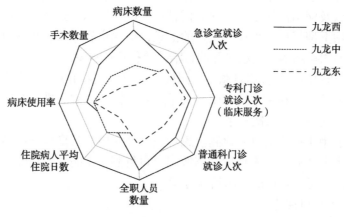

图5-5　雷达图

此方法适用于高维多源数据分析和展示，在突发病暴发期间，能够直观地对该过程中地理位置变化、时间变化、发病人数变化以及特殊事件进行立体展现。

5.2　基于临床大数据的临床支持相关技术

传统的 CDSS 通常通过医学知识库、临床数据和专家知识为临床应用服务。基于临床大数据的 CDSS 集成医院信息系统来获取临床大数据，通过数据挖掘工具挖掘和分析，发现新的知识和原有知识之间的关系，并补充了医学知识库，极大地丰富了医学知识库。源源不断的临床数据和不断训练学习的医学知识库通过医学逻辑推理引擎为临床应用与决策支持服务，有效提高诊断准确率、缓解医患矛盾、节约医疗资源、提高医疗质量，并改变了一些疾病诊断和治疗模式，提供了解决许多医疗问题的新方法，例如，能够准确预测疾病风险，实现医疗程序的智能、精确治疗和个性化治疗（惠华强等，2016）。

5.2.1　医学逻辑推理引擎

CDSS 是指使用人工智能设计原理和方法来模拟医生诊疗的自然原则。这包括观察、诊断和治疗三个阶段，构成诊疗循环。在此循环中，流数据用于观察数据、解释数据以及将数据应用于治疗。该循环可以进行一次，如患者的门诊服务，也可以实行多次，如住院患者和重症监护。从系统设计的角度来看，观察阶段的主要任务是医务人员试图获取与患者疾病相关的数据。对患者相关数据的理解和挖掘越充分，患者的疾病不确定程度越低。获得足够的数据后，进入诊疗循环的诊断阶段。在这个阶段，医务人员根据获得的各种数据仔细思考，结合自己的知识和经验，形成疾病的诊断，其还包括基于患者的个体状况提示的一些可能的预后信息。在治疗阶段，患者由进行治疗的医生进行各种生理或心理干预，通过该治疗使患者的健康状况变为或接近预期水平。治疗阶段依赖于诊断决策分析，诊断决策分析的准确性取决于观察阶段的数据获取程度。

CDSS 通用架构如图 5-6 所示。在 CDSS 中，在根据知识库中的知识和规则做出与诊断或治疗相关的医学决策时，推理是不可避免的。推理引擎是指基于知识推理的计算机实现，即在推理过程中解释和执行以某种语言表达的一系列推理规则。推理引擎负责控制和协调整个专家系统，并基于当前输入的数据，即数据库中的信息，利用知识库中的知识，根据一定的推理策略，解决当前问题并推断问题的结论（Wu et al.，2008）。推理引擎相当于 CDSS 的大脑。推理引擎的工作是按照严格的形式逻辑规则进行匹配活动等，同时选择一个或多个适用知识规则来执行和得出结论。推理引擎的目的是使计算机能够基于知识自动做出决策，以提供特定的提醒、建议和解释。因此，在设计推理引擎时，其推理过程应与医学专家的推理过程一致。

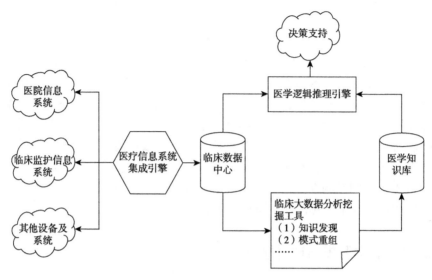

图5-6　CDSS通用架构

关于人类智能活动的思考方式有很多种。人工智能作为对人类智能的模拟，也有多种推理方式，可分为演绎推理、归纳推理、默认推理、确定性推理、不确定性推理、单调推理、非单调推理、启发式推理、非启发式推理、基于知识的推理和直觉推理。CDSS中常用的推理策略与方法是前向推理和后向推理、确定性推理和不确定性推理。

（1）前向推理与后向推理。前向推理从原始数据开始，利用知识库中的专家知识，根据某些策略推断出结论。由于它是从数据到结论，也称为数据驱动策略或自下而上策略。后向推理，也称为目标驱动策略或自上而下策略。它首先提出结论假设，然后反转以寻找支持该结论的证据。前向后向混合推理首先使用前向推理来帮助系统基于数据库中的原始数据进行假设，然后使用后向推理进一步找到支持该假设的证据，直到获得答案。

（2）确定性推理与不确定性推理。确定性推理意味着推理中使用的知识是准确的，并且得出的结论是确定的。不确定性推理意味着推理中使用的知识并不完全准确，得出的结论并不完全是确定的。在医学中经常遇到非严格、不准确和模棱两可的知识。例如，患者向医生主诉"最近头有点晕"，这一主诉中"最近"的时间性和"晕"的程度是非常模糊的概念。在一些专家系统中，产生式规则本身也是不确定的，例如，"如果患者发高烧并常流鼻涕，患者感冒。"这一规则的两个前件，"发高烧"和"常流鼻涕"是模糊的概念，很难弄清体温边界和时间值界限。不精确知识的表征和推理现已成为人工智能领域的一个重要研究课题。

经典知识推理引擎由三部分组成：规则库（rule base）、工作记忆和推理引擎。其中规则库是中心数据库，存储特定领域的推理规则。规则可以使用不同的知识表达方式进行表示。工作记忆（working memory）是临时存放事实数据的全局数据库（global data base，GDB），它用于保存系统当前的运行状态。推理引擎（inference engine）是运行逻辑推理的核心，包括模式匹配器（pattern marcher）、议程（agenda）和执行引擎（execution engine）。模式匹配器通过事实和规则前件的比较，决定选择执行哪条规则，何时执行规则。基于规则的推理引擎的核心就是模式匹配，推理引擎的推理效率就取决于模式匹配器的运行效率。议程是推理引擎运行时创建的一个规则优先级表，表中的规则用来与工作记忆中的事实相匹配。如果事实都与多条规则的规则前件相匹配，则优先级较高的规则被启用。如果确定启用的规则产生的结论触发了新的事实，则新的事实将加入工作记忆。执行引擎负责执行议程中的规则，进行逻辑推理。

推理引擎的运行过程包括：①将初始事实数据输入工作记忆中；②使用模式匹配器完成事实与规则前件的匹配；③如果在规则匹配过程中出现冲突，即同时激活了多条规则，则将冲突的规则放入冲突集合中；④消解冲突规则，将激活的所有规则逐一放入议程中；⑤启动执行引擎，执行议程中的所有规则，重复至议程中的所有规则执行完毕。

在医学领域，知识推理引擎相当于 CDSS 的大脑，其推理过程与医学专家的问诊推理过程基本相同，可以模拟医学专家来诊断和治疗疾病。精心设计性能良好的推理引擎可以帮助临床医生（尤其是低资历医生）快速、准确、有效地完成临床工作。

5.2.2　基于医疗健康领域的知识库

知识库是 CDSS 的核心，推理引擎从人机接口（man-machine interface）获取患者数据，结合知识库中结构化存储的临床医学知识对患者数据进行推理，并将结果再次通过人机接口以某种形式呈现给相关用户，为针对该患者的医疗行为提供决策支持。因此，知识库内容的完整性和准确性直接影响着 CDSS 的智能化水平与应用效果。临床决策知识库构建方法通常包括知识获取、知识表达、知识应用、知识评估四个环节。其结构如图 5-7 所示。

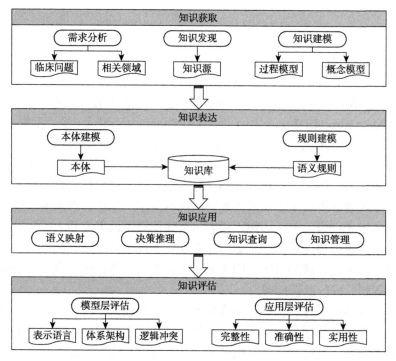

图5-7　临床决策知识库框架

　　临床决策涉及广泛的知识面，包括基础医学知识，如生理学、生物化学、解剖学、病理学、药理学、遗传学和免疫学，还包括临床医学知识，如疾病诊断、测试和治疗，以及临床实践知识，如患者的病情、医生的临床经验、医疗和健康状况。就其存在形式而言，这种知识可以分为抽象的隐性知识和特定的显性知识；就其结构程度而言，它可以分为非结构化知识和结构化知识；就其来源而言，它可以分为临床指南（clinical guidelines，CG）、医学文献、专家经验和各种专业知识库中的知识。其中，临床指南是 CDSS 最重要的知识来源。临床指南是一套基于循证医学证据的系统开发指南，用于帮助医疗从业者在特定条件下做出适当的临床决策。由于其具有严格的开发方法和科学严谨的内容，它可以在指导和调节医疗行为方面发挥重要作用，从而提高医疗质量和成本效益（Quaglini et al.，2000；Eagle et al.，2005；Chen et al.，2010）。临床指南在结构和内容上没有统一的标准（何雨生和孙宏宇，2007），但一般包括以下内容：①基本信息，即临床指南元数据，包括标题、作者、描述和版本号；②适用条件，规定目标人群、临床问题和临床指南的情景；③术语解释，对临床指南中重要医学术语进行标准化定义、解释或分类；④决策规则，解释选择诊断或治疗计划的算法和判断逻辑；⑤诊断和治疗建议，根据决策逻辑推荐治疗方案或诊断和治疗行为，如临床路径，以及定期的医疗建议，如检查、处方、饮食、手术、护理或其他教学信息；⑥流程管理，指定治疗计划中每个行为的执行顺序，即工作流程；⑦研究证据，包括参考以证据为基础的医学研究结果、收集和选择证据的方法、评估证据质量的方法、评估建议水平的方法。

以上七部分内容除了基本信息和研究证据属于针对临床指南本身的描述性信息，还包含两类对于临床决策非常重要的知识：一类是声明性知识，用于描述概念和概念之间的联系；另一类是程序性知识，用于描述临时决策或预定义的工作流程，这些工作流程是动态知识，如决策逻辑和流程管理。这两类知识通常在临床决策过程中密切协调，都是必不可少的。因此，所有知识都需要根据某种明确的、形式化的和标准化的表达模型进行编码，然后才能将它们转换为可以由推理引擎自动处理的知识库中的有效知识，从而发挥其对临床决策的指导作用。

临床决策知识库的建设主要包括四个步骤。

（1）明确决策问题域。确定知识库的应用领域和待解决的临床问题，以确定知识的来源和主要内容。

（2）概念化知识描述。获取并改进从知识源解决问题所需的声明和程序知识，并在清晰详细的流程图中描述知识。该步骤需要由医学专家和知识工程师完成，以确保描述的完整性和准确性。

（3）形式化知识编码。概念知识根据可由计算机识别和处理的清晰、正式和标准化的表达模型进行编码。

（4）系统测试与评估。整合 CDSS 的其他模块，以确定在实际问题的决策支持过程中知识库中是否存在错误、冲突或缺失知识。

由于临床决策知识具有复杂性和动态性，通常需要重复上述四个步骤。其中，步骤（1）和步骤（2）提供了知识的原始描述和知识库建设的理论基础；步骤（3）将知识转化为计算机可读形式，是知识库建设的核心环节；步骤（4）建立持续更新和提高知识的机制，是确保知识库实时性和有效性的必要条件。表 5-1 列出了世界上主流的临床决策知识表达模型。

表 5-1　临床决策知识表达模型

模型名称	模型描述
文档标注模型	以可扩展标记语言（extensible markup language，XML）对临床指南的文本进行标注，使其便于在计算机上显示和传输
机器学习模型	利用决策树、回归算法、聚类算法、人工神经网络等机器学习算法，从大量临床数据中识别出临床决策相关变量之间的关系，并基于此对未知数据进行预测
结构化规则模型	利用 ArdenSyntax 或产生式规则等结构化规则表示假定临床条件下能得到的结论或应执行的操作
任务网络模型	将临床指南中的诊疗流程表示为逐层嵌套的任务网络，每个任务网络由状态、决策和行为等节点组成，通过执行引擎自动将临床数据与这些节点进行状态匹配、决策和行为选择

模型名称	模型描述
语义网络模型	以本体表示临床决策相关概念及概念之间的联系，结合临床数据和语义规则，推理得到适用于当前临床问题所在语境的决策

这几种模型各有优缺点。文档标注模型仅提供便于电子显示和传输临床指南文本的标记，并且不支持临床指南的自动执行，因此，CDSS 的应用很少。机器学习模型为临床决策中的不确定性知识提供了解决方案，但由于其推理机制的不透明性，临床从业者难以理解和接受。与机器学习模型相比，尽管结构化规则模型相对直观，但随着规则的数量和类型不断增加，知识的更新和维护将变得越来越困难。任务网络模型通过其用户友好的显示、编辑和自动执行工具很好地集成到临床工作流程中，目前已成为广泛使用的临床决策知识表达模型，但不同的任务网络模型在描述语言、执行工具和集成环境方面存在明显差异，本地化实施成本高，不利于知识的共享和再利用。语义网络模型凭借其基于域共享概念的知识表示和推理能力，在知识的集成、共享和重用方面具有明显的优势，同时保持与其他模型的兼容性，因此，可以更好地适应当前复杂和不断变化的医疗信息环境。作为 CDSS 领域的一个新的研究方向，语义网络模型具有广阔的发展前景。然而，由于本体之间以及本体与临床数据模型之间具有异质性问题，语义网络模型的实际水平不高。

以上模型也有一些共同的局限性。例如，现有的临床决策知识库大多只针对一种疾病或一类疾病，在表达其他疾病相关知识时，知识库的结构内容变动很大，甚至需要重新设计，不但成本高而且费时费力；知识库的应用模式比较单一，主要用于支持院内诊断的辅助诊断、异常提醒或警报等，对持续的个性化护理缺乏决策支持。仅建立在预先定义的知识库基础上的 CDSS 在为用户提供合适的答案以做出医疗和保健决策方面难以满足需求。利用异构的医疗健康数据集以及利用具有领域知识的语义分析对知识库的应用有重要意义（Feng et al.，2018）。

5.2.3　基于临床决策的解释器研究

解释器负责通信模块接收的临床消息事件的词法和语义分析，并删除一些冗余的字段；解读和分析临床新闻，匹配专业医学词汇，并验证临床新闻中表达的意义的专业性和准确性；在分析和处理之后，以统一格式封装有效的临床消息，以便为其他引擎模块提供访问和处理消息的统一访问模式；根据临床新闻事件的类型，加载事件驱动文件，以确定该临床决策推理所需的推理资源、推理参数、推理模型和推理算法；将解析后的临床消息和推理信息传递给推理模块进行知识推理。本模块不存在于所有 CDSS 中。

5.2.4 基于临床决策的工作存储研究

全局数据库用于存储患者的初始数据、中间推理数据和诊断结果，以及结果的一些诊断处理。患者数据可包括生日、性别、过敏史、使用的药物、先前的病症或其他信息。

一旦 CDSS 开始推理，它首先需要获取患者信息，将患者信息转换为推理的事实，由此从已知事实中得出结论。例如，当系统开始诊断疾病时，首先将患者的症状和测试结果放入事实数据库，然后从事实数据库中的初始证据开始，根据某种规则在知识库中找到匹配的知识。如果得到一些中间结论，则需要将它们作为中间数据放入数据库中，并继续查找可以匹配的知识，循环进行，直到推出最终结论。通过推理获得的最终结论能够及时更新患者信息。

5.2.5 基于临床决策的人机交互研究

人机接口是系统与用户进行对话的界面。用户通过人机接口输入必要的数据和信息、提出问题、获得系统对问题的推理结果，以及获得系统对结果或用户提问所作出的解释；系统要求用户通过人机交互界面回答系统的问题。

早期 CDSS 独立于医生的工作流程，医生不得不在 CDSS 中重新输入患者信息以获得帮助，从而导致人力成本的浪费。例如，在早期的 MYCIN 系统中，用户必须停止当前的工作并前往 MYCIN 系统所在的计算机，重新输入患者信息，以获得决策支持的结果。现代 CDSS 大多与医生的工作流程相结合，医生可以快速获得工作流程中的决策支持，如各种事件监控系统，可以在没有任何用户干预的情况下发出预警；近期的无缝集成到电子病历中的一键通技术（InfoButton）在完全不干扰医生工作流程的情况下给医生提供必要的决策相关信息。此外，考虑到目前医疗信息系统的访问控制机制难以识别系统用户的真实身份，Zhang 等（2018）提出了一种集成了多种医学领域知识的基于用户身份的访问控制模型，避免宽松的人机接口控制增加泄露患者隐私的风险。

5.3 基于运营大数据的医院管理相关决策技术

医疗健康数据较为复杂，不仅有临床产生的大量数据，医院运营过程同样也会产生大量的数据。医院建设的业务系统包括HIS、急诊系统、护理系统、EMR、检验系统、检查系统、输血系统、生殖中心系统、体检系统等。每个系统的生产厂家不同，设计不同。尽管医院依照不同的主题建立部分分析型数据应用，但还是较为孤立的系统；医院也建立了集成平台，从业务的角度规范业务传输，同时在集成平台基础上建立了临床数据中心，但都不是以医院整体数据中心管理为出发点，而是以数据应用为出发点。大数据技术已逐渐趋于成熟，卫生信息化建设也不断加快，医疗健康数据类型、标准和规模日益增长，医疗健康已全面进入"大数据时代"，结合大数据技术对医院数据进行治理、管理及应用有重要意义。

5.3.1 大数据在医院绩效管理中的应用

医院绩效考核是指采用特定的指标体系，对照客观的考核标准，按照一定的程序，对医院的社会效益、运行效率、投入产出、医疗质量、发展能力做出综合评价。传统医院绩效管理大多采用以收入为导向的全成本核算法。其考核指标单一、时效性较差，多因信息系统的滞后难以对员工劳动准确量化。目前，大数据分析企业运营对管理的价值日益显著。利用医疗健康大数据更好地反映医护人员工作量、工作风险、医疗技术和服务质量，是医院信息化绩效管理的重要内容。

医院绩效考核能够反映医院财务收益、医患关系及医疗工作流程等多方面内容；根据绩效考核结果，医院能够制定一个切合医院实际的长期发展战略，兼顾社会效益与医院经济效益。大数据应用技术可以促进医院的内部发展，各临床科室关注相关的绩效指标各异，根据存在的问题及时采取相应的措施，明确自身的劳动价值，使医务人员能更好地注重自身的业务水平，为患者提供更好的服务。加强医院绩效管理工作，不仅有利于医院实施精细化管理，而且推进医院的发展改革事业，实现我国医疗事业的健康可持续发展。以医院的工作规划或者年度工作目标为主，将相关的指标纳入当年的绩效考核指标体系中。利用信息技术、分析手段驾驭医疗健康大数据，提前思考架构，部署数据采集、清洗、分析和应用。加强综合绩效考核，建立科学的激励约束机制，结合医院中长期战略目标规划，建立以基于资源的相对价值比率（resource-based relative value scale，RBRVS）工作量核算为基础，服务效率、质量和工作效率为指标考核，质量控制为依据的综合考评模式，科学合理地考核科室工作绩效，并核算科室奖金，最终实现精细化绩效管理目标。

1. 绩效管理数据内容

核算数据内容为床日清单表、员工清单表、科室清单表、病区清单、库房清单、项目字典表、项目类型清单、诊断汇总清单、收入明细表、药品字典表、出入院清单表、挂号明细表、科室物资领用明细表、水电费消耗表、设备类别清单、设备折旧明细表等。

2. 绩效考核指标

根据医院中长期工作规划、年度工作目标，组织管理专家组评审，采纳其意见，将相关指标纳入当年绩效考核指标体系范畴。绩效考核指标主要内容如下。

（1）社会效益方面。患者满意度综合指数、出院患者医疗服务质量监督回访率、副主任及以上医师对出院患者回访率、门诊均次费用、住院均次费用、年门急诊人次、年住院人次、年手术人次等。

（2）医疗护理质量方面。住院患者治愈率、出入院诊断符合率、三级查房合格率、抗菌药物三级管理合格率、特护一级护理处方合格率、医疗事故发生等级、责任程度等。

（3）经营效益方面。人均业务工作、平均实占床日、平均医生门诊人次数、平均每医生住院人次数、人均手术人次数、人均带教进修医生人次数、手术前平均住院日、实际病床使用率、平均住院日、百元业务收入成本、百元医疗收入卫生材料支出等。

（4）财务状况方面。年医疗业务收入、国有资产保值增值率、成本费用收益率、药品占业务收入百分比等。

（5）发展能力方面。专业技术职称结构比例、各类人员学历结构比例、学科人才梯队结构、每职工收入水平、职工满意度、每卫技人员核心期刊论文发表数、学科建设、重大项目成果数等。

3. 绩效考核分配方案奖金

绩效考核分配实行院、科两级分配管理，科室奖金每月由财务处负责计算，并由各科室中心组制订二次分配方案，报人事处备案后进行分配。医院绩效管理以工作量考核为基础，结合工作效率，最终体现医务人员劳务价值，同时引导科室加强可控成本管理，以实际贡献为依据，合理分配奖金。另外，规范考核程序，通过基础管理考核、医疗质量考核、科教质量考核、其他职能科室质量考核等，实现医院层面的精细化绩效管理目标，并使绩效管理围绕医院整体经营战略目标。

5.3.2 大数据在医疗保险管理中的应用

医保的成本推动了对大数据驱动的医保应用系统的需求。医保行业中的技术决策者不会忽略大数据带来的效率提升，经济吸引力和快速的创新步伐等都可以用在医保行业中并使行业受益。对医保数据进行数字化与共享的新标准和激励措施，以及商用硬件产品在存储和并行处理方面的改进与价格的下降正在导致医保行业的大数据革命，使其以更低的成本提供更好的服务为目标。医保行业可以通过大数据和高级分析来获得巨大收益。下面介绍医保行业里的五个大数据产品应用案例。

1. Valence Health 公司：提升医保结果和财务状况

Valence Health 公司使用 MapR 公司的数据融合平台（converged data platform）来建立一个数据湖并作为公司主要的数据仓库。Valence Health 公司每天从 3000 个数据输入源接收 45 种类型的数据。这些数据包括实验室测试结果、患者健康记录、处方、疫苗记录、药店优惠、付款，以及医生和医院的账单等，用来提升决策以改善医保结果和财务状况。

之前，如果数据源发来 2000 万个实验室测试结果，Valence Health 公司需要 22h 来处理这些数据。现在，Valence Health 公司将这个处理时间从 22h 缩短到 20min，并且使用更少的硬件。Valence Health 公司也可以处理之前很难满足的客户要求。例如，客户打电话来说："三个月前我发给你们一个错误的文件，我希望把那个文件拿掉。"传统的数据库解决方案可能要 3~4 周才能找到指定数据并删除。MapR 公司的快照功能提供了定点恢复，这使得 Valence Health 公司可以立即回到指定时间点并删除文件。

2. United Health Care 集团公司：双模型策略

United Health Care 集团公司是一家多元化的健康和福利公司，成立于 1974 年，总部位于美国明尼苏达州的 Minnetonka，共有 75000 名员工，为近全美 5100 万名用户提供医疗保险和服务。和该公司合作的有超过 85 万名医师和护理人员，全美大约有 6100 所医院。该公司的账目完整（payment integrity）小组的艰巨任务是确保所有账单都按时正确付款。面对每天超过 100 万个账单（10TB 数据）的情况，该公司之前的处理方式是特制的，严重依赖于规则，并受制于数据孤岛和碎片化的数据环境。后来 United Health Care 集团公司采用了一个独特的双模型策略，既集中关注业务收益，又追求利用最新的技术来不断创新。

针对业务收益，United Health Care 集团公司建立了一个预测分析"工厂"，用来系统地可重复地识别不准确的账单。Hadoop 平台作为单一平台的数据框架，该平台上建有多种工具来分析各种信息，包括账单、处方、医保参与人、合作医护人员，以及账单审查结果。

United Health Care 集团公司集中了业务里所有孤岛数据，包含 36 处数据资产，拥有多个预测模型（PCR、True Fraud、Ayasdi 等），这些模型提供了一个潜在的欺诈排序列表，可以有针对性地和系统化地处理欺诈。

3. Liaison 科技公司：医保行业数据记录的流处理

Liaison 科技公司提供了一个云端解决方案来帮助企业集成、管理和安全保障其数据。它的一个垂直解决方案是针对医保行业和生命科学行业的两个挑战，满足《医疗保险流通与责任法案》（*Health Insurance Portability and Accountability Act*，HIPAA）合规要求和数据格式及其展现形式的多样性。利用 MapR 流，因为流处理将系统数据记录变成了一个无限的、不可更改的数据转换日志，所以合规挑战中的数据可回溯问题迎刃而解。多样性的挑战在于一个患者记录可以有多种使用方式：文档、图或者查询结果，这取决于不同的用户（制药公司、医院、诊所或医生）。利用流处理实时地将数据变化输出到 MapR-DB、HBase、MapR-DB JSON 等文档、图和搜索数据库，用户可以得到最新的、最适合的数据。另外，通过在 MapR 融合数据平台上开发这一服务，Liaison 科技公司可以保障所有数据模块的安全，避免了其他方案的数据和安全孤岛的问题。

4. NGS

下一代基因测序（next generation sequencing，NGS）是一个经典的大数据应用，它面临双重的挑战，即巨量原始异构的数据，以及 NGS 最佳实践的快速变化。另外，许多前沿研究需要与外部组织的不同数据进行大量的交互。这需要强大的、足够灵活的工作流程工具来处理大量的原始 NGS 数据，而且跟上快速变化的研究技术。它还需要一种方法来将这些大量外部组织的数据有意义地整合到 NGS 数据，如美国国立卫生研究院（National Institutes of Health，NIH）的基因型组织表达（genotype-tissue expression，GTEx）和癌症基因组图谱（The Cancer Genome Atlas，TCGA），特别是临床数据、表型性数据、实验数据和其他相关数据。

NGS 选择了 Hadoop 和 Apache Spark 来构建工作流程系统，使其能够集成、处理和分析各种数据来为 NGS 研究提供服务并紧跟科研脚步。

5.3.3　大数据在医疗设备采购中的应用

我国医疗设备现今的采购方式是招标采购，招标采购的流程要求医疗单位以《中华人民共和国招投标法》为依据，按照法定的方式、方法和程序招标采购医疗设备，并附加售后服务。这是一种社会文明、立法公正的体现。医疗设备采购的过程复杂烦琐、耗时耗力，要求负责医疗设备采购的员工了解当下的医疗设备行情和该院的使用需求，还需要具备一定的商业头脑、商业谈判技巧，在保证招标采购医疗设备过程的公平、公正和透明性的前提下完成采购任务。而医疗设备的采购应用大数据技术主要体现在内部医疗器械的维护。医院的维修模式属于被动维修，设备出现故障后才开始查资料、检修，浪费了大量的时间。使用大数据技术，随着时间的推移，系统能储存大量的医疗设备工作数据，根据系统之前收集的资料，就能够提出故障出现的更精准的方向，为医疗设备的维护工作提供便利。

一般医疗设备全寿命周期管理分为设备采购期、运行期和处置期三个阶段。采购期避免出现超前配置、低水平引进、重复投资；运行期通过及时、有效、高水平的维护保养保证医疗设备的性能稳定和运行可靠，尽最大可能延长医疗设备在临床使用的期限；处置期将不能满足临床使用要求的医疗设备进行拆旧利用或残值回收，严防国有资产流失。大数据紧紧贯穿于医疗设备全寿命周期管理的三个阶段，丰富了医疗设备全寿命周期管理的内涵和外延。

（1）采购期管理严谨规范，初始数据对接及时。设备的采购期管理过程是产生医疗设备的过程。在此过程中，不仅要便于医疗设备采购部门前期充分论证和可行性研究，制订医疗设备采购计划，而且要便于医院临床科室根据工作实际需求提出购置申请，还要便于医院管理者全盘掌握医疗设备前期管理的动态和流程。大数据时代，当医疗设备使用科室根据临床工作需求提出医疗设备购置申请后，医疗设备采购部门应该通过调研和数据分析进行论证。论证内容包括医疗设备购置必要性、技术水平、合理性、使用率、房屋等安装条件、效益评估等，以及是否存在超前购置、重复购买、低水平引进等情况。

（2）运行期管理科学高效，维护数据录入完整。由于采购期已经将医疗设备相关数据融入医院数据存储中，医疗设备维修部门可以对其实施常态化实时监控。医疗设备软件检测系统设置医疗设备保养时间提醒，设置医疗设备使用报警系统，对医疗设备运行时间过长或使用太过频繁进行及时预警。医疗设备维修完成后，应当按照会计制度重新核算医疗设备的价值。医疗设备维修部门要记录医疗设备的维修原因及维修时间，为以后的管理提供依据和参考。医院经济核算部门、医疗设备管理部门要结合临床科室开展医疗设备经济效益分析，确定医疗设备使用考核办法和考核指标，准确把握临床科室医疗设备的收入、成本支出、耗材使用，通过对实际运行情况、效益效能的分析，实施监管，拟定医疗设备使用策略。

（3）处置期管理严格规范，处理数据实时更新。当临床科室提出对医疗设备的报废申请时，医疗设备管理部门可以依据医院数据存储中心中该医疗设备的相关数据和医疗设备的现况进行讨论、分析、技术鉴定。结合国家规定的医疗设备应该报废的年限和医疗设备运行中的使用及维保记录等数据，对医疗设备开展科学的技术评估，确认该设备能否继续在临床使用，使医疗设备的技术价值、经济价值最大化，避免浪费国有资产。经评定同意报废的医疗设备，应严格按照医疗设备报废管理规定开展医疗设备处置工作。医疗设备管理部门须将鉴定意见提交医院审计、财务、经营管理等部门共同审核，报分管副院长、院长审批，上报地方国资委统一处理，同时实时更新该医疗设备在医院数据存储中心的数据。

第6章　政府管理层面的大数据决策辅助相关技术研究

本章基于大数据，从智慧医疗管理和医疗健康信息化角度，探究政府对于提高医保使用效率的相关决策技术研究，对医保异常行为进行检测研究，同时面向政府决策者层面，探讨如何帮助解决"重治疗、轻预防"的现状，研究流行病与慢病防治决策辅助技术。

6.1　提高医保使用效率的决策辅助相关技术

随着社会经济的快速发展，我国社会保障制度逐步完善，医疗保险作为其中的重要组成部分也得到了不断的发展。同时，随着互联网技术的普及、信息技术在医疗行业领域的应用，医疗保险这项民生工程逐步衍生出了医保信息系统等内容。医保信息化给我国医保政策的管理与实施带来了很多便利，也让人民可以更好地获得医疗保险优惠政策，但伴随而来的，如何更好地利用大量医保数据辅助相关决策也成为研究者普遍关注、有待解决的问题。

6.1.1　医疗保险大数据的发展

医疗保险是为了补偿疾病所带来的费用及负担而采取的一种预防性措施，是社会保障制度的重要组成部分之一。医疗保险是医疗费用保险的简称，为健康保险中的一种，也是其最为重要的一个方面。对于医疗保险具体的概念在学术界还没有形成一致的定义，对于医疗保险的描述及界定也各不相同，但其本质的含义相近，具体而言，就是通过收取一定的医保费用来筹集并形成医保基金，为劳动者或者公民因为疾病造成身体与健康损害时提供对其在治疗期间发生的医疗费用损失进行赔偿和报销的保障。医疗保险的特征之一是分担未知风险、互助共济，建立医疗保险的目的在于缓解患者就医所带来的经济负担，保障其基本生活、保护生产力和促进经济的稳定可持续发展，从而保证社会稳定和谐发展。

医疗保险的原则通常有大数法则、保障对象具有普遍性的社会化原则、强制性和自愿性原则、权利和义务相结合原则、公平与效率原则、以支定收/量入为出/收支平衡/略有结余原则等。医疗保险作为社会保障的一种，从其实施的性质上看，具有平均社会财富资源、促进社会安定的作用。国内一些学者采用相关数据以及工具变量、动态优化模拟等方法来分析国内医疗保险对城市和农村居民消费的影响，发现医疗保险对其具有很大的促进作用。此外，医疗保险对于健康的人力资本也具有影响，健康不仅是不生病，还包括在生理上和心理上的一种良好状态。学者对当前的医保制度的实施效果进行了分析，利用大型微观数据进行研究，得出了医疗保险对于减轻老年人群和慢性病患者群的医疗经济负担具有显著的作用，提高了医保人群的医疗服务利用水平，对当前的"看病难、看病贵"问题具有一定的缓解作用。同时学者研究利用普通最小二乘（ordinary least squares，OLS）模型和固定效应（fixed effects，FE）模型来对城镇参保居民对自身健康的影响进行调查，研究显示医疗保险对参保居民的健康具有促进作用，对于经济状况相对较差的人群来说影响更大，服务利用的提升并没有增加居民的经济负担。以上研究对医疗保险的正确实施提供了有效证明，医疗保险能够有效地保障居民的健康生活，提高生活水平，从而稳定社会秩序。

随着数据挖掘技术的不断发展，人们对大数据的研究不断深入，但保险大数据的发展目前仍处于初级阶段。对医保行业而言，保险大数据包含用户、保费等多个方面，医疗保险企业如何利用已有大数据更精准地提供保险服务，同时降低保险赔付是其更为关注的领域。随着社会的进步，人们对健康逐渐重视，医疗保险行业会进一步发展。在此环境下，医疗保险企业对数据挖掘分析需求更为迫切，通过医疗健康数据的分析来提高保险的个性化及精准性，以降低保险支出、增加盈利的目标更加明确。同时就医疗保险整体而言，"看病难、看病贵"问题依然存在，这既是企业面临的挑战，更是企业发展的机遇。在个人用户层面，让用户感受到更为专业的保障承诺，在医疗保险发展层面，改善整个行业生态，建立良好的客户健康管理方式，是大数据应用的价值。整体来说，保险公司拥有基于销售、精算、理赔等环节的涉及企业、个人、生产等各方面的数据，具有大数据分析的基础。但是目前医疗保险企业的大数据应用并未有实质进展，仍处于数据收集与获取的阶段。数据挖掘是一种从数据库中抽取和识别有效的、新颖的、可理解的、事先不为人知的但又潜在有用的模式或知识的过程或技术，为决策和管理带来很多便利。

6.1.2 医保领域的数据挖掘技术

随着国内经济的发展、国家对医疗保险的重视以及人们对健康的关注，全民医保已经逐渐成为热点和话题。医疗保险一般根据主体以及受保程度的不同，可分为社会医疗保险和商业医疗保险。在我国，社会医疗保险是社会保障体系的重要组成部分，商业医疗保险作为一定的补充而存在。社会医疗保险由基本医疗保险和大额医疗救助、企业补充医疗保险和个人补充医疗保险三个层次组成。医疗费用是指患者在患病之后所发生的所有关于医疗的费用的总和，包括保险费用（参保人员）、个人自付、用人单位部分支付以及财政补贴，医保费用则是参保人患病之后的医保费用的总和，包括各种补偿、补贴等。医保费用的结构主要包括两个方面：从服务需求方来看，包括各种门诊挂号费、检查费、住院费、手术费、治疗费等；从服务的提供者来看，包括人力资源费、设备资源费、药品成本、管理成本等。国家正在逐步加大对全民医保的投入，各种各样的医保患者在医院中占有越来越高的比例。与此同时，医院的营业收入也有很大一部分来源于医保的收入。医保的推广引发了另一个问题。我国人口众多，对各个群体的医保政策不尽相同，导致医院管理各类医保患者的费用总数和医保比例已经成为一个重要的问题。同时，目前参保人员对自身健康越来越重视，在医保费用方面的开销越来越大，造成"小病大看，盲目就医"等现象。为了提高利润，医院会对患者进行没有必要的治疗而产生过多的医疗费用，对病症及其严重程度的区分没有明确的定义，只依赖所获取的利润而运行。在个人费用几近相同的条件下，人们更加倾向于向医疗条件和技术好的医院就诊，这就造成了"大医院人满为患"的状况。

数据挖掘技术可以有效地解决这一类问题。医保费用的支出对于医疗保险的实施有重要的影响。医疗保险的重要内容之一就是要医保基金管理部门合理地根据医保费用下发相应的补偿金额，若某一区域的医保费用支出过大而超出众筹的保险金额，这种超支现象便会造成参保人员需要提高其参保金额或者政府部门提高医疗支出来进行填补的问题，这样就又增大了人民的经济负担和国家的财政支出，与医疗保险实施的初衷是相悖的。建立 HIS 和各类医保系统的数据接口，制作治疗项目、药品等对照表，以及医嘱和费用的一些接口传输。通过这些方法实现 HIS 和医保系统之间的信息传输，也方便了医保中心与医院之间对医保患者的资料审核和监管；在医生给患者开立医嘱等情况下，通过数据挖掘技术，根据患者现在的医保类型和医生等级等，提示医生注意患者的药物和诊疗的使用情况，提前和患者说清楚情况，避免一些不必要的麻烦；通过数据挖掘技术，及时了解科室所在的医保患者的诊疗费用情况，合理控制医疗费用，此外，医保部门也可以及时了解各个科室医保患者的诊疗费用情况，方便对科室的监控和把握。

　　数据挖掘技术对分级诊疗的实施也带来很大的影响。2015 年 9 月 8 日，国务院办公厅印发《关于推进分级诊疗制度建设的指导意见》（以下简称《意见》），部署加快推进分级诊疗制度建设，形成科学有序就医格局，提高人民健康水平，进一步保障和改善民生。分级诊疗是指按照病症的轻、重、缓、急及治疗的难易程度来进行分级，不同级别的医疗机构承担不同疾病的治疗，采用"基层为首、双向转诊、急慢分治、上下联动"模式，将一部分常见的疾病、慢性病分流在基层医院，从而提高优质稀缺资源的配置效率。分级诊疗的实施对于医保费用的合理使用有很大的帮助，能够达到边际消费较大的效果。分级诊疗就是为了医疗保险的改革深化和资源的优化配置而提出来的新的就诊模式，使得参保人员的住院流向趋于合理化。对医保费用的有效监督和管理同时也能够提高分级诊疗制度的实施速度并提升其效果。

6.1.3　医保欺诈预防研究

　　随着社会保障信息系统的广泛应用，医保数据呈爆炸式增长，积累了海量的历史数据。这些数据包括最关键的资金数据，还有尚未被利用的患者信息、医院信息、治疗项目和药方信息等。将数据挖掘技术应用在医保系统数据中可掌握发展趋势，挖掘潜在价值。针对现在社会医保欺诈问题，如何利用海量的医疗健康数据建立有效的医保欺诈预警模型，为医保中心实施监管工作提供决策支持，是当前所要解决的首要任务。Wu 等（2017）对离群检测算法进行了改进，提出了一种改进的基于 k 均值聚类的离群值检测算法，将其应用于医保审计中可疑医保欺诈的识别。Zhou 等（2018）也对社会医疗保险中异常行为挖掘进行了研究，针对医保基金运营过程中的聚集行为，提出了一种基于频繁模式挖掘的一致性行为挖掘算法。实验表明该算法能够有效地检测医疗保险的聚集行为，在医疗保险的管理和监督方面取得了显著的效果。

　　大数据下医保欺诈的有效识别模型主要流程如图 6-1 所示。第一，对数据进行预处理，建立数据挖掘有效识别数据集；第二，通过主成分分析构建欺诈识别的有效指标体系；第三，由 k 均值聚类得到可疑的医保欺诈行为的类别，并由判别分析中的交叉确认估计来确认可疑行为判断类别的准确性；第四，由因子分析中的数据映射关系找到与欺骗行为有关的科室、医生、医嘱子类，并把欺诈行为归为医保服务供应方的欺诈行为、医保需求方的欺诈行为和医保服务供应方与需求方合谋的欺诈行为这三大类；第五，把模型用于由样本经验分布的反函数生成的大数据中，解决了统计分析中样本少而使统计分析出现误差这一问题。

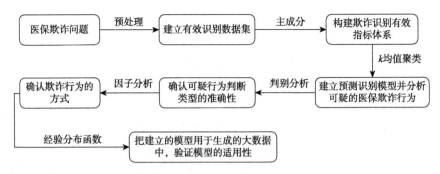

图6-1　大数据下医保欺诈的有效识别模型主要流程

在建立有效识别模型时，为了更好地识别医保数据中的欺诈行为，利用 k 均值聚类对其进行聚类获取先验信息，并通过无放回简单随机抽样方法抽取相应样本进行聚类。为了验证 k 均值聚类结果的合理性，利用判别分析中的交叉确认估计来判断聚类准确性，利用因子分析找出潜在的对医疗健康数据中较为可疑的医疗健康数据的特征并进行分析，得到可疑欺诈的基本特征，最终确定欺诈行为的方式，欺诈行为分成三大类：①医保服务供应方的欺诈行为；②医保需求方的欺诈行为；③医保服务供应方与需求方合谋的欺诈行为。结合各类具体特征，又可以将各欺诈行为分别定义为分解收费欺诈、贩卖药品欺诈、提供虚假证明或伪造病历欺诈、冒名顶替欺诈等。研究结果表明，基于主成分 k 均值聚类和因子分析的数据挖掘算法对医保欺诈行为能够进行较为准确的预警，适用于大数据中欺诈行为的识别。

6.2　基于临床大数据的慢病管理相关技术

慢病主要是指以心脑血管疾病、糖尿病、恶性肿瘤、慢性呼吸系统疾病等为代表的慢性非传染性疾病的总称。2012 年 WHO 调查结果显示，每年因慢病引起的死亡数达 36 亿人，而在中国等发展中国家慢病发病率更高，约占世界慢病总死亡数的 80%，造成的疾病负担占国家卫生总费用的 70%，是目前危害人们健康的重要公共卫生问题。慢病是多因素复杂性疾病，受遗传因素和环境危险因素的共同影响，是可预防、可控制的疾病。因此，积极控制危险因素和个体化治疗成为控制慢病发生、发展的根本措施。

6.2.1　慢病管理的大数据时代

基于患者个人数据和诊疗数据来进行疾病预防，实现"治未病"。首先，通过智能硬件和软件设备收集用户行为感官数据，智能应用和医生可将用户数据（如运动数据）与人口统计数据库进行比对分析，从而识别并筛选高危群体；然后，通过基因检测分析预测个体高发疾病的种类；最后，针对高危人群、个体易发疾病进行健康教育或提供防止疾病发生的协助，如制定个人运动提醒，实现"未病"先治、轻治。然而，目前我国慢病防治工作主要基于流行病学研究、群体干预技术及优化方案等传统的公共卫生手段，缺乏根据个体差异采取的个体化干预措施，导致我国慢病防治工作仍然面临严峻挑战。因此，积极探索新的科学、规范、高质量的慢病个体化管理策略成为亟待解决的问题。随着信息技术的迅猛发展，医疗健康数据呈现指数级增长，医疗健康行业开始进入大数据时代。大数据的建设与广泛应用为慢病管理提供了新方向，它不仅能够改善慢病的治疗，而且首次将重点转向真正的预防，使"3P"医学（预测，prediction；预防，prevention；个体化，personalization）成为可能。例如，谷歌的大数据医疗 Flatiron Health、三诺生物的糖护士移动血糖仪等可以随时随地记录患者的健康信息，使患者随时掌控自己的健康情况，主动进行生活方式干预，更重要的是，通过传感器将记录的血糖、血压等数据传送给医生，使医生指导患者采取及时有效的个体化干预措施。一项在全球范围内针对移动医疗服务效果的临床研究显示，出院后的远程监护可将患者的全部医疗费用降低 42%，就医时间间隔延长 71%，住院时间缩短 35%。但目前国内智能化技术水平较低，难以开发真正精准的医疗可穿戴设备，导致其娱乐性有余、实用性不足；而且由于存在标准不统一、市场价格混乱等问题，可穿戴设备在慢病随访中的应用受到一定限制。

慢病患者基数大、病程长，是大数据应用的最佳切入点。应用大数据与互联网技术，可全方位收集患者资料，通过整合、分析数据，精准、高效地进行慢病监测，提升慢病管理效率。

6.2.2　慢病患者的风险评估及个体化干预技术

慢病作为多因素复杂性疾病，在评价和管理其风险时不仅要考虑环境因素的重要影响，而且不能忽略遗传方面的易感性。大数据可以对健康数据及基因数据进行挖掘分析，从而对慢病高危患者做出合理的风险评估，实现慢病的一级预防。研究表明，如果能控制慢病的主要危险因素，至少可以预防 80%的心脏病、卒中和Ⅱ型糖尿病以及超过40%的恶性肿瘤，WHO也确认对高危人群的危险因素进行个体化干预是降低慢病患病率的有效措施。

　　大数据通过智能分析高危患者体征、运动频率、吸烟量等健康数据，实现高危患者的风险评估，进而个性化地提供专业医疗建议。本书在分析和回顾前人研究的基础上开发了回归分析模型、神经网络模型、贝叶斯网络预测模型等，对慢病患者的患病风险进行评估和个性化干预。已有研究者利用云计算方法对糖尿病患者的院内外数据进行挖掘分析，并为患者提供人机交互服务，用以实现糖尿病患者的个性化管理。研究结果显示，此种方法可使98%的患者改善血糖控制（56%）或（和）局部情况（89%），而且糖化血红蛋白由10.0%降至8.9%（$P < 0.01$）。总之，大数据分析为慢病患者个体化治疗的实现提供了有效载体。我国在大数据个体化管理方面的研究起步较晚，但经过近几年的探索也已取得了部分成绩。例如，利用云计算技术，将传统数据挖掘模型整合到MapReduce框架中，设计并研发了慢病管理健康云平台，通过采集的大量异构生理信号数据进行快速分析处理，再将检测结果与建议准确及时地传递给患者，实现了健康监护和实时预警，有利于患者进行及早干预；此外，基于Hadoop平台，通过整合患者的基因、联合用药、药物效应及疾病的大数据信息，预测药物可能起效的结合位点，以达到提高药物疗效、降低不良反应发生、实现患者个体化治疗的目的。而本课题组在首次提出"高血压患者的个体化"这一理念后，近年在湘雅临床大数据系统的建设过程中，也在大数据在高血压患者个体化治疗的应用方面取得一定成绩。例如，通过云平台将高血压患者院内外数据进行融合分析，逐步形成了高血压临床大数据共享平台，并在此基础上，通过相关的统计分析和数据挖掘等技术，对高血压患者的相关风险、药物疗效及安全性进行了评价，最终建立了高血压患者的定量药理模型以及辅助决策系统，以指导医生进行个体化处理及临床用药。

6.2.3　基于临床大数据的慢病患者智能健康管理模型

　　基于临床大数据的慢病患者智能健康管理体现在健康评估和健康预警两个方面。智能健康评估模型涉及患者医疗健康数据、群体医疗健康大数据、医学文献、专家经验等多维数据及智能评估算法。要建立智能健康评估模型，首先需要确定智能健康评估指标体系。由于个人健康指标是庞大的系统工程，本课题组以心血管疾病为主，获取心血管疾病指南及文献、心血管疾病大数据、心血管患者数据、环境数据等多个维度的数据，由系统的智能健康算法建立患者的个性化预警模型，同时为患者开出健康管理的五大处方：药物处方、运动处方、营养处方、心理处方、生活习惯处方。患者、患者家属、医疗工作者根据患者的个性化预警模型和开出的五大处方采取相应的健康预防与干预措施。此外，还可通过远程心电监测中心采集患者心电信息，通过移动物联网采集患者的血压、血氧、血糖、体温、能耗（测量时间、数值、变化曲线图）等生理指标，通过已建立的区域医疗协同服务平台得到平时健康信息、年度体检报告、住院诊疗信息等；通过远程健康服务系统和移动医疗系统了解个人实时、动态的临床症状（如躯体症状（头晕、头痛、胸痛、喘息等））的诱因、发作时间、严重程度、持续时间、缓解方式等。由这些信息和智能健康评估指标进行模糊、精确的比对算法研究，建立患者个性化预警模型，同时自动生成患者的五大处方信息，由系统及时把个性化预警和处方信息反馈给患者、患者家属、医疗工作者、医疗事务管理者等相关人员并采取相应措施。对采集生理指标和环境因素数据异常的分析与判断、急性疾病病情的分析与判断、疾病风险评估、疾病危险分层和个人健康综合评估，系统自动报警并立即启动反馈确认和分析判断程序，同时推送五大处方供参考。根据个性化预警信息分层和系统开出的处方信息，干预措施分成 3 种干预模型：①自我健康管理干预模型，系统提示个性化预警信息比较轻微，患者或患者家属能自行解决，系统提出解决方案和意见；②医生、专家参与健康管理干预模型，系统提示个性化预警信息比较严重，患者或患者家属不能轻易自行解决，需要医生或专家判断并提出处理意见，如继续观察或去医院治疗等；③院前、院内急救的健康管理干预模型，系统提示个性化预警信息非常危急，需要马上抢救，系统把信息自动发送给医院的急救小组成员、患者、患者家属，同时给急救小组提供患者的病情危害程度、个人历史健康信息、个人信息及监护人信息，使急救小组能在最短时间让危重患者得到治疗，缩短抢救时间。

6.2.4　结合国家人口与健康科学数据共享平台的慢病防控预测模型

国家人口与健康科学数据共享平台是国家科技基础条件平台之一，承担着国家科技重大专项、科技计划、重大公益专项等人口健康领域数据汇交、数据加工、数据存储、数据挖掘和数据共享服务的任务，其目标是服务于科技创新、政府管理决策、医疗卫生事业的发展，为创新型人才培养和健康产业发展提供科学数据共享服务。国家人口与健康科学数据共享平台提供大量元数据的查询，涉及基础医学、临床医学、公共卫生、中医药学、药学、人口与生殖健康及多个地方节点。

本课题组基于数据分析，提供未病先防、既病防变、病后防复的慢病防控模

式。通过对临床数据（如老年心脑血管联合病变数据库）、高血压和糖尿病等健康
（状态）数据、生活方式数据、保险数据等大数据进行分析，建立相关慢病的预
测模型，从而实现对某种慢病的有效预测及关联预测等，并通过对高危因素进行
管理，预防风险因素的发展。

Chiuve 等（2014）开发了一种基于生活方式的心血管疾病预测模型，收集了
61025 名女性和 34478 名男性的生活方式相关数据（如年龄、吸烟、体质指数、运
动、饮酒等），使用贝叶斯网络创建预测模型。结果显示，该预测模型可准确识别
心血管疾病风险升高的个体。

WHO 已经将慢性阻塞性肺疾病(chronic obstructive pulmonary disease, COPD)
列为全球第五大死亡原因，并预计到 2030 年成为全球第三大死亡原因。在欧洲，
肺部疾病的直接总成本占卫生总费用的 6%，而 COPD 则占其中的 56%（386 亿美
元）。希腊一系列基于临床大数据的研究表明，吸烟与 COPD 的发生有直接关系，
希腊女性 COPD 患病率的上升与女性吸烟的比率上升正相关。顾建华等（2017）
构建了健康管理队列 COPD 的风险预测模型，对模型预测效果进行评价，为 COPD
的防治提供理论依据。

6.2.5　基于临床电子健康大数据的慢病随访

通过随访可以动态全面地建立并更新慢病患者健康档案，为慢病患者的
药物治疗、生活方式、体育锻炼等提供指导，为社区居民的健康管理提供重
要的科学依据。互联网、可穿戴设备与大数据分析融合形成的交叉研究，使
得随时获得患者出院后的健康数据，高效跟踪患者的康复情况，进行跟踪治
疗成为可能。

Zhang 和 Padman（2015）基于 EHR，采用机器学习算法预测慢性肾病患者
的临床路径，并预测未来的疾病状态。通过分析多维和纵向 EHR 数据，证实了
基于 EHR 大数据开展准确高效的个性化治疗是可行的。张振堂等（2017）构建
新诊断的 II 型糖尿病患者 5 年内首次发生心脑血管疾病事件的预测模型。研究对
象选自青岛市黄岛区疾病预防控制中心慢性病管理系统，选择未发生过心脑血管
疾病事件的 II 型糖尿病患者 2899 例作为训练样本，建立 Cox 模型和评分模型，
并对模型进行内部验证；用"山东多中心健康管理纵向观察队列"中的 1016 例
II 型糖尿病患者作为验证样本，对模型进行外部验证。模型变量包括年龄、性别、
收缩压、低密度脂蛋白、高密度脂蛋白和心脑血管疾病家族史。训练样本 Cox
模型药时曲线下面积(area under the curve, AUC)为 0.678(95%CI: 0.660～0.695)，
评分模型 AUC 为 0.663(95%CI: 0.648～0.680)；外部验证 Cox 模型 AUC 为 0.640

（95%CI：0.608～0.676），评分模型 AUC 为 0.631（95%CI：0.600～0.661）。研究建立的 II 型糖尿病患者 5 年内首次发生心脑血管疾病事件的预测模型可以为社区糖尿病患者管理初期提供参考。萧锷等（2018）利用健康档案数据对慢病数据进行分析，提出了健康档案数据库建立方法，并利用回归与神经网络方法建立了高血压慢病指数与预测模型。高血压慢病指数与预测模型主要用于对未患病的潜在患者进行早期识别、早期干预，提前进行健康照护，以延迟患者发病时间，达到减少医保费用支出、控制高血压并发症发生等目的。与此同时，提前照护极大地减小了患者痛苦与经济压力。高血压慢病指数与预测模型利用高血压患者数据作为测试集合，判定模型准确度；利用人工神经网络进行训练，整个训练分为两个部分：正向训练与反向训练。首先利用高血压患者数据进行训练，得到阳性结果；然后利用正常人的数据进行训练，得到阴性结果，从而完成整个模型的训练设计。

尽管大数据分析可以从各个方面为慢病患者提供服务，但目前我国大数据分析还存在一些问题和不足值得关注。我国信息化建设起步相对较晚，对大数据在医疗方面的应用认识普遍不足，"信息烟囱"广泛存在，相应的慢病数据共享平台缺乏，导致可供分析的慢病数据严重不足。另外，随着大数据的汹涌而来，数据安全、隐私安全越来越重要，大数据迫切需要制定一个符合自身发展又保障用户权利的规则框架。目前的慢病管理模式已经难以满足我国慢病管理的需要，大数据分析在对慢病患者进行实时数据收集和监测的基础上，通过云计算和数据挖掘等技术，对慢病高危患者进行危险评价预警，指导其进行有效的生活方式干预，对慢病患者进行个体化治疗及随访，不仅能有效降低慢病发病率，减少医疗费用，也有利于改善疾病的预后，提高患者的生活质量，适应新医改的发展方向，有利于解决医疗卫生资源分布不均的问题。大数据在慢病管理中的应用和发展无疑将成为未来慢病管理的新方向，为慢病患者带来新的前景和希望。

6.3 大数据驱动的医保异常行为检测

目前，国家医保相关数据已实现近乎百分之百的信息化。如何在医保大数据背景下结合大数据分析技术开展医保基金使用审计工作，发现医保异常行为、提升医保使用效率，实现医保审计智能化和自动化成为国家医保审计工作的首要问题。

6.3.1　医保异常行为检测分析

近年来，随着新医改的推进、人民生活水平的提高，我国的医疗事业信息化水平也在不断提升。根据人力资源和社会保障部的数据，截至 2018 年底，全国参加基本医疗保险的人数是 134459 万人，参保率稳定在 95%以上，基本实现人员全覆盖。2018 年，全国基本医保基金总收入为 21384 亿元，比上年增长 19.3%，占当年国内生产总值（gross domestic product，GDP）比重约为 2.4%；全国基本医保基金总支出为 17822 亿元，比上年增长 23.6%。就目前我国医疗行业信息化程度而言，我国医疗健康数据已经表现出了大数据的 4 个基本特征，即数据量大、种类多、价值高、产生快。同时，随着近年来物联网的兴起，医疗物联网的应用催生出大量实时数据。但是，随着医保制度改革的进一步深化、惠及国民的人数逐渐增多和信息化的逐步深入，出现了医保行为不合理的情况，其中有些涉及医保欺诈，这样的行为严重危害了我国医保制度的完善和健全。

医疗保险本是国家为了解决公民因疾病、非工伤以及无劳动能力以后产生的治疗费用和服务问题，通过国家保险的方式，给予公民一定程度上的帮助的社会保险机制。然而，近年来出现了一些医保行为不合理情况，这些行为违反了国家医疗保险相关的法律法规，通过虚构身体状况、隐瞒真实情况以及凭借医保行业的信息不对等，从国家医保机构、医院、社区诊所、药店等医疗机构骗取不应得的医保基金和服务，这些行为称为医保欺诈，也就是常说的"骗保"。我国医保行业起步晚，群众对于"骗保"的危害理解不深，伴随着医疗保险覆盖面逐渐变大，而相关管理制度没有到位，医保欺诈行为屡见不鲜。其实，在全世界范围内，医保欺诈问题一直备受关注。2016 年，德国大型公立医疗保险公司因医保欺诈问题被迫向德国联邦保险局支付 700 万欧元的罚款。2016 年，美国司法部破获了美国历史上最大的医保欺诈案件，医生、护士、药剂师等 300 多人都被指控参与医保欺诈，涉案金额高达 9 亿美元。医保欺诈严重危害了参保人员的应得利益，这些医保欺诈行为必须得到控制。

常见的医保欺诈行为可以根据行为主体分为三类：第一类是参保人员的欺诈行为，包括频繁就诊、冒用他人医保卡等；第二类是医疗机构的欺诈行为，包括过度诊疗、不合理用药等；第三类是医疗机构和参保人员合谋的欺诈行为，包括虚开发票及入院清单等。由于信息不对等，第二类和第三类医保欺诈行为的隐蔽性极高，非医务工作人员核查后可能无法发现其中隐藏的欺诈行为。如果不能及时有效地遏制这股医保欺诈之风，那么对我国医疗事业和医保行业都是一个沉重的打击。

虽然医保欺诈难以发现，但是随着医疗信息系统的广泛使用，医疗单位保存了大量的医疗就诊记录和数据。同样，所有的医疗报销行为都被记录在医疗报销数据集中，通过对医疗报销数据集的研究与分析，可以挖掘藏于其中的异常行为。传统的医保异常分析多依靠医疗从业人员的经验，人为地制定规则和简单的统计分析，并不能从庞杂的医保数据中准确地挖掘出完整的异常行为信息。在大数据的背景下建立医保异常行为检测模型，便于医疗从业人员更快捷轻松地发现医保欺诈，深度挖掘海量数据中的异常点，为医疗从业人员在监管异常行为中提供辅助决策的作用，具有重大的现实意义与价值。

6.3.2　传统医保数据异常检测

随着现代信息技术的迅速发展，数据信息正在以指数级速度增长，这些数据中的一些异常信息是人们关注和感兴趣的，如信用卡欺诈、医保卡盗刷等。异常检测就是要找出行为模式不同于预期或其他大多数对象的模式的过程。

1. 异常点

异常就是不同于正常行为或不符合标准定义的模式，也就是离群的模式。数据中的异常点就是远离正常对象的点。图 6-2 展现了数据集中的异常点。数据集中有两个正常的数据分布区域，分别是 N_1 和 N_2，O_1 和 O_2 是两个异常点，O_3 是一个异常点分布区。如前面所述，异常点就是远离正常区域的那些点。

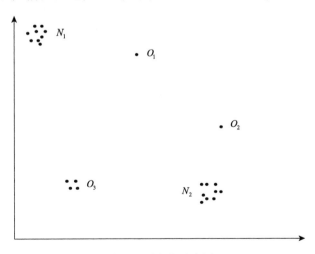

图6-2　异常点示意图

真实的数据集中大多都会有异常点，引起异常点的主要原因如下。

（1）欺诈或恶意行为，如保险、信用卡欺诈、网络入侵等，而本书就是要检测医保卡使用中的欺诈等异常行为。

（2）数据采集或测量误差，如由仪器使用磨损引起的误差。

（3）环境变化，自然环境变化或人们行为模式变化也会引起误差。

（4）人为误差。

2. 传统医保数据异常检测方法

对于医保数据中的异常行为检测，传统的方法是提取规则和做统计分析。对一部分异常行为，首先人为制定一些规则；然后把这些规则转化成 SQL 语句并在数据库中查询，查询结果作为异常数据；最后人工审核这些数据是否存在异常行为。对于涉及医保费用的异常行为检测的主要方法是做统计分析，筛选出费用最大的数据作为异常点，再做人工审核。这种方法的缺点非常明显：一方面，规则的制定主观性太强，没有良好的科学依据，而且一般只会制定简单的规则，很难制定复合的规则；另一方面，规则的局限性太大，只能选择可转化为 SQL 语句的规则，否则无法实施。因此，传统方法的准确率和召回率都很低，会遗漏很多异常数据，还会把很多正常对象错分为异常数据，而且会导致审核人员的工作量大、效率低。就算只选择 1%的数据作为异常点，数据量还是很大。

表 6-1 是传统医保数据不合规行为规则，这些规则都是医生凭借各自的经验制定的，没有一定的标准能衡量这些规则的好坏。制定这些规则本身就是很繁重的工作，而且后期需要大量的人为干涉和审核。因此，要选用科学的方式设计针对医保数据集的异常检测算法，选择数据对象的特征，构建合适的模型，从海量的数据中找出行为模式非常另类的对象，并将其作为异常点。

表 6-1 传统医保数据不合规行为规则

监控类型	规则名称	规则实现方案参数说明	业务场景
频繁就医	参保人日发生门诊次数 累计 N 次以上（含）	参数一：监控数据的时间区间，1：天 参数二：医疗类别，如果有多个医疗类别	普通门诊
频繁就医	参保人周发生门诊次数 累计 N 次以上（含）	参数一：监控数据的时间区间，7：周 参数二：医疗类别，如果有多个医疗类别	普通门诊
频繁就医	参保人月发生门诊次数 累计 N 次以上（含）	参数一：监控数据的时间区间，30：月 参数二：医疗类别，如果有多个医疗类别	普通门诊

6.3.3　大数据下的异常检测方法及其在医保数据中的应用举例

大多数异常检测技术可以简单地用一个模型表示，这个模型包含输入数据、异常点（输出值）、一些标准或准则、专业应用领域知识。根据输入数据、应用领域和其他约束准则等，异常检测技术可以从多个维度进行分类。根据输入数据是否含有标签，可以分为有监督的异常检测技术、无监督的异常检测技术和半监督的异常检测技术。不同的异常点会用到不同的异常检测技术，最简单的是数据集中独立的异常点，还有一些依赖特定上下文的异常点，换到另一个环境，这些点可能就不是异常点。根据对异常点的评判，可以分为两类：一类是直接标记是否是异常点；另一类是对数据点打分，表示异常程度值。本节将异常检测技术分为基于分类的异常检测技术、基于聚类的异常检测技术、基于距离的异常检测技术和基于统计的异常检测技术。

1. 基于分类的异常检测技术

分类是机器学习和数据挖掘重要的方法。分类的主要目标是用已打上标签的数据集学习训练模型，然后把未标记的数据分类到学习好的类别中。基于分类的异常检测技术同样把数据分为两类，分别是正常数据和异常数据。训练过程使用已打上标签的数据训练分类模型，测试阶段使用分类模型对未知数据进行分类。

具体的分类模型有很多种，包括神经网络、贝叶斯、支持向量机（support vector machines，SVM）、分类树和回归模型。基于分类的异常检测技术要求必须有打上标签的样本数据，而现实的真实数据中很多是没有打标签的，而且打标签是非常昂贵的，这些数据也就很难采用基于分类的异常检测技术。一般情况下，正常数据的数据量远大于异常数据，所以使用分类器解决不平衡分类的问题。

在医保数据异常行为检测的应用场景中，使用基于分类的异常检测技术能够对医保欺诈行为进行较好的识别。例如，我们可以建立一种基于逆向传播（back propagation，BP）神经网络和 logit 回归分析相结合的医保欺诈识别模型来识别某条医保数据是否存在医保欺诈。需要注意的是，这是一个有监督学习模型，需要预先对训练样本就"是否为医保欺诈数据"进行 0、1 标记，并将患者性别、年龄、买药频率、买药总花费、买药总数量和医嘱重复因子输入模型以进行模型的训练。该模型的 6 个输入因子的具体数据要求如表 6-2 所示。

表 6-2　BP 神经网络输入因子

因子	说明
性别	需处理为 0、1 变量
年龄	需处理为分段化表示
买药频率	原始数据，无须预处理
买药总花费	原始数据，无须预处理
买药总数量	原始数据，无须预处理

续表

因子	说明
医嘱重复因子	医嘱重复因子=医嘱项总数/医嘱种类数

注：训练过程中的每条数据都需要有唯一标识以区分患者身份，该标识可以为身份证号或医保账号，该标识不作为输入因子

训练结束后便可以使用该模型判断待测数据是否为医保欺诈，其示意流程如图 6-3 所示。

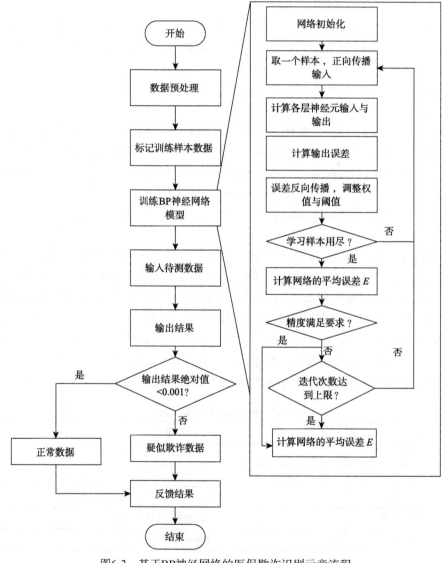

图6-3　基于BP神经网络的医保欺诈识别示意流程

上述方法是有监督学习模型的方法示例。在实际应用中，如果无法取得已明确标识"是否为医保欺诈数据"的分类样本数据，可以对上述方法加以改进。例如，可以考虑使用自组织映射（self organizing maps，SOM）神经网络以分析医保数据的内在规律与本质属性，建立相应规则，进而对正常医保数据和异常医保数据进行分类，最终找出具有医保欺诈行为特征的数据。

2. 基于聚类的异常检测技术

聚类分析也是机器学习中的常用方法，用于把相似的数据聚集到同个簇中。基于聚类的异常检测技术把数据集中的数据聚类到各个簇中，它假设异常数据或者不属于任何一个簇，或者属于一个非常小的簇，或者属于一个非常不同于其他簇的簇。类似地，正常数据会分布在密集或较大的簇中。基于这些原理，就可把异常数据从数据集中分离出来。

大多数基于聚类的异常检测技术找出的异常点是聚类结果的副产品。依据这种方式，把不在任何簇中的数据作为异常点，因此，其主要目标是聚类，但这种做法不是寻找异常点的最好方案。

基于聚类的异常检测技术的优势是不要求数据是有标签的，而且这类方法在聚类之后更容易应用于数据自增的场景，新的数据可以放到模型中做异常检测。其劣势是计算复杂度较高。固定距离聚类是一种近似方法。一个点到某个簇中心的距离小于预设值就把这个点归到这个簇中，如果没有这样的簇，就以这个点为中心创建一个新的簇。然后依据簇的密度和到其他簇的距离来决定簇中的点是否是异常点。这个固定距离可以是用户设定的参数，也可以从数据中获取。

在医保数据中应用基于聚类的异常检测技术，有助于进行医保数据异常行为检测。例如，可以使用基于聚类和分类相结合的方法建立异常医保行为识别模型，该模型是有监督学习模型，需要取得对"是否为异常医保行为"进行标记的数据集，这一标记过程可以通过采用医保审核中已有的一些审核规则进行实现，最终该数据集根据标记便可区分为正常模式数据和异常模式数据。接下来综合采用聚类和分类算法对上述两类数据进行进一步处理，首先使用高斯混合模型软聚类方式对医保数据中较为稳定的正常模式数据进行聚类，聚出特定的类别后再使用随机森林集成学习算法和支持向量机算法将正常模式数据聚类结果分别与异常模式数据类建立分类模型。最终便可以使用该模型对某条医保数据是否存在医保异常行为进行识别。该识别方法的示意流程如图 6-4 所示。

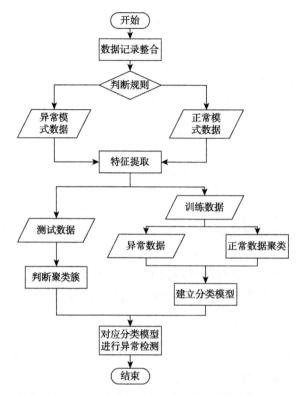

图6-4　基于聚类和分类的异常医保行为识别示意流程

为提高该模型的准确度,实现该模型时,应尽可能完整地提供如表6-3所示的数据字段。

表6-3　基于聚类和分类的异常医保行为识别模型所需的数据字段

数据字段	数据类型	数据字段	数据类型
个人编号	数值型	就诊类型	离散值
性别	二元属性值	手术费用	连续数值
入院疾病编码	离散值	医用材料费用	连续数值
科室名称	离散值	实际价格	连续数值
支付类别	离散值	住院费用	连续数值
医院等级	离散值	收费类别	连续数值
大类编号	离散型	支付费用	连续数值
药品编码	离散值	报销比例	连续数值

3. 基于距离的异常检测技术

最近邻分析是数据挖掘和机器学习里重要的概念,在分类、聚类和异常检测中十分常用。基于距离的异常检测技术的特点就是明确定义了距离，包括两个独立数据点之间的距离和数据群之间的距离。这里的距离也可理解为相似度。基于距离的异常检测技术的基本思想是，异常点会非常不同于它的"邻居"，而正常点邻近的数据都会与这个正常点非常相似。这类技术的优势是可以在非监督模式下使用，不需要有标签的训练数据。不同的方法会用不同的距离或相似度度量算法，最典型的是使用特征的类型和特征的数量。对于连续值属性，通常会选择欧氏距离；对于离散属性，距离度量可能会很复杂。

依据如何衡量异常点和它的邻近点的距离，基于距离的异常检测技术可以分为两类方法。一类基于距离的异常检测技术计算数据点和最近邻点的集合的距离，然后用这个距离检测异常点。例如，若一个数据点与最近邻点的距离超过 d，或者它与最近的 k 个邻点的距离超过 d，就把这个数据对象作为异常点。Arning 等（1996）提出一种方法，找出最小的一个数据子集，它使整个数据集偏移最大，那么这个数据子集中的点就是异常点。这类方法对于找出全局的异常点很有效，但是对于局部的异常点表现很差。另一类基于距离的异常检测技术计算数据集中各区域的密度，然后把低密度区域的数据点作为异常点。Breunig 等（1999）给每个数据点打分，得分表示异常程度值，称为局部异常因子（local outlier factor，LOF），这个得分依据数据点与它邻居的距离。这类方法可以找出任何局部的异常点，而且不受数据集中密度变化的影响。如图 6-5 所示，C_1 簇密度低，C_1 簇中很多数据点之间的距离大于 p_2 到簇 C_2 的距离，如果按照第一类基于距离的异常检测方法，p_2 就不会被认为是异常点。LOF 能够找出 p_1 和 p_2 这两个异常点。

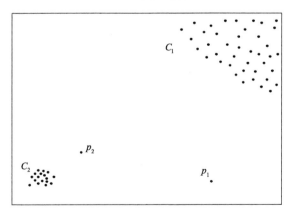

图6-5　全局异常点与局部异常点

在医保数据中应用基于距离的异常检测技术，能够通过对数据离群点的检测帮助实现医保数据异常行为场景下的异常数据识别。这种方法较为简单、直观，可以用来识别一些定义简单的医保数据异常行为。例如，计算医保数据集中的每

条数据的 k 近邻距离并依照该距离对数据进行降序排序，则在该排序后的数据集中，前 n 条数据就可以认为是离群的异常点。这种方法适用于识别各类费用的异常，但为了保证识别的准确性，需要尽可能多地提供医保数据中有意义的数据字段，并且需要将非结构化或半结构化数据预处理转换为结构化数据。

4. 基于统计的异常检测技术

统计方法最早用于异常检测，而这种方法大多只能应用于单变量的数据集。基于统计的异常检测技术基于潜在的原理——因为异常点不是通过统计模型产生的，所以异常点是部分或完全不相干的。因此，基于统计的异常检测技术可以看作生成一个概率统计模型（或者估计数据的概率分布函数），然后测试数据点是否是通过这个模型生成的。基于统计的异常检测技术本质上是基于模型的技术。如果一个数据点是由这个模型生成的概率很低，就认为它是异常点。基于统计的异常检测技术也分为两个步骤：训练阶段和测试阶段。这种方法能够通过训练数据的标签估计正常数据（或异常点，基于半监督的方法）的概率密度；基于非监督的方法，模型能够拟合大部分数据，而处于模型低概率区域的数据被认为是异常点。

根据训练阶段构建概率模型的不同，异常检测可分为参数方法和非参数方法。参数方法假设数据由一个已知分布生成，所以训练阶段就是要估计模型的参数，如高斯模型。非参数方法预先不知数据分布，常见的方法有直方图分析。一些符合正态分布的数据可以用高斯模型做异常检测。训练阶段主要使用最大似然估计来计算模型的均值和方差。盒装图概括了数据的很多统计信息，常用于数据的探索。图6-6是典型的数据分布的盒装图，Q_1、Q_2、Q_3 是三个分位点，Q_2 表示中位数，Q_1 和 Q_3 表示 25 百分位点和 75 百分位点，两端的数据表示异常点，它们满足 $Q_1-(Q_3-Q_1)\times 1.5$ 或 $Q_3+(Q_3-Q_1)\times 1.5$。

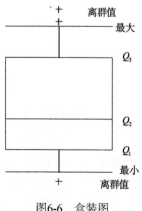

图6-6　盒装图

在医保数据异常行为检测中，由于各类统计方法搭配自由、使用灵活，基于统计的异常检测技术可以解决很多定义复杂的特定场景下的医保数据异常行为识别问题。例如，针对医保数据内容广泛、各类信息存放在不同表中而造成的由于一次就诊行为的数据会分散存储在多个一对多关系的数据表中，以致难以识别隐蔽性更强的医保欺诈异常行为的问题，就可以通过对具体医保场景的人为分析后建立特定数学统计模型的方法来解决。又如，已知在某些情况下，科室可以通过伪造病历和票据的方式，通过医保报销骗取医保金。那么，这种操作势必会造成某些患者的费用和频率较高。因此，为了有针对性地对其进行查找，首先，对于与医保相关的患者资料、费用明细表、医嘱表、医嘱子类、核算分类、患者类别等表结构，建立数据映射关系，实现患者数据多表关联、数据清洗和离散化；然后，使用主成分分析方法，建立欺诈判别函数；最后，根据患者医保关键数据关联到更多与患者相关的数据（如嫌疑科室、高频医嘱、异地信息）和潜在信息，并且利用这些潜在信息不断优化患者疑似欺诈判别函数，最终识别出高隐蔽性的医保欺诈行为及相关科室和人员。该方法的示意流程如图 6-7 所示。

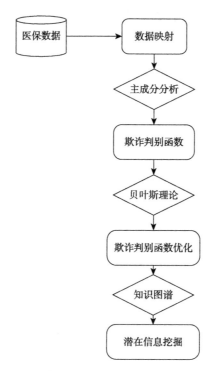

图6-7　基于多表关联和潜在数据映射的医保欺诈行为识别方法示意流程

6.4 大数据驱动的医院管理模式

医院产生的大量数据不仅包括与患者疾病息息相关的临床大数据，还有大量的运营大数据，这些运营大数据对于医院的管理具有重要意义。通常基于运营大数据统计、发掘规律，从而进一步改善医疗质量、促进科研管理、优化财务管理。

6.4.1 基于医疗健康大数据的医疗质量管理研究

医疗质量是医院的立足之本，关系患者的生命和健康，也影响医院的信誉和综合效益，是医院技术水平、工作效率和综合实力的集中体现，是评价医院整体水平的核心指标。等级医院的评审也以判定医院满足质量与管理体系标准的程度为重点。如何在大数据时代为医疗质量控制管理工作搭建信息化平台，整合 HIS和 EMR、院感、合理用药等信息系统数据，设置智能审核标准，改变既往人工医疗质量管理模式，建立全新的基于 HIS 的大数据分析、统计的全面实时质量控制、管理、评价模式，是基于大数据的医疗质量管理研究的问题。基于医疗健康大数据的医疗质量管理系统应具备以下功能。

1．医疗质量数据查询功能

①患者管理：平均住院日、实际占床数、门诊患者实时收容、住院患者日统计等；②药品管理：患者使用抗菌药物总例数、抗菌药物分级使用情况、患者使用抗菌药物总品种数、住院患者抗菌药物使用强度、Ⅰ类切口手术抗菌药物预防使用率等；③耗材管理：高值耗材的使用率、单品价格、占总费用的百分比等；④手术管理：集成手术预约（登记）信息、手术分级执行、非计划再次手术、术后死亡率、重点手术报表等；⑤诊断管理：单个重点疾病诊断率、重点疾病报表、未确诊患者查询模块等；⑥院感管理：在院患者发热情况、细菌培养药敏与抗菌药物使用关联、患者医院感染发生例数、发生率、科室院感分布查询等；⑦费用管理：在院患者的总费用、药占比、耗占比和例均费用，科室或个人使用抗菌药物占总药品费用比等；⑧医保、农合管理：医保/农合患者目录外用药比率、大型设备检查阳性率、药占比、耗占比等，科室或个人不同费别患者的例均费用等，方便管理部门及时了解科室医保农合政策的执行情况。

2. 医疗质量智能审核功能

医疗质量审核系统在单次就医过程的基础上，自动结合患者的历史诊疗信息进行全过程的自动化审核。审核规则具体分为四大类。

（1）病历质量审核。根据原卫生部发布的《病历书写基本规范》和《病历质量评分标准》等规范性文件要求嵌入病历时效性和病历内容审核规则，并对实时或终末病历进行评分分级。

（2）医疗规章制度落实情况审核。根据国家卫生健康委员会颁发的《医疗质量安全核心制度》等制度性文件，通过调取医嘱、病历内容、护理信息等内容对医疗规章制度的落实情况进行智能审核。

（3）诊疗合理性审核。根据《医疗护理技术操作常规》和临床路径管理要求等对门诊及住院患者检查、检验、手术、治疗等项目合理性进行审核。

（4）医保农合政策审核。根据《中华人民共和国社会保险法》等中央和各地方医疗保险相关政策智能审核不符合医保农合政策的违规或可疑数据，方便审核人员有重点地处理问题数据。

3. 异常数据分析反馈功能

对智能审核筛出的异常数据由质控部门核查分析后定期发布到所属医院，各临床科室登录反馈系统能查询不符合规则的数据，并根据医疗过程中的实际情况反馈原因，质控部门会结合反馈原因重新审核异常数据及整改信息，并制定相关奖惩措施以促进医疗质量管理。

4. 医疗质量数据评估决策功能

系统整合查询功能中的医疗健康数据和对医疗质量审核规则筛查出的相关数据进行汇总、分析、评估，集中展示给质控和领导部门，重点警示频发、易犯、后果严重的信息内容，有助于对医疗质量持续改进性决策提供支持。该功能对提高医疗质量、降低医疗风险、预防医疗安全不良事件等具有积极意义，可作为医院医疗质量与安全管理人员管理和决策的工具。

6.4.2　基于医疗健康大数据的医疗科研管理研究

大数据带来对世界观、认识论、方法论、价值观和伦理观的深刻变革，对科学研究也产生重要影响，突出表现在以下三个方面：一是对思维方式产生影响。大数据思维是一种数据化的整体思维，使思维方式从还原性走向整体性，实现了还原论与整体论的融贯，找出了科学知识的语境性和地方性，实现了定性定量的综合集成，让复杂性科学思维实现了技术化，使人们不再追求数据的精确性，放弃因果关系而关注相关关系。二是对科研活动产生影响。随着数据的爆炸性增长，科学研究成为数据密集型科学，研究对象是科学数据，实现了由传统的假设驱动向基于科学数据进行探索的科学方法的转变，以数据为中心、以数据为驱动的特征越来越突出，首先有了大量的已知数据，然后通过计算得出未知的理论。三是对科研管理产生影响。大数据时代的管理从以管理流程为主的线性范式向以数据为中心的扁平化范式转变，管理决策以数据分析为基础。科研管理是运用大数据资源优势在目标凝练、方向遴选、使用分析、资源匹配、资讯聚合和绩效评估等方面获得决策数据，为科学研究服务。

大数据技术能够让知识产生知识，将通常的数据管理提升为分析预测。大数据分析研究已经进入全新阶段，预测分析技术成为最具有代表性的未来技术方向。通过实践"实时分析""数据驱动""人机互动"等最新的数据分析理念，为预测分析系统提供研究基础和进一步反馈。医院科研管理中的大数据产生知识及应用流程如图6-8所示。

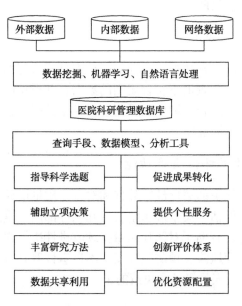

图6-8　大数据产生知识及应用流程

图6-8所示的内部数据是医院自身产生的人员、设备、经费、项目和成果等科研数据；外部数据是来自上级主管部门或项目来源部门的相关数据；网络数据为互联网上公开的文献、知识产权和科研成果等数据。运用数据挖掘、机器学习和自然语言处理等相关技术对数据进行清洗与转换，得到能够被科研管理应用的信息并将其存入医院科研管理数据库，再通过一定的查询手段、数据模型和分析工

具，供科研管理使用。从图中可以看出，大数据在医疗科研管理中的应用主要体现在 8 个方面，简要说明如下。

（1）指导科学选题。选题是科研工作的起点，是贯穿整个研究工作的主题思想，从战略上选择研究主攻方向和研究内容，是指导科研工作的主线。传统的依靠个人或团队的选题方法难以把握最新的研究热点和前沿性问题，经常出现研究内容与社会需求脱节或重复研究现象。运用大数据技术，广泛收集当前医学领域研究的热点问题和亟待解决的技术难题，使选题更具有前瞻性、针对性和科学性。

（2）辅助立项决策。立项依据主要来自项目的科学性、方案的合理性和项目的运行条件等三个方面的评审，通常组织专家对申请书进行评审，弊端是受专家个人知识水平和主观因素的影响。运用大数据技术，将申请数据与当前的最新技术和热点问题比较分析，对国家的政策扶持和地方产业方向进行分析，与历年相关的研究项目和研究成果进行比较，从而得出具体的评审结果或建议报告。

（3）丰富研究方法。科学研究方法是科学研究赖以运作的实践规范和理论基础。美国科学史家库恩认为，科学发展不是靠知识积累而是靠范式转换。历史上的研究方法经历了经验科学、理论科学和计算机模拟科学。基于大数据技术的数据密集型科学为科学研究提供了新范式，数据成为范式的核心，分析和存储数据能力与实验和理论分析成为科学方法的统一体。数据密集型科学是对传统研究方法的扬弃，是对传统研究方法的丰富和发展。

（4）数据共享利用。数据是科学研究的基础，是信息时代最活跃和影响面最宽的战略资源，具有潜在价值和开发价值。科学研究需要采集大量数据，通常仅被某一项目和某一团队所使用，并随着课题的结束而消亡，造成科研资源的巨大浪费。利用大数据技术构建共享利用平台，实现不同层级、不同类别和不同领域之间的数据共享，既提高了研究效率，又节约了成本。

（5）促进成果转化。实现"引领型发展"的关键任务是解放和激发科技潜能，加快科技成果转化和提高科技成果转化率。但由于科学研究得到外部的关注较少或研究应用双方信息不对称，很多成果束之高阁，或项目完成即开始消亡。应建立医院、卫生健康行政部门和相关科研部门的科研成果平台，应用大数据技术实现平台间的匹配和对接，推动成果转化，提高经济效益和社会效率。

（6）提供个性服务。个性服务打破了被动服务模式，充分利用各种资源优势，主动开展以满足用户个性需求为目的的全方位服务。科研管理的主要工作是规划、协调、控制和指导，服务于医护人员或研究人员群体。个体的研究或发展差异较大，大数据技术可以使科研管理关注个人并提供资源、指导和帮助，个人也可以运用预测分析技术得到需要的资源，实现面向个体的个性服务。

（7）创新评价体系。目前专家打分式的评价方法存在局限性和浓厚的主观色彩，"国际领先""国内首创""重大突破""填补空白"等结论经常出现，与实际成果难符其实。在大数据时代，科技领域的知识创新正趋向于平等，科技成果的"渐进"已成为主旋律。通过大数据的归纳总结和多元分析，抛开重复性、模仿性甚至是垃圾性的成果，从结果评价走向过程评价，重大成就通过历史沉淀显现出来。

（8）优化资源配置。目前很多医院的科研资源是多头管理和重复配置，在宏观层面上缺失统筹协调机制；对科研管理部门缺乏监督机制，科研腐败时有发生。科研资源配置已成为社会关注的重点问题。运用大数据技术，对资源配置相关数据进行采集和清洗，建立适合医院应用的评价模型库，通过资源配置工具和决策分析工具，依据技术和管理两个维度对分析与评价结果进行配置。

6.4.3　基于医疗健康大数据的医疗财务管理研究

1. 大数据与财务管理

医院财务管理是一项系统性的工程，其涉及医院资金流动的各个环节，从医院的门诊收费到住院费用、医药费用，以及医院资金的预算、设备采购、人员薪金等各个环节都涉及大量的信息数据，从而使得医院财务管理工作日益繁重。引入大数据技术能够有效地加强对于医院财务数据的分析和规划能力，提升医院财务管理的工作效率。做好大数据技术在医院财务管理工作中的应用的前提是加强医院财务管理的信息化建设，通过网络和信息化技术的应用将整个医院的资金流动体系构建成统一的有机体，通过大数据技术强大的分析和汇总能力提高医院财务管理的工作效率。在医院财务管理信息化建设的过程中，首先，需要医院从政策层面为医院财务管理信息化建设提供保障，根据医院财务的实际情况以及财务管理发展水平来制定医院财务管理信息化的建设和发展规划，从而为医院财务管理信息化建设提供有力的指引；其次，财务管理信息编码是财务管理信息化的关键一环，规范化的财务管理信息编码将能够极大地促进财务信息的对比和交换，从而使得财务信息能够快速地在各部门之间进行流动和共享，实现医院各部分的财务信息向医院财务部门的信息汇总；最后，应当构建规范、完善的局域网络，使得医院财务管理部门与各财务分支环节能够形成有机的统一体，从而使得信息数据能够真正地在医院各部分之间与医院财务管理部门之间进行信息流动和交互。

大数据时代的医院财务管理正是建立在信息化的医院财务数据之上的，医院财务管理的难点是医院每天所产生的大量财务数据（门诊费、医药费、住院费等）以及医院在教学、科研、设备、人员工资、投资建设等各方面数据的统计和测算，依靠大数据技术强大的统计和分析能力可以实现对于医院各类数据的高效化管理，为医院财务的使用和管理决策提供数据支撑。针对医院繁杂的财务数据，在大数据时代下通过合理的分类将不同的财务数据进行合理而详细的划分，并将所录入的数据输送至云服务平台，用以对财务数据进行详细的归类与统计；在完善医院财务数据录入的基础上还需要加强各部分财务数据之间的信息交互，并通过大数据技术搭建医院的财务管理信息化平台，将医院财务管理系统、医疗信息系统、医院成本核算系统以及医院资产管理系统与云计算平台进行信息链接交互，从而使得医院各处的财务数据都能够汇集到统一的数据处理平台，从而提高医院各项数据的利用效率。应用大数据技术，医院能够更为简单地完成对于数据的统计和分析，同时为医院资金的使用提供预测规划。大数据技术通过对以往医院资金的使用情况进行分析，使得医院领导对医院资金的使用情况以及收支状况有更为清晰的认识，依靠这一信息在编制医院预算以及各类建设、设备采购等财务支出时能够有更为详尽的规划，提高医院在财务方面的决策能力。

2. 大数据下财务管理的创新

1）无边界融合式财务管理

无边界融合式财务管理是对财务管理边界进行渗透拓展，但是仍然存在狭义上的财务管理边界，并借助先进的大数据思想以及相关管理技术，主观模糊财务管理边界，加强财务管理工作和各种其他职能部门之间的沟通、协调、融合，逐渐摸索并重组为新型的管理机制。无边界融合式财务管理模式在医院运营管理各个环节深入渗透大数据财务观念，突破原有的部门专业之间的职能和专业壁垒，促进医院各个部门之间的沟通，优化医院财务资源和医疗资源配置。财务管理边界有内部边界和外部边界两种形式，传统的财务管理结构为严格层级制度，不同层次的岗位权职范围不同；无边界财务管理模式下，医院的财务管理工作则大幅度减少层次级别，提供更加扁平的组织管理机构，逐步提高组织效率，刺激医院财务部门的内部创新，营造积极向上的文化氛围。和层次边界对应的是部门边界，扁平式组织结构中，相同层次不同部门之间的边界也随之模糊，不同职能部门发展目标、方向、权职不同。在医院财务管理整体发展目标的统一指导下，无边界融合式财务管理能够高度同步不同层次部门之间的价值链与财务链，从而有效突破传统职能部门的专业壁垒，推动不同部门之间的共同发展，建立不同部门之间密切的沟通协作机制。无边界融合式财务管理模式还重视医疗行业间的合作交流，探索建立财务管理、财务系统、财务发展战略之间的融合机制，加强医院之间的横向财务合作，加强医院和同行业甚至其他行业之间的融合，寻求行业内部的财务联盟以及行业之间的合作共赢。

2）完全信息动态财务管理

完全信息动态财务管理模式是在医院财务信息一体化体制的基础上，建设软件平台、网络通信、数据库存储为一体的综合财务管理系统。根据医院发展的客观需求，在财务管理系统核心主体的基础上，将医院人力资源、药品后勤、投资管理等医院日常经营管理项目集中整合，形成一体化财务管理体系，进一步提高医院财务管理工作的效率和质量。财务信息一体化建设与大数据全样本分析和在线处理生成技术密切相关，完全信息动态财务管理模式更重视财务信息的完全程度和实时性，这里强调的完全信息并非财务信息以及财务影响信息的总和，而是大数据全样本分析对信息完全程度的提高。大数据的全样本分析需要医院财务部门加强对各个职能部门数据的搜集整理与分析挖掘，通过全样本分析，财务人员能够更精准地预测医院财务状况与未来发展情况，从而更好地从制度层次解决现阶段医院财务管理工作中存在的空白。此外，依托医院"数字化2.0"建设，医院财务的动态管理工作也得以有效落实，信息化系统自动采集处理并生成各项财务数据，将其转变为各种有价值的财务信息，更加准确地预测行业内部乃至宏观经济走势，和传统定期财务报告以及经验分析的财务管理方式相比有明显优势。

3）风险量化防控医院经营管理

实际工作受到各种不确定随机因素的影响，医院财务管理工作面临着运行偏离、收益偏差和预算失衡等可能造成经济损失的财务性风险。大数据视角下，医院要充分利用大数据技术方法和理论体系，积极探索更加有效的风险量化控制体系。大数据技术给医院财务风险监测与预警体系提供了更加全面及时的数据支持，医院无边界融合式财务管理模式的全面落实以及财务信息一体化建设的完善为医院运营管理和风险防范工作提供了更加全面的数据资源，财务部门能够获得医院运行相关的各种数据资源，并对海量数据中的价值信息加以挖掘和提炼，从而逐步构建并持续完善医院财务风险动态量化体系，在现有数据反映风险指标和趋势预测结果的基础上，对医院财务状况进行智能化判断。在这种风险量化防控模式下，大数据预测技术以及数据分析模式持续完善，医院的财务风险管理工作也将更加有效，将财务风险管理逐渐转变为完全财务预防控制，在财务风险发展为财务损失之前提供有效的管理，防患于未然。

4）财务管理数据分析

财务数据是医院最基本的数据，积累量非常丰富。大数据是一类信息价值不高、信息密度低的大量数据，传统的数据分析方法难以满足海量数据的处理需求，而大数据的分析和信息挖掘技术则能够充分挖掘并开发利用大数据的增值价值。医院财务管理要重视财务数据的分析工作，通过对大量历史财务数据的分析，加深对医院利润和成本的理解，从而为医院内部管理流程改进提出更加有建议性的意见。利用大数据技术，可以对医院经营环节产生的各种类型数据进行集中分析，并将数据价值应用于医院成本控制工作中，准确汇集各种财务数据，合理分配成本，对医院经营费用组成进行深入分析，从而给医院财务管理和成本控制工作提供更加科学、合理、直观的依据，持续强化医院的成本管理工作，提高医院资金利用效率。

第7章 医疗健康大数据计算平台关键技术研究

大数据时代，各网络资源库多平台运行，数据库模式各不相同，用户的数据是分散的，数据被割裂在不同设备上并以多种方式运行，不仅造成资源浪费、重叠，而且造成网络资源和数据无法共享，平台之间信息交流和共享十分困难，以致形成信息孤岛。医疗健康信息服务平台尤其如此，互联网中以关系型数据库的方式存在的数据只占全部数据的 10%，许多数据分布的形式包括文件系统、数据库系统、分布在 Web 中的数据等，网络中存在各种分布式、异构性数据源。本章主要通过对现有医疗健康异构数据的清洗、整理、整合和碎片化，研究多源异构数据库的融合技术，以及关系型数据库与非关系型数据库的协同支持；根据整理后的数据进行数据的融合分析，研究医疗健康大数据标准化技术。标准化的医疗健康数据是医疗健康大数据共享的基础，是医疗健康大数据施展其价值的必要条件。良好的医疗健康数据的集成水平以及标准化水平可以使医疗健康大数据获得高度共享并得到充分利用，从而为后续搭建分布式医疗健康大数据平台提供数据基础。

7.1 多源异构数据库的融合

随着科学技术的发展，医疗健康数据类型呈现多样性，同时考虑医疗健康信息的安全性，医疗健康大数据的数据匿名化、数据筛选、数据清洗、数据映射、数据归集和基本数据分析服务等成为主要研究方向，同时分布式框架构建、自动化处理研究也成为热点。

7.1.1　异构数据表现形式

异构数据是指在系统层面、语义层面、数据层面等数据管理和访问中存在的异构性问题，多源异构数据的表现形式主要分为以下方面。

（1）系统异构性。如图 7-1 所示，在一个医院中存在多个信息系统，数据源所存储的数据随着业务应用、数据库管理等系统的不同而发生变化，医疗健康数据类别复杂。

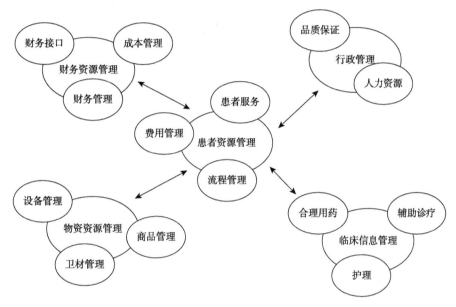

图7-1　医院信息系统与数据来源分布图

（2）模式异构性。模式即存储模式，数据的存储模式目前以关系模式为主，此外，还有对象、对象关系和文档嵌套等模式。存储模式不同是指其在结构上存在差异，但同一种存储模式的模式结构也可能存在差异。

（3）数据源异构性。数据有多种存储形式，如结构化、半结构化和非结构化等。数据可以是 XML 文档，也可以是图片、影像等，不同的数据获取方式、存储媒介方式都会造成数据在表现形式上呈现多样性异构特征。

（4）多语义性、多时空性和多尺度性。在现实世界中，有些数据在侧重不同问题时可能存在语义的多样性、较强的时空性等，如不同的词汇可以表示同一个概念，系统中"姓名""名字"等字段名称从语义角度来说代表同一个属性，同时姓名可以存储为一个字段或者两个字段，但其含义相同，这时进行数据融合，则可能产生表、值、属性等冲突问题。

7.1.2　异构数据融合方法

随着医疗行业信息化的发展，医院建立了各类医疗信息系统，为医院发展提供更全面的帮助，但信息化初期各系统间数据独立、数据难以共享，因此结合异构数据表现形式，从数据自身、系统对接等方面对各类数据进行融合研究存在一定的现实意义。例如，面向医疗健康数据，Feng 等（2018）运用领域知识提取了医学问答相关异构数据集中有意义的相关性内容；从医院 EMR 出发，结合时间延续特性，Chen 等（2018a）研究了一种基于时间线的病历文本医学知识发现方法，为后续不同数据融合提供了思路与基础技术支持。

数据清洗是数据融合的基础，数据清洗的基本流程主要包括数据分析、定义清洗转换规则、验证与修正三个部分。数据分析是数据清洗的前提与基础，主要包括数据派生和数据挖掘两种方法。其中，数据派生主要对单独的某个属性进行实例分析，如数据类型、数据长度、数据取值区间、数据是否为离散值、数据中各具体值的出现频率、出现空缺值的次数等属性特征。这部分研究主要体现在对训练集数据的基础处理阶段，选择适当的数据清洗方法，有助于更好地分析研究数据价值。完成清洗转换规则的定义与操作后，需要对数据清洗的正确性和效率进行评估，通过不断调整和改进重新进行修正，也就是进行多次迭代分析，以提升数据清洗的效率和质量。

数据融合方法包括数据仓库法、中间件法、基于本体的方法等。

（1）数据仓库法。将底层各类数据按照数据复制的方法融合到数据仓库中，使其可以互相兼容，并映射成一个共同的可查询模式，称为数据仓库法。数据仓库法对应的数据仓库中的数据并不是实时更新的，但当数据更新时，数据仓库仍保留原始数据，需要通过对数据的提取、转换、加载过程重新同步执行，以满足用户对数据仓库进行有效的数据查询访问需求。

（2）中间件法。中间件法通过在异构数据之间提供统一的查询接口，即通过建立中介模式和原始数据模式之间的映射关系，将查询转化成与原始数据源模式匹配的特定查询方法，以实现实时访问数据的目的。

（3）基于本体的方法。运用构建本体的方法将多源异构数据进行有效融合的过程称为基于本体的方法，主要包括单本体法、多本体法、混合本体法等方法。数据融合过程中本体的连贯性与表现力直接代表了本体的有效性。单本体法中的全局参考模型相对简单；多本体法相较单本体法更灵活，但每个本体都需要构造一个单独的数据源映射，用于融合过程中的关联；混合本体法则用多本体来共享一个共同的、高级的语义，更适用于多语义存在的情况。例如，Ma 等（2018）所研究的临床路径信息系统建模过程就是利用基于本体的方法提升了利用多源数据进行系统构建的科学性与有效性。

通过从数据层、应用层、概念层等多个角度对数据进行信息整合，有利于异构医疗信息的共享和互操作，以期实现医疗和管理水平的提升。

7.1.3 智慧健康管理中的数据多源异构性

随着医疗信息数字化的发展，医疗信息系统也在逐步向智慧健康管理发展，采集来源于多个区域、多个级别的医疗健康数据，进行智慧健康管理，此过程中也会存在数据的异构性问题，即不同类别的信息资源会有不同的数据存储方式以及独特的信息处理方案。医院中常用的信息系统包括 HIS、PACS、RIS、LIS、EMR等，多个信息系统用于存储不同类别的医疗健康数据。

1. HIS

HIS 利用电子计算机和通信设备，为医院所属各部门提供对患者诊疗信息和行政管理信息的收集、存储、处理、提取及数据交换的能力，并满足所有授权用户的功能需求，包括临床诊疗、药品管理、经济管理、综合管理与统计分析、外部接口等部分。每个部分又可以细分为：①临床诊疗部分（医生工作站、护士工作站、临床检验系统、输血及血库管理系统、手术麻醉管理系统）；②药品管理部分（数据准备及药品字典、药品库房管理功能、门急诊药房管理功能、住院药房管理功能、药品核算功能、药品价格管理、制剂管理子系统、合理用药咨询功能）；③经济管理部分（门急诊挂号系统、门急诊划价收费系统、住院患者入/出/转管理系统、患者住院收费系统、物资管理系统、设备管理子系统、财务管理与经济核算管理系统）；④综合管理与统计分析部分（病案管理系统、医疗统计系统、院长查询与分析系统、患者咨询服务系统）；⑤外部接口部分（医疗保险接口、社区卫生服务接口、远程医疗咨询系统接口）。

HIS 数据基本结构如表 7-1 与表 7-2 所示。

表 7-1　HIS 数据基本结构-1

住院业务表结构	门诊业务表结构
出院（中途）结算表	门诊主表
结算三级费用表	门诊费用明细表
在院（出院）患者信息表	门诊收款表
在院（出院）押金表	处方单据主表
在院（出院）费用明细表	处方明细表
患者一天费用明细汇总清单表	检制单据表

住院业务表结构	门诊业务表结构
患者一天费用明细汇总清单结转表	检制明细表
医嘱主表	门诊发票表
医嘱明细表	门诊作废发票表
检制待执行表	门诊日结表
药品待执行表	患者登记表
药品领药申请表	登记患者充值表
医嘱执行表	登记患者消费明细表
床位代码表	挂号表
出院打折表	挂号收费明细表
住院日结记录表	—
住院患者转科表	—

表 7-2　HIS 数据基本结构-2

药房药库业务表结构	通用字典表结构
出入库单据总表	操作员表
出入库单据明细表	科室代码表
选入药品表	职称表
药房库存表	项目表
盘点表	三级项目表
盘点明细表	二级项目表
药房库存明细表	患者类型表
药房库存明细历史表	药品单价表
—	协定处方表
—	系统设置表
—	程序版本模块信息表
—	程序模块菜单表
—	医院信息表
—	权限用户表
—	权限表
—	药品用法表

2. PACS

PACS 是集影像采集传输与存储管理、影像诊断查询与报告管理、综合信息管理等综合应用于一体的综合应用系统，主要任务就是把医院影像科日常产生的各种医学影像（包括磁共振、CT、数字化 X 线摄影术（digital radiography，DR）、B

超、各种 X 射线机等设备产生的图像）以数字化的方式海量保存起来。

PACS 完全集成于医疗信息系统，使门诊、住院医生、功能放射医生、影像检查设备多方面共享信息，其文件存储格式是指按照医学数字成像和通信（digital imaging and communications in medicine，DICOM）标准而存储的医学文件。数据集表现了现实世界信息对象的相关属性，如患者姓名、性别、身高和体重等。数据集由数据元素组成，数据元素包含进行编码的信息对象属性的值，并由数据元素标签（tag）唯一标识。

3. RIS

RIS 是放射科的登记、分诊、影像诊断报告以及放射科的各项信息查询、统计等工作的管理系统。RIS 与 PACS 紧密相连，构成医院数字医疗设备、影像及报告管理的解决方案，是管理科内所有患者资料和科室日常工作的综合管理信息系统，也是高水平高效率进行科研、教学、学术交流，全面提高科室医疗水平的现代化信息平台。日常医疗工作的条件与诊疗技术和水平的提高必然要求与之配套的 RIS 来全面汇总信息资源、整合科室工作环节、优化工作流程，以促进数字医疗、数字医院的发展和建设。

RIS 数据基本结构如表 7-3 所示。

表 7-3　RIS 数据基本结构

英文表名	中文表名
ApplyInfoList	申请信息登记表
ApplyInfoResult	申请信息结果表
ChineseCode	汉字字库及编码表
CurComputer	当前用户表
Dept	部门表
EquipmentInfo	设备信息表
GroupRights	权限组权限表
InstConfigDic	报告配置项目表
InstRelateEquip	报告与设备关联表
InstRelateTemplate	报告与模板库关联表
Instrument	报告字典表
LIS_InstOrder	报告医嘱表
LIS_OrderToItem	医嘱检验项目表
Locks	锁定信息表
MailInfo	邮件信息表
MakeNum	自增号码表

续表

英文表名	中文表名
MsgFlowDic	信息流字典表
MsgLog	信息传送日志表
PatientInfo	患者信息表
PatTechNo	医技号对应表
QueryCondition	高级查询条件配置表
RegList	信息流登录列表
RIS_AcceptItems	费用信息表
RIS_AcceptItems_History	费用信息历史表
RIS_Attention	注意事项表
RIS_BookingInfo	预约信息表
RIS_BookingInfo_History	预约信息历史表
RIS_Components	窗体组件表
RIS_CurUseTechNo	当前使用医技号信息表
Ris_DaySchedule	日排班信息表
RIS_FormModel	动态窗体模板表
RIS_Forms	医技窗体表
RIS_GridHeadDic	表格字典表
Helper	帮助信息表
RIS_ItemDic	报告项目字典表
RIS_ItemMapping	项目映射表
RIS_List	登记信息表
RIS_List_History	登记信息历史表
RIS_List_Modify	登记信息修改记录表
RIS_MakeTechNo	医技号创建方法表
RIS_OrigApply	原始单据表
RIS_OrigApply_History	原始单据历史表
RIS_Queue	分诊信息表
RIS_ReportTechNo	报告与医技号对应表
RIS_Result	报告结果表
RIS_Result_History	报告结果历史表
RIS_Result_Modify	报告结果修改记录表
Ris_ResultFormat	结果信息格式表

续表

英文表名	中文表名
RIS_ResultGridDetail	表格类结果明细表
RIS_ResultGridDetail_History	表格类结果明细历史表
RIS_ResultGridMaster	表格类结果主表
RIS_ResultGridMaster_History	表格类结果历史主表
RIS_ResultIndex	报告结果索引表
RIS_ResultIndex_History	报告结果索引历史表
RIS_ScheduleDic	排班信息表
RIS_SpecialItemDic	特殊项目字典表
RIS_Tasks	分诊信息登记表
RIS_TemplateDetail	模板配置表
RIS_TemplateDic	模板字典表
ris_TemplateLibDic	模板库字典表
Settings	系统设置信息表
SettingsDic	系统设置字典表
Slave	辅助功能表
SubSysFunc	子系统功能表
SubSysInfo	子系统信息表
TechLog	日志信息表
ToolBarInfo	系统工具条表
Tpldict	报表配置主表
Tpls	报表配置明细表
UserPlan	日程安排表
UserRight	用户权限表
Users	员工表

4. LIS

LIS 是协助检验科完成日常检验工作的计算机应用程序。其主要任务是协助检验人员对检验申请单及标本进行预处理，检验数据的自动采集或直接录入，检验数据处理、报告审核、报告查询，打印等。LIS 也是医疗信息系统的重要组成部分，其主要功能是将检验的实验仪器传出的检验数据经分析后生成检验报告，通过网络存储在数据库中，使医生能够方便、及时地看到患者的检验结果，主要包括样本检验、报告管理、项目管理，以及强大的统计查询等模块。

LIS 数据基本结构如表 7-4 所示。

表 7-4 LIS 数据基本结构

英文表名	中文表名
l_patientinfo	患者信息表
l_testresult	结果表
l_jytmxx	条码表
l_jytmxx_mx	条码明细表
gy_ksdm	科室维护表
gy_xhb	序号表
gy_zgxx	职工信息表
l_deviceset	仪器设置表
l_dmzd	代码字典表
l_channel	仪器通道表
l_hyxm	化验项目表
l_yzzt	医嘱组套表
l_yzztmx	医嘱组套明细表
l_anti_dict	抗生素表
l_bio_dict	细菌表
l_anti_group	药敏组表
l_anti_group_mx	药敏组明细表
l_plant_rsult	培养结果表
l_bio_rsult	细菌结果表
l_anti_rsult	抗生素结果表
l_testdescribe	检验项目维护表
l_qcbatchset	质控批号表
l_qctestset	质控靶值表
l_qcdata	质控结果表
l_sampletype	样本类型表
tj_tjsq	体检申请表
l_sqdlx	申请单类型表
gy_xtxx	系统信息表
gy_yhxx	用户信息表

5. EMR

EMR 是有关患者的健康和医护情况的终身电子保护信息，医护人员利用它记录诊断治疗的全过程，客观、完整、连续地记录患者的病情变化及诊疗经过，将分散的信息汇集到一起，并以相关的方式提供给医生，是临床、教学、科研及诊断治疗的基础资料。EMR 数据包括结构化信息、非结构化信息、图像、声音、照片等，多以 XML 格式储存。

7.1.4　多源异构医疗健康数据融合系统设计研究

目前我国医疗信息系统正蓬勃发展，各具特点的医疗信息系统通常采用不同的设计思路以及自定义的对外接口，这严重阻碍了医疗信息的互联互通、信息共享，同时技术的不同实现方法也造成了各个医疗机构成为信息孤岛。引用国际通用医疗信息交换标准在一定程度上促进了医院内部的信息沟通，但仍需要解决不同医疗机构间的信息互联互通、信息共享问题。医院内部信息系统的互联互通、资源共享也是面向对外信息系统进行数据共享的基本保证，与医保、社保、银行、药店、上级行政部门等信息系统的连接仍要靠医疗信息交换的标准化工作、提高医院信息管理水平的具体方法进行推进，以此促进卫生信息资源共享及资金有效利用，最终提高医院整体医疗服务水平。

（1）医疗信息交换标准。随着信息化技术在医疗信息管理方面的发展与应用的深入，医疗信息交换标准及其发展趋势日益成为医学信息工作者研究和应用的重点。HL7 是基于国际标准化组织（International Organization for Standardization，ISO）所公布的网络开放系统互连（open system interconnection，OSI）第七层（应用层）的医学信息交换协议。HL7 是住院患者治疗过程中进行电子数据交换的标准，以简化在医疗健康领域中不同信息管理系统的计算应用的接口实现，其主要应用领域就是HIS、RIS。目前 HL7 主要在 HIS、RIS 及其设备之间规范如下信息：患者挂号、患者查询、患者安排、床位预定、患者入院、财务、临床观察、医疗记录、患者治疗、患者出院或转院，以及主文件更新信息等。

（2）医疗健康数据融合与集成平台。目前，多行业领域都在搭建集成平台。有了集成平台，数据才能真正"活"起来。医疗行业搭建集成平台也成为主要趋势之一，其主要目标就是把独立的 HIS、EMR、PACS 和 LIS 等系统进行有效的整合，实现信息系统的互联互通和信息共享，提供统一的医疗健康数据访问服务。随着医院信息化建设的推进，系统之间的数据交互会越来越多、越来越精细，建立医院信息集成平台是必然发展趋势。但目前医院信息集成平台建设仍处于起步阶段，并且实现起来存在一些困难。首先，医疗信息系统的软件厂商太多，形成大量的信息孤岛，数据共享困难。其次，医疗行业具有多种国际标准通信协议，如何对其进行对接，实现在工作流整合基础上的交互协作是建设难点。最后，医院希望集成平台可以彻底解决数据共享和交换问题，但是在实际项目中，能够达到医院要求的集成平台却很少。同时结合中文语言表达特点，各系统中存在多种相似却不相同的表达，这也影响了医疗健康数据平台的集成，如何识别具有相同含义的数据信息也是研究的方向。例如，Chen 等（2018b）结合 2018 年新实行的 ICD-11 疾病判断准则，利用香农（Shannon）熵来验证 ICD-10 和 ICD-11 之间转换的有效性与可行性。该研究有助于构建各系统融合的平台接口，促进各个区域将信息进行初步的融合和汇总后分别传送给医疗健康数据集成平台，对数据等信息进行处理，并进行相应的分析、评估、跟踪干预等服务。这一过程涉及大量的健康数据空间分布、就医信息、体检数据、健康测量评估、设备运转以及参数等分散系统的时空数据。这些海量的时空数据分散在异构系统中，基于不同的数据规范格式和数据分析方式，故需要采用相应的数据融合方式来整合各类医疗健康数据，以达到提高人们健康资产整体价值的目的。

由此可见，智慧健康管理中多源异构数据融合需要解决的问题如下：首先，解决数据信息表达的复杂性问题，这是由数据信息的多源多语义性、多时空性和多样性等特点决定的；其次，随着健康调查的深入开展，对个人行为的跟踪和干预需要从外部网络挖掘更多隐含的信息；最后，多源异构数据融合后，要求在不同层次上对数据进行集成化，减少数据的冗余度，提高决策的效率。

7.2　关系型数据库与非关系型数据库的协同支持

我国医疗卫生服务信息化进程的推进产生了大量的医疗健康数据。数据内容包括大量电子病历、图像数据、区域健康信息平台收集的健康文件、各智能可穿戴设备产生的健康数据，以及在线健康社区数据。其中不仅包括大规模结构化数据，而且包含大量非结构化、半结构化数据。面对大规模异构和复杂的医疗健康大数据，非关系型数据库和关系型数据库在医疗健康数据分析与管理中的协作应用变得越来越重要。本节描述基于关系和非关系特征在医疗健康大数据分析平台中协作使用非关系型数据库和关系型数据库。

7.2.1　医疗健康大数据的数据库存储方案

在医学信息化的发展过程中，医疗信息系统积累了大量的患者数据，但这些数据存储在不同的信息系统中，如 HIS、EMR、PACS、RIS 等。这些系统中的医疗健康数据呈几何倍数增长，同时这也对医疗健康大数据的存储、检索和利用提出了更大的挑战。此外，人类对医疗信息服务的需求变得越来越复杂，这大大增加了信息技术人员管理和维护医疗信息系统的难度。因此，选择合适的数据库来存储医疗健康大数据成为医学信息化的重要组成部分。

信息技术在医疗行业的核心应用主要涉及结构化数据、半结构化数据和非结构化数据。结构化数据存储在关系型数据库中。但是由于医院业务持续运行，对并发性能要求很高，数据读写操作频繁，图像文件、医疗材料等非结构化数据主要以文件的形式存储。例如，在医疗行业的疾病检查中存储和调用 X 射线胶片、CT 胶片、磁共振和病理切片等大量医学图像；又如，电子病历是关于患者的健康和医疗状况的终身信息记录，客观、完整、连续地记录患者的病情变化，是临床教学、研究、诊断和治疗的基础数据。

医疗信息系统每天产生大量的医疗健康数据。RDBMS 负责处理其中的绝大部分数据，其严谨而成熟的数学理论基础使数据建模和应用变得非常简单。大多数医疗行业也使用关系型数据库来分析医疗健康数据。传统的关系型数据库基于关系模型、关系代数和关系演算。随着信息化浪潮和互联网的兴起,传统的 RDBMS 在一些企业中开始出现问题：需要建立严格的关系模型、数据存储格式不固定、表之间没有连接操作和水平分割。非关系型数据库弥补了关系型数据库的许多局限性，处理数据方式已经超越了关系型数据库（高源，2014），提升了各种性能并取得了重大突破，主要表现为以下几点。

（1）横向和纵向扩展能力。关系型数据库通常部署在单个服务器上，并通过添加处理器、内存和硬盘进行升级。部署在多个服务器上的关系型数据库严重依赖相互复制来保持数据同步。非关系型数据库可以部署在单个服务器上，但是更多部署是类似云的，并且具有分布式数据处理的卓越性能。它可以有效地解决医疗健康数据库高并发负荷的问题。

（2）高效存储和访问海量医疗健康数据。对于关系型数据库，大规模数据表中的 SQL 查询效率较低。非关系型数据库在高可靠性的超大规模计算环境中运行，创建了一个清晰的抽象层。它解决了大规模医疗健康数据分析任务与底层系统支持功能之间的矛盾，很容易地实现了处理并行数据的任务。NoSQL 不仅限于 SQL 的查询语言，还提供了更具表现力的查询能力，大大提高了查询效率。这为处理海量的医疗健康数据提供了有效和稳定的支持，也减轻了开发人员对数据库的二次开发和集成的负担。

（3）数据的内存和硬盘使用。关系型数据库通常驻留在硬盘驱动器或网络存储空间中。SQL 查询或存储操作将数据集提取到内存空间中。某些非关系型数据库可以直接在硬盘上或通过内存操作。例如，Hadoop 平台下的 HBase 可以在大量廉价硬件设备的集群上运行应用程序，为应用程序提供稳定可靠的接口，以构建具有高可靠性和良好可扩展性的分布式系统。

医疗健康数据的复杂性、异质性和时态周期对当前的数据管理和分析系统提出了巨大的挑战。大量数据无法使用结构化数据进行管理，只能基于半智能非结构化数据进行管理。未来的医疗健康数据管理方向不能完全基于形式和结构，基于医疗行业应用的需求背景，混合数据管理是研究热点和未来发展趋势。

7.2.2　不同数据库在医疗健康大数据挖掘中的协同应用

医疗行业中数据关系的复杂性和特殊性决定了数据库平台的选择，并决定了医疗信息系统的最终性能。分析和应用医疗健康大数据的关键是整合所有可用数据，降低数据共享的技术门槛。基于关系模型的 RDBMS 是医疗健康数据管理的基础。关系模型的主要优点之一是它具有与一阶逻辑系统相同的强大知识表示，这意味着现实中的许多查询可以通过关系代数来描述。此外，使用关系模型，用户可以轻松地为各种对象和对象之间的关系设计逻辑模型，而无须了解数据库的实现细节。关系型数据库广泛用于各种信息系统，如医院中常用的 EMR、临床信息系统、药物管理系统和 ICU 监测系统。NoSQL 是一项新的革命性数据库，具有非关系、分布式、开源和水平可伸缩类型等特征。此外，NoSQL 配置集群非常简单，支持随时更改分区和复制的数量，还可以构建 MapReduce 操作，这些都为医疗健康大数据分析奠定了基础。

关系型数据库和非关系型数据库在医疗健康大数据挖掘中的协同应用主要体现在以下方面。

（1）临床决策支持分析。由于分析非结构化数据的能力不断提高，大数据分析将使 CDSS 更加智能化。医疗健康大数据可以提供的分析包括医疗服务分析、疾病谱分析、疾病负担分析和可视化图表动态生成，使各医院及时准确地了解各科室的医疗能力和效率，实现医疗专业人员对临床药物信息的有效掌握和利用，减少医疗纠纷等。

（2）医学图像挖掘分析。在人体内对不同的器官和组织使用 X 射线、超声等形成医学图像（CT、MRI 等）。这些医学图像具有散射、透射、反射和吸收等特征，需要进行定位。例如，通过自动化方式从手骨图像判断骨龄（Bian and Zhang，2018），提高疾病诊断的可靠性和稳定性。

（3）脱氧核糖核酸（deoxyribonucleic acid，DNA）分析。人类基因组计划产生了大量的基因组信息。利用有效的数据挖掘算法可以从大量生物数据中提取有价值的知识，为研究人员提供决策支持。目前，大量研究人员已尝试定量研究 DNA

数据分析。从现有基因数据库获得导致各种疾病的特定基因序列模式。一些 DNA 分析研究已经成功发现了许多疾病和残疾基因，以及对疾病的诊断、预防和治疗的新药物、新方法。

（4）不同病种分析。图 7-2 展示了一张"流感"这个医学实体的关系图。每个属性表示一个点，由黑实线条表示两者的关系。大量的点被关联以形成非常复杂的实体关系网络，其易于使用图数据库（graph data base）存储。

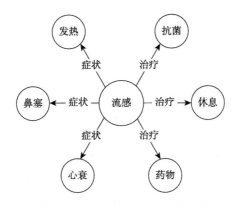

图7-2　流感与其子节点的关系图

关系型数据库的严格模式约束使得扩展现有数据库非常困难，而图数据库在很多方面的优点都是非常明显的。利用图数据库可以非常清晰地展示出实体间的关系情况，这一点和关系型数据库相比较有很大的优越性，有助于医生和患者做出更明智的医疗保健决策分析。

（5）临床路径优化分析。利用大数据分析方法优化医院自身的临床路径，建立医院常见疾病的规范化治疗方式和治疗方案。具体来说，具有相同诊断疾病的患者执行相同的诊疗和支付标准，这不仅为患者提供最新的治疗方案和优化的治疗选择，而且可以确保细化、标准化和程序化处理，并减少治疗过程的随机化。此外，它还可以规范医疗行为和服务；避免过度医疗，降低医疗费用。

关系型数据库和非关系型数据库协同应用才能充分挖掘医疗健康大数据的价值。

7.2.3　医疗健康大数据的复杂数据建模分析

大数据区别于海量数据的一个重要特质就是处理大量混合结构的数据。大数据管理、整合、分析则是医疗健康大数据下信息技术的挑战。在大数据驱动的医疗健康管理中有很多复杂的数据分析查询。

例如，我国城乡居民医疗保障体系受城乡二元化的制约，城市和农村地区逐渐模糊，城乡差别亟待消除，需要对中国城乡居民医疗保障体系进行整合（Ji and Zhang，2016）；又如，需要从异构数据集中抽取一些有意义的关联（Feng et al.，2018），或者根据 CT 图片寻找相似的病例与诊断、寻找骨髓移植匹配等相似连接查询。这些复杂分析查询灵活多变、难以预测，通常需要读取大量数据，计算时间长，并且涉及多学科交叉，需要医疗、统计、计算机等各领域的专业人士协作完成。仅靠关系型数据库与 NoSQL 难以胜任复杂的数据分析工作，对大数据进行复杂分析还需要借助一些辅助工具，主要有两大类：一类是并行分析型数据库；另一类是基于 MapReduce 的数据分析工具。

分析型数据库基于关系模型，与传统关系型数据库相比，其存储结构与查询算法为数据读取进行了专门优化，如用列式存储（column-store）替代行式存储（row-store）。目前主流的并行分析型数据库有 Vertica 和 Greenplum 等。这些数据库提供的用户接口是与传统关系型数据库相同的 SQL。这种实现方式降低了用户的学习成本，但也带来了两个问题：第一，虽然关系模型能够进行扩展以表示非结构化数据，但由于数据种类繁多，目前缺少足够有效的理论与工具将非结构化数据转化为结构化数据；第二，一些复杂的数据分析难以直接用 SQL 描述，即使能够用 SQL 描述，其执行效率也比专门编写的过程化分析程序要低得多。MapReduce 是谷歌于 2003 年提出的一种新的基于无共享架构的并行计算范式。与传统的并行计算范式相比，MapReduce 简化了并行数据处理算法的设计与实现，使用者仅需根据查询定义 map 和 reduce 两个函数，无须关心并行执行过程中的任务调度、资源管理以及出错处理等问题。MapReduce 最初是为处理谷歌的海量文本数据的简单分析算法而设计的。随着 Apache Hadoop 项目提供的 MapReduce 开源实现其在学术界与工业界的广泛使用，MapReduce 编程模型被证明十分灵活。我们不仅可以在其上构建分析型数据库（如 Hadoop Hive），而且能够实现常用的数据挖掘与机器学习算法程序库（如 Apache Mahout）。

并行数据库和 MapReduce 都致力于解决机器的执行效率问题。在对医疗健康大数据进行复杂分析时，医疗专家的知识与智能在整个分析过程中起着至关重要的作用。但是要求医疗专家同时精通分析型数据库的使用甚至编写 MapReduce 程序是不现实的。因此，为复杂的数据分析系统提供一个具备良好可视化与互动功能的交互界面，是帮助医疗专家发掘医疗健康大数据价值的关键。在医疗服务中产生的数据类型多种多样，既有适合关系模型描述的结构化数据，也有图片和文本等多种非结构化数据。这种异构性为医疗健康大数据的管理带来了很大的挑战。随着医疗机构信息化程度的提高和生物医学基础研究、转化医学研究的深入，建设精准医疗健康大数据平台成为必需（李伟等，2017）。因此，就医疗健康大数据而言，需要研究一种基于混合数据模型的数据管理系统，能够高效管理结构化数据与非结构化数据，并支持异构数据之间的高效混合查询。设计医疗健康大数据分析平台的总体架构如图 7-3 所示。

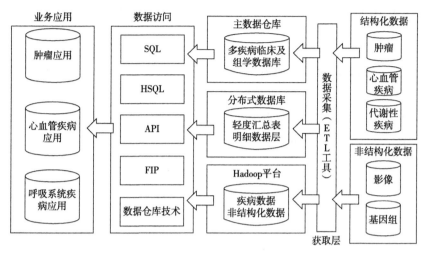

图7-3　医疗健康大数据分析平台总体架构

医疗健康大数据分析平台对数据处理的主要流程如下：首先，通过前置机对各接入单位信息系统的源数据进行采集，并发送到企业服务总线（enterprise service bus，ESB），通过平台提供的应用程序接口（application programming interface，API）、文件传输协议（file transfer protocol，FTP），以及 SQL、高结构化查询语言（HyperSQL，HSQL）、ETL 工具进行数据的清洗、转换和入库，数据清洗时应遵循精准医疗健康数据规范定义，并将通过 ETL 清洗后的基础数据（多疾病临床及组学数据的共同信息）加载到主数据仓库；其次，将数据清洗、转换后的操作数据存储（operational data store，ODS）数据加载到分布式数据库，在分布式数据库内完成明细数据（疾病特有信息）和轻度汇总数据的加工生成，ODS 数据和非结构化数据（如影像、基因组数据）在 Hadoop 平台做长久保存，非结化数据分析处理在 Hadoop 平台完成，产生的结果加载到分布式数据库；最后，将生成指标数据和高度汇总数据加载到主数据仓库，精准类业务应用通过数据访问接口获取所需数据。

7.3　基于既有医疗健康数据标准的医疗健康大数据标准化技术研究

随着循证医学的发展，为临床诊疗、决策提供更为可靠的量化证据已经成为现代医学研究的要求。医院对于各类数据的电子化采集越来越重视，很多医院已从不同程度上建立了医疗信息系统。针对医疗信息系统的使用产生的大量数据，将这些医疗健康数据标准化、规范化才能对海量的临床数据进行收集、整理和分析，从而解决临床数据"可用"的问题。

7.3.1 现有大数据标准化体系

2018 年 3 月，中国电子技术标准化研究院发布《大数据标准化白皮书》，公布了大数据标准体系框架，如图 7-4 所示。

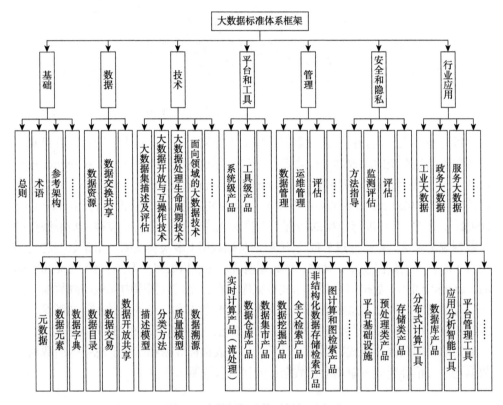

图7-4 大数据标准体系框架示意图

大数据标准体系由七个类别的标准组成，分别为基础标准、数据标准、技术标准、平台和工具标准、管理标准、安全和隐私标准、行业应用标准。

基础标准为整个标准体系提供总则、术语、参考架构等基础性标准。数据标准主要针对底层数据相关要素进行规范，包括数据资源和数据交换共享等，其中数据资源包括元数据、数据元素、数据字典和数据目录等，数据交换共享包括数据交易和数据开放共享相关标准。技术标准主要针对大数据相关技术进行规范，包括大数据集描述及评估、大数据处理生命周期技术、大数据开放与互操作技术、面向领域的大数据技术等标准。平台和工具标准主要针对大数据相关平台和工具进行规范，包括系统级产品和工具级产品等，其中系统级产品包括实时计算产品（流处理）、数据仓库产品、数据集市产品、数据挖掘产品、全文检索产品、非结构化数据存储检索产品、图计算和图检索产品等，工具级产品包括平台基础设施、预处理类产品、存储类产品、分布式计算工具、数据库产品、应用分析智能工具、平台管理工具。管理标准作为数据标准的支撑体系，贯穿于数据生命周期的各个阶段。该部分针对数据管理、运维管理和评估等层次进行规范，其中数据管理标准主要包括数据管理能力模型、数据资产管理以及大数据生命周期中处理过程的管理规范；运维管理主要包含大数据系统管理及相关产品等的运维及服务等方面的标准；评估标准包括设计大数据解决方案评估、数据管理能力成熟度评估等（图中略去）。安全和隐私标准作为数据标准体系的重要组成部分，贯穿于整个数据生命周期的各个阶段。大数据应用场景下，大数据的 4V（规模性，volume；多样性，variety；价值性，value；速度性，velocity）特性导致大数据安全标准除了关注传统的数据安全和系统安全，还应在基础软件安全、交易服务安全、数据分类分级、安全风险控制、电子货币安全、个人信息安全、安全能力成熟度等方向进行规范。行业应用标准主要是针对大数据从各个行业所能提供的服务角度出发制定的规范。该类标准是各领域根据其领域特性产生的专用数据标准，包括工业大数据、政务大数据、服务大数据等。

此外，国际上也有一些通用的医疗健康数据标准。

作为美国国家标准化研究院（American National Standard Institute，ANSI）认可的标准发展组织（standard development organization，SDO），HL7 开发了医疗卫生领域里的一系列标准。HL7 标准组织成立于 1987 年，HL7 是由该组织制定的标准化的卫生信息传输协议。HL7 基于 OSI 的第七层（应用层）而制定，是医疗领域不同应用之间电子传输的协议，也是卫生信息传输的标准。为了实现医疗信息系统间的临床、检验、保险、管理及行政等资料交换，该标准的内容主要包括对于交换数据的定义、交换时间的规定以及交换过程中所遇到的可能出现的应用错误进行相关的应急处理规定。

国际疾病分类（International Classification of Diseases，ICD）是 WHO 要求各成员国在卫生统计中共同采用的对疾病、损伤和中毒等进行分类的国际标准，是依据疾病的某些特征，按照规则将疾病分门别类并用编码方法来表示的系统。ICD 的基础是对疾病的命名，没有名称就无法分类。但疾病又是根据其内在本质或外部表现来命名的，因此疾病的本质和表现正是分类的依据，分类与命名之间存在一种对应关系。当对一个特指的疾病名称赋予一个编码时，这个编码就是唯一的，且表示特指疾病的本质和特征及其在分类里的上下左右联系。

7.3.2　医疗健康大数据存储标准化

大数据可能由 TB 级（或者甚至 PB 级）信息组成，包括结构化数据（数据库、日志、SQL 等）以及非结构化数据（社交媒体帖子、传感器、多媒体数据）。大部分数据缺乏索引或者其他组织结构，可能由很多文件类型组成。针对不同类型的海量数据，业界提出了不同的存储技术。

非结构化数据的处理技术中要数 HDFS 最具代表性。HDFS 主要服务于系统中的各项应用程序，其将一些可移植操作系统接口（portable operating system interface，POSIX）开放，通过主/从结构让流式访问文件的数据被允许操作。它由不同的数据节点以及一个名字节点组成，能够让数据按照一定模式分割为不同的 64 位数模块，并将其安排到不同分布式集群（由不同数据节点组成）中进行存储。

分布式并行数据库主要用于处理海量的、结构化的数据，是一种无共享、并行处理架构的数据管理系统。这类型系统主要采用 Slave 或 Master 架构。Slave 架构运用较多，如用户数据多以散列方式存储在不同的 Slave 服务器中，且数据在 Slave 的不同节点上具有副本，系统适用性较高。Master 架构则只用于对元数据的存储。

分布式并行数据库的主要代表有谷歌的 GFS 和 Hadoop 的 HDFS。GFS 是一个可扩展的分布式文件系统，是针对大规模数据处理和谷歌应用特性而设计的，运行在廉价硬件上，可以提供高容错、高性能的服务。HDFS 是开源的分布式文件系统，运行在跨机架的集群机器之上，具有高吞吐量，可以访问大数据集应用程序。它采用主/从结构，由一个 NameNode 和多个 DataNode 组成，如图 7-5 所示。NameNode 是主节点（主服务器），管理文件系统的命名空间和客户端对文件的访问操作；DataNode 是集群中一般节点，负责节点数据的存储。客户端通过 NameNode 向 DataNode 交互访问文件系统，联系 NameNode 并获得文件的元数据，而文件输入输出（input/out，I/O）操作则是直接和 DataNode 进行交互的。HDFS 具有很强的可扩展性，通过在集群中增加数据节点来适应不断增长的数据规模；同时它具有高可靠性和高容错性，每个数据块 B 在不同节点中有三个副本，在大数据处理方面有很强的性能优势。

目前在大数据存储方面，普通用户使用的云存储服务大多基于对象类型，表现为以下模式。

（1）绑定。绑定对象为特定的编程语言，表现为 API 开发包。绑定处理利用在表述性状态传递（representational state transfer，REST）接口上的一层封装，使编程语言的运行效率大大提升。

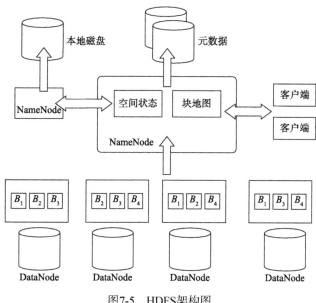

图7-5　HDFS架构图

（2）接口设置。主要采用超文本传输协议（hypertext transfer protocol，HTTP）接口或 REST 接口，要想实现云存储服务，就必须通过编程实现其交互功能，使数据存储具有有效性。

（3）非编程状态下的存储。这种形式是由第三方软件或云存储本身所在的运营商通过其门户管理来完成的。对于使用者，它不需要再次编程，直接利用管理软件调用 REST 接口或图形界面即可使用数据存储功能。使用者在后台控制上会受到第三方软件或者网关（portal）的限制。

在数据存储管理方面，应注意对队列对象、能力对象、域对象、数据对象以及容器对象这 5 个对象的管理，并实现对存储数据的访问功能。在这 5 个对象中，前 3 个属于特殊容器对象。在键值对的帮助下，每个对象均能够实现元数据描述功能。这里的元数据是指使用者自定义数据、存储管理数据以及安全元数据等。

7.3.3　医疗健康大数据标准化

医疗健康大数据标准化具有非常重要的意义，只有在医疗健康大数据标准化、规范化的基础上，才能对医疗健康大数据进行收集、整理和分析，从而解决医疗健康大数据"是否可用"的问题，并根据临床诊疗、科学研究、医疗卫生管理等不同需求确定不同的临床结构化病历管理方案，运用大数据技术进行充分挖掘和分析，为临床决策、疾病诊断、药物研发、医疗卫生行政管理提供支撑，从而解决医疗健康大数据"怎么用"的问题。

1. 医疗健康大数据描述技术

医疗健康大数据标准化中数据交换程序的工作流程如下：将数据交换任务采用配置文件的方式编辑和保存；当任务触发时，利用平台的交换程序根据需要自由调取相应的配置文件；将配置文件解析后交由具体的模块，并由其执行相应的交换任务。这种方式可以大大降低交换程序和交换任务之间的耦合性，避免修改交换任务时影响交换程序的正常工作。此时，选取合适的语言来编辑配置文件就成为数据交换的关键部分。针对医疗健康大数据标准化需求和数据特性，采用XML技术表现较佳，XML是由万维网联盟（World Wide Web Consortium，W3C）于1998年正式公布的便于网络交换和传输的数据描述语言。其主要优势如下。

（1）编码效率高。医疗档案中的数据复杂多样，存在多表关联情况。如果数据交换程序采用硬编码方式进行编写，不但代码量巨大，占用大量人力和时间，而且容易出现数据映射错误。利用XML将复杂的交换过程分割为多个子节点任务，通过流程控制，按步完成任务，使得交换任务的工作流程根据实际需求进行合理变化，今后遇到需求变更或者其他突发状况时，对流程进行相应的更改，提高了数据交换程序的灵活性。

（2）跨平台处理。医疗信息的数据量庞大。如果将数据上传程序置于底层系统，既会增加底层服务器压力，也不利于多系统的数据整合。因此，最佳手段是将交换程序置于系统之外的其他平台上运行。利用技术的跨平台特性，将交换平台置于前置机和中心综合管理平台之间，把从前置机数据中采集的数据在中间层服务器上完成上传、集成工作。

（3）便于数据采集。XML与平台无关，具有优良的交互性能，可以非常便捷地从不同的数据库读取所需数据，解决项目所涉及的区域内各机构的数据库差异问题。此外，可以利用XML文件结构性强的特性，将数据源配置从交换文件配置中分离出来，仅在交换文件中设置一个统一的标记，再通过数据源配置文件指向具体的数据库。这种处理方式并不会影响数据交换速率。

（4）使用期限长。XML技术具有强大的自描述特性，独立于其他系统。在漫长的项目开发过程中，一些系统、设备的升级和更换不会对XML配置文件的读取和使用产生影响，从而保证了数据交换配置文件拥有较长的使用期限，降低了项目开发成本和后期维护成本。

（5）可维护性强。随着医学科技的发展，诊疗信息也在不断增加。系统运行过程中，不可避免地需要扩充原有的数据表单，增加新的表单关系。利用XML技术的可扩展性，只需更改上传配置文件的相应部分，而不会影响系统其他部分的运行，提高了程序的可维护性。此外，XML还易于理解。

（6）解析方式简单有效。在选择合适的配置文件编辑语言后，对文件的解析是否快速有效也是项目开发中需要重点关注的问题。常见的解析方式有四种：用于处理 XML 事件驱动的推模型（simple API for XML，SAX）、文档对象模型（document object model，DOM）、应用于 Java 的文档对象模型（document object model for java，DOM4J）。SAX 是基于事件流的解析；DOM 是基于文档树结构的解析，极大地减少了代码量（相较于 SAX）；而 DOM4J 则具有优异的性能、强大的功能和简单易用的特性，同时也是一个开源的软件，可以降低开发成本。

（7）便于优化。利用 XML 的广泛应用性，配合其他软件或者技术，升级交换程序和增加新的功能。例如，在数据交换配置文件中，设计并添加一个新功能的属性标记，利用该标记自动调用外部程序并提供的复杂功能（逻辑判断功能、逻辑处理功能等）。这为项目后期的开发工作提供了更加广阔的优化空间。

2. 医疗健康大数据标准化类别

医疗健康大数据标准化不仅涉及信息学，还受到医学、语言学等多种学科的影响。因此，需要多学科、多领域的共同合作，并在实践检验的基础上不断进行调整，才能最终提高医疗健康大数据标准化的水平（李昊旻等，2008）。

（1）数据格式标准化。基本数据集是指在特定主题下，由必需、基本的数据元组成的数据集；这是对所必须采集记录的数据元基本范围的标准化要求。健康档案基本数据集的数据元主要根据国家标准，采用表 7-5 所示的 5 类 14 项数据元属性进行描述。其中，个人基本信息的数据集元数据的描述规则如表 7-6 所示。

表 7-5　数据元属性

序号	属性种类	数据元属性名称	约束
1	标识类	内部标识符	必选
2		数据元标识符	必选
3		数据元名称	必选
4		版本	必选
5		注册机构	必选
6		相关环境	必选
7	定义类	定义	必选
8	关系类	分类模式	必选
9	表示类	数据元值的数据类型	必选
10		表示格式	必选
11		数据元允许值	必选
12	管理类	主管机构	必选
13		注册状态	必选
14		提交机构	必选

表 7-6　个人基本信息的数据集元数据

元数据子集	元数据项	元数据值
标识信息子集	数据集名称	个人基本信息数据库
	数据集标识符	HRA00.01
	数据集发布方-单位名称	国家卫生健康委员会卫生健康信息标准专业委员会
	关键词	个人信息
	数据集语种	中文
	数据集分类-类目名称	基本信息
内容信息子集	数据集摘要	个体的标记信息、健康档案（健康记录）的标记信息、人口学特征基本信息、社会保障（医疗保险内容）基本信息，以及健康基本信息
	数据集特征数据元	健康档案标识符、健康档案管理机构名称、建档日期、出生日期、性别代码、电话号码、地址类别代码、邮政编码、医疗保险类别代码

　　根据上述标准，建立合理完整的个人基本信息表，而后根据具体的医疗行业要求和项目系统的各种规则，采用数据库建模工具，建立具体的数据库表单，利用 XML 技术实现不同表单、不同数据记录的标准化工作，并在此基础上进行数据交换，实现平台数据的统一。

　　（2）个人基本信息标准化。在医疗档案中，居民姓名、民族、身份证号、医保卡号、性别编码、国籍、民族编码等基本信息要根据国家标准和当地卫生健康部门制定的规范进行标准化操作。实际情况是，在各家医院之间、医院内各部门之间，由于系统差异、登记不规范等原因，上述信息有些采用中文汉字输入，有些采用自行设计的代号编码输入，甚至有些系统由于维护不力，编码发生异常时也无人问津，出现性别混乱、证件号遗缺等问题。此外，不同机构、不同医生对某些医学专用语言的使用也存在很大差异。在医疗信息共享的过程中，医生对患者既往病史中的诊断用语出现错误的理解，将导致难以想象的后果。

　　（3）医疗信息标准化。对医疗信息标准化处理，一方面是根据国家试行标准对医学用语进行统一化、编码化；另一方面是根据本区域内实际情况对医疗机构标识和文档标识进行统一。医疗信息中充斥着大量的医学术语，由于系统不统一，各医疗机构对相同病症的描述并不完全一样，一方面造成对医学术语的错用、滥用和混用，另一方面导致信息集成和信息共享困难。为此，国家对相关医学病症统一标准，采用编码化处理，有效地解决了上述问题。例如，肺外结核部位和慢性丝虫病患者建档症状代码如表 7-7 和表 7-8 所示。

表 7-7　肺外结核部位建档症状（诊断状态代码：CV5102.08）

值	值含义
1	淋巴
2	结脑
3	骨关节
4	腹腔
5	泌尿生殖系统
9	其他系统

表 7-8　慢性丝虫病患者建档症状（诊断状态代码：CV5102.09）

值	值含义
1	淋巴水肿/象皮肿
2	鞘膜积液
3	乳糜尿
4	淋巴管炎/结炎

在对患者病情的描述中，将某些理解性词语（如急性、大量）进行量化处理。引入评分机制，将病情细化为多个等级，尽可能减少理解误差。例如，可将浮肿情况分为正常、Ⅰ度、Ⅱ度、Ⅲ度、Ⅳ度。

3. 统一的医疗健康大数据资源治理

统一的医疗健康大数据资源治理的目标在于提出一套标准的数据映射和迁移流程与指导方法，从而有效地利用医疗健康大数据实现知识发现、精准分析等功能。使用适用于 Hadoop 的机器学习函数库 Mahout。在分布式的环境下，基于 MapReduce 算法进行医疗健康大数据分类、聚类等机器学习算法实现。引入国际先进的临床医学术语标准数据库进行相关研究。

统一的医疗健康大数据资源治理的内容包括利用大数据分析的算法对电子病历进行分类，并映射迁移到医学领域知识库上，在此基础上支持更精准的大数据分析功能。围绕每种疾病，将大量的医学术语与特定的疾病关联起来。多种疾病可能共享同一个医学术语，可以由此总结出两类疾病有一定关联关系。这些医学术语在被 SNOMED CT 映射后，可以映射到 SNOMED CT 体系中。SNOMED CT 是权威的医学术语库，能够对这些关联的数据进行审查、维护和互相验证。因此，案例数据被有效地迁移到 SNOMED CT 体系上，从而解决了医疗健康大数据分析缺乏领域知识的问题，如图 7-6 所示。

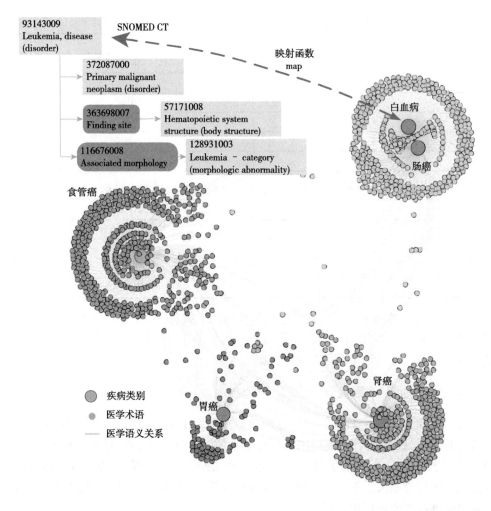

图7-6　映射迁移后的医疗健康大数据与SNOMED CT映射关系

　　该方法将 SNOMED CT 的核心体系引入医疗健康大数据的分析过程中，并提出 SNOMED CT 体系下的医疗健康大数据映射和迁移方法。该方法为有效地利用医疗健康大数据进行分析挖掘工作提供流程、模型和算法的指导。首先，对医疗健康大数据类型与 SNOMED CT 体系进行关联分析。其次，在 SNOMED CT 体系下提出该映射和迁移方法的四个阶段：评估映射需求、构建映射模型、模型验证以及审查和维护。最后，通过实际的映射案例验证该方法的可行性。结合 SNOMED CT 的庞大医学概念集和语义关系集，促进映射和迁移后的医疗健康大数据在知识发现、情报管理领域的有效使用，对引入 SNOMED CT 体系、促进国内医疗信息化的发展有重要的意义（陈东华等，2018）。

7.4　分布式医疗健康大数据计算平台搭建技术

7.4.1　统一的医疗健康大数据管理平台

通过建立统一、分门别类的医疗健康数据库，将已有医疗健康数据整理并存储在自己的服务器，便于快速检索和集成，也便于后续大数据分析使用。建立一个持续稳定、不断更新的医疗健康数据库和资源来源平台，才能更好地组织各类医疗健康大数据和为高级数据分析提供稳定的、可复用的数据源。基于医疗健康大数据平台，实现历史医疗资源的再利用，并借助大数据的思维和方法进行研究，完成过去传统思维、方法、技术无法完成的任务，解决过去思维、方法、技术无法解决的问题，对数据加以利用，形成从量变到质变的过程，同时通过多维度的分析研究，实现对医疗健康数据的高效检索、后结构化、分析计算。

医疗健康大数据管理平台总体应包含以下内容。

（1）分布式数据采集。利用多种数据采集接入技术（如 ETL、网络爬虫），实现医疗信息系统数据、健康数据、互联网数据等多源异构数据的解析、汇集和共享。

（2）数据存储。基于列数据库、分布式数据库、集群等多种文件存储技术，支持结构化、半结构化、非结构化文件的分布式存储。

（3）分布式计算。基于分布式计算框架，利用集群资源，实现计算任务的分布式并行执行，提高多源异构海量数据的计算效率。

（4）数据可视化。利用可交互的可视化界面，以知识图谱、统计图表等方式实现医疗健康大数据的综合展现。

建成的医疗健康大数据管理平台应具有以下作用。

（1）为医务人员提供基于大数据技术的医疗服务，深入洞察病症诊疗手段与成果，为相关病症研究提供数据支撑。

（2）为医务人员提供辅助诊疗服务，借助过往各类病例和各类数据源，深入分析相关病症，根据需要查找和推荐最优治疗方案，为个性化诊疗提供基础。

（3）通过大数据技术完成病历文档后结构化处理，在保证医生书写的原始病历数据可溯源的基础上，实现对既往病历的结构化处理，满足科研数据采集需求。

（4）促进患者主动参与医疗过程，结合患者的健康数据、既往病史，更有利于医生做出正确的疾病诊断，创新医疗模式，减少医患矛盾。基于有效的数据整合模式，医疗健康大数据满足了以患者为中心的个性化医疗需求，提升了现有医疗技术平台的服务能力。医疗健康大数据的运用从医疗研究、临床决策、疾病管理、患者参与以及医疗卫生决策等方面推动了医疗模式的转变,尊重患者的价值观、个性化特征和需求,协调并整合不同专业的医疗服务,保持医疗服务的连续性和可及性,提高医疗质量。

大数据的特征是海量的数据规模、动态的数据体系、多样的数据类型和巨大的数据价值。面对数据量的指数级增长,传统的存储和运算模式已经不足以应对当前的数据量和数据复杂程度,传统的分析模式无法深入挖掘数据的潜在价值。以 Hadoop 为代表的分布式存储与计算框架是当前主流的大数据技术架构,是一种具体的实现技术。目前在建的医疗健康大数据管理平台基本采用 Hadoop 技术来实现海量数据存储与处理。本节根据前述平台需求和作用给出一个 Hadoop 平台基础上的医疗健康大数据管理平台设计思路和一些关键技术。

基于 Hadoop 平台的医疗健康大数据管理平台的整体架构设计如图 7-7 所示。系统一共包括三个组成部分:①医疗健康大数据收集模块;②医疗健康大数据存储管理模块;③医疗健康大数据分析和展示模块。这三个模块对应于解决医疗健康大数据处理问题时的大数据采集、大数据存储管理和大数据分析三个过程。其中,医疗健康大数据收集模块首先开发基于 Sqoop 的 ETL 模块,实现结构化数据从关系型数据库到 Hadoop 平台的迁移。其次,基于 Hadoop Common 组件,针对半结构化和非结构化数据的传输功能进行开发。医疗健康大数据存储管理模块首先实现基于 HDFS 的大数据物理存储,其次实现基于 Hive 的大数据的逻辑管理和高速访问;在此基础上,可以对 Mahout 库进行二次开发,通过一系列机器学习、数据挖掘算法对数据进行分析和展示,并针对不同场景提供数据服务,揭示医疗健康大数据背后的集体智慧,为医疗信息系统用户提供准确可靠的个性化建议和决策支持,以提高他们日常工作的效率。

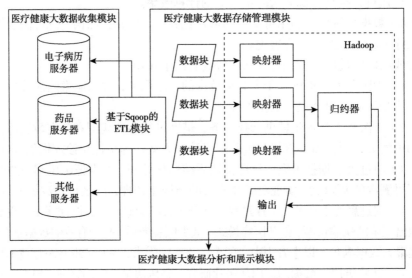

图7-7 医疗健康大数据管理平台整体架构设计

1. 医疗健康大数据收集模块的设计和关键技术

由于医学信息的构建和发展的历史原因，各种医疗健康数据以结构化数据的形式或以各种关系型数据库、半结构化、非结构化数据的形式存储在文件系统中。在非分布式环境中难以利用半结构化和非结构化数据。作为传统的信息技术架构，关系型数据库在大数据环境下无法运行。相比之下，Hadoop 处理所有类型的大数据的能力均令人非常满意。Hadoop 包括 HDFS 和 MapReduce，前者为低延迟、高吞吐量访问，提供大数据存储功能；后者主要是 Hadoop 的计算框架和编程框架，使用 MapReduce 编程框架开发的应用程序可以获得 Hadoop 集群的强大分布式计算能力，以处理存储在 HDFS 上的大数据。

但是，Hadoop 平台并不擅长访问和处理存储在文件系统或者关系型数据库中的医疗健康大数据。此外，因为频繁的数据访问和分析会给临床业务系统带来巨大的负载和压力，所以在 Hadoop 平台开发的分布式计算程序也不适于直接对接现有临床数据中心。因此，收集所需医疗健康大数据并将其存储在 HDFS 上，然后由 Hadoop 平台对其进行分析和处理是最佳方式。

传统传输数据的方法是低效的。系统针对存放在关系型数据库中的结构化数据，基于 Sqoop 设计了 ETL 模块，如图 7-8 所示。该模块的分布式处理功能大大加快了医疗健康数据传输的进程，有效地对结构化数据进行预处理，优化医疗健康大数据二次利用的前提条件。

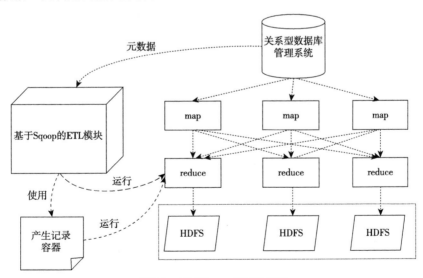

图7-8　基于Sqoop的ETL模块

传输数据时，首先，ETL 模块通过 Java 数据库连接（Java data base connectivity，JDBC）与数据源建立连接，并查看数据源的元数据信息；其次，JDBC 端获取的

SQL 类型数据将转换为 Java 类格式的 Sqoop 记录，并作为格式化输入提交给 MapReduce 任务；最后，通过启动相应数量的 map 任务和 reduce 任务，将数据写入 HDFS。

对于半结构化和非结构化数据，则选择直接调用 HDFS 的 API，将数据直接写入 HDFS，如图 7-9 所示。写入文件时，客户端节点调用 HDFS 的 API，整个文件被分成若干数据包。同时，数据包由数据队列管理并等待处理。向 NameNode 申请一个新数据块并获取一组 DataNode 以实际存储数据块副本。DataNode 形成一个管道，将数据包写入相应的 DataNode。当写入最后的 DataNode 数据时，以相反的方向返回确认信息，最后提交 NameNode 以指示写入完成。

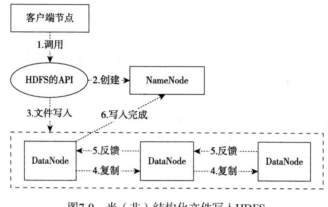

图7-9　半（非）结构化文件写入HDFS

2. 医疗健康大数据存储管理模块的设计和关键技术

Hadoop 应用程序无法轻松访问和分析存储在关系型数据库中的结构化数据。但对于用户而言，这些数据易于理解和管理。相比之下，Hadoop 应用程序可以轻松访问存储在 HDFS 中的数据（尤其是在数据量较大时），但缺点是用户难以理解和管理数据。两种存储方式各有优缺点。为此，本书在 HDFS 上构建一个基于 Hive 的医疗健康大数据仓库，作为大数据存储和管理的一块。如图 7-10 所示，Hive 提高了在 HDFS 上查询和管理医疗健康大数据集的效率。

在 HDFS 上构建的基于 Hive 的医疗健康大数据仓库是一个基于时间变量和决策支持的面向主题的集成数据仓库，能够有效满足医疗健康大数据存储管理模块的建立需求，同时，它还能够通过 HiveSQL 来被访问和管理。HiveSQL 类似 SQL，因此它允许用户使用数据与医疗健康大数据仓库进行交互。同时，本书还设计并开发许多特定的用户定义函数（user defined function，UDF）来实现用户和应用程序数据接口。医疗健康大数据仓库由两部分组成：第一部分是 Hadoop 集群本身，

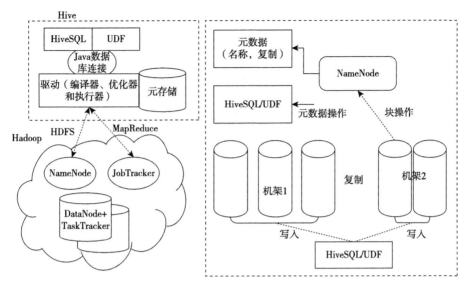

图7-10　医疗健康大数据仓库的设计

对应 HDFS 医疗健康大数据存储的物理单元；第二部分是在 Hadoop 集群之上构建的 Hive 数据仓库，对应 HDFS 医疗健康大数据存储的逻辑单元。Hadoop 集群在主/从结构中运行，其中一个主机是主节点并承担 NameNode 和 JobTracker 角色；剩余主机为从节点，承担 DataNode 和 TaskTracker 角色。NameNode 主要用于管理文件系统命名空间，并通过数据接口控制对文件的访问。其中，HDFS 可以有效地防止单点故障，并通过 DataNode 之间的数据复制机制确保数据存储的安全性。这些节点之间相互协作，共同保障医疗健康大数据存储管理模块的高容错性和可靠性。HiveSQL 和 UDF 数据接口采用 Hadoop 集群 MapReduce 任务处理机制，可以加快数据输入和输出效率。

7.4.2　互联网数据分布式采集技术平台

数据采集是一项通用的平台结合互联网海量数据来进行医疗健康大数据分析的技术。互联网数据采集与整合方案涵盖了传统的结构化数据采集和海量的非结构化数据采集，针对不同的数据类型提供不同的数据采集解决方案。大数据采集与整合方案针对传统业务系统的结构化数据采用标准的 ETL 技术手段实现数据的采集；针对海量的实时数据提供 Kafka+Strom/Spark 技术手段实现数据的采集；针对非结构化数据通过 Hadoop 平台实现数据的采集；针对互联网网页数据通过网络爬虫技术手段实现数据的采集。

数据采集主要针对以下场景的数据：标准的结构化数据采集；海量的非结构

化数据采集；实时流数据采集；数据来源复杂的各种类型的数据采集整合。

为了能够有效地采集这些数据，平台需要具有以下特点：①提供全类别的数据采集支持；②支持跨不同数据源访问数据，提供插件开发、便于灵活扩展，运行效率高；③满足流式处理数据的时效性要求高、原始数据量大、生命周期短的需求，实现了分布式、高可用、低延迟、自身容错性等实时计算技术；④关系型数据库和 Hadoop 平台 HDFS 之间的数据采集交换通过 Hadoop 平台的 Sqoop 技术手段实现；⑤针对存储在各种系统中的各类非结构化数据，如文本、文档、音视频及海量日志数据等，通过 Hadoop 平台的 Flume 技术手段实现数据的采集；⑥网络爬虫采用多层低耦合架构，实现网络攫取数据任务和数据处理任务异步进行，功能强大、多源支持、操作简单、高效稳定。

目前，互联网数据的分布式采集主要通过以下技术和平台进行。

（1）Sqoop 是将关系型数据库和 Hadoop 中的数据进行相互转移的工具，可以将一个关系型数据库（如 MySQL、Oracle）中的数据导入 Hadoop（如 HDFS、Hive、HBase）中，也可以将 Hadoop（如 HDFS、Hive、HBase）中的数据导入关系型数据库（如 MySQL、Oracle）中。Sqoop 启用了一个 MapReduce 作业（极其容错的分布式并行计算）来执行任务。Sqoop 的另一大优势是其传输大量结构化或半结构化数据的过程是完全自动化的。

（2）流式计算是行业研究的一个热点。流式计算对多个高吞吐量的数据源进行实时的清洗、聚合和分析，可以对存在于社交网站、新闻等的数据信息流进行快速的处理并反馈。目前有很多大数据流分析工具，如开源的 Strom、Spark Streaming 等。

（3）Strom 集群结构是由一个主节点（nimbus）和多个监督节点（supervisor）组成的主从结构。nimbus 通过配置静态指定或者在运行时动态选举，nimbus 与 supervisor 都是 Storm 提供的后台守护进程，它们之间的通信是结合 Zookeeper 的状态变更通知和监控通知来处理的。nimbus 进程的主要职责是管理、协调和监控集群上运行拓扑结构（包括拓扑结构的发布、任务指派、事件处理时重新指派任务等）。监督进程等待 nimbus 分配任务后生成并监控工作节点（Java 虚拟机进程）执行任务。supervisor 与工作节点运行在不同的 Java 虚拟机上，如果由 supervisor 启动的某个工作节点因为错误异常退出（或被关掉进程），supervisor 会尝试生成新的工作节点进程。

（4）当使用上游模块的数据进行计算、统计、分析时，就可以使用消息系统，尤其是分布式消息系统。Kafka 使用 Scala 进行编写，是一种分布式的、基于发布/订阅的消息系统。Kafka 的设计理念之一就是同时提供离线处理和实时处理，以及将数据实时备份到另一个数据中心。Kafka 由许多生产者和消费者分享多个主题（topic），将消息以主题为单位进行归纳；Kafka 发布消息的程序称为生产者

（producer），预订主题并消费消息的程序称为消费者（consumer）。当 Kafka 以集群的方式运行时，可以由一个服务或者多个服务组成，每个服务称为代理（broker），运行过程中 producer 通过网络将消息发送到 Kafka 集群，集群向 consumer 提供消息。Kafka 通过 Zookeeper 管理集群配置并选举领导（leader），以及在 consumer 发生变化时进行重新平衡（rebalance）。producer 使用推动（push）模式将消息发布到 broker，consumer 使用拉取（pull）模式从 broker 订阅并消费消息。Kafka 可以和 Flume 一起工作，如果需要将流式数据从 Kafka 转移到 Hadoop，可以使用 Flume 代理（agent），将 Kafka 作为一个来源（source），这样可以从 Kafka 读取数据到 Hadoop。

（5）Zookeeper 是一个开放源码的分布式应用程序协调服务，提供数据同步服务。它的作用主要有配置管理、名字服务、分布式锁和集群管理。配置管理是指在一个地方修改配置后，对这个地方的配置感兴趣的所有的机器都可以获得变更，省去了手动复制配置的烦琐，很好地保证了数据的可靠性和一致性。此外，它可以通过名字来获取资源或者服务的地址等信息，监控集群中机器的变化，实现类似心跳机制的功能。

应　用　篇

第8章 面向医疗与健康管理创新的医疗健康大数据应用平台

大数据应用技术的发展促进了医疗健康领域管理决策方法和模式的转变。当前，医疗健康大数据研究快速发展，而传统医疗健康数据分析方法已经无法满足海量数据下的集成、融合、管理和分析。面向医疗与健康管理创新的医疗健康大数据应用平台能有效地将高吞吐的计算性能、复杂的数据结构、高效的机器学习算法以及有效的可视化手段结合起来，从而实现有效的医疗健康大数据管理决策和创新，促使各级医疗机构通过使用大数据分析服务带来医疗健康大数据资源的开放共享。本章从不同的角度展示平台需求分析和设计，并通过实际的项目数据分析展示其潜在的应用价值。

8.1 平台的总体功能

面向医疗与健康管理创新的医疗健康大数据应用平台是一个复杂的系统建设工程，需要进行全面而细致的设计。其中，医疗健康大数据的智能清洗、大数据的集成、基于机器学习乃至深度学习模型的医疗健康大数据分析方法库以及医疗健康领域知识参与下的决策是该平台的核心。该平台从医疗健康大数据共享、医疗健康数据可视化、医疗保险异常分析和误诊科学研究四个角度来充分利用医疗健康大数据进行一系列相关的科学研究。未来，随着大数据复杂程度的增加，应适当调整和补充系统的需求，并投入持续的开发人员和维护人员。总体建设需求分为若干子需求，不同的需求在平台中将扮演不可或缺的角色。以下的平台需求是根据项目的实际需求进行划分的，是实现可视化医疗健康大数据应用系统的基础平台群。

8.1.1 医疗健康大数据分布式存储和管理

建立统一的医疗健康大数据数据源管理平台，将医疗相关的数据（包括互联网的医疗知识资源和基于医院内部的敏感数据（如电子病历））进行统一管理。医疗健康大数据的分析离不开庞大的医疗健康数据源，统一的数据存储格式更容易被平台使用。在此基础上，融合医学健康语义知识，建立面向异构医疗健康大数据的问答系统，将不同医疗健康数据集进行关联并为医生提供相关决策支持服务（Feng et al., 2018）。该系统建设相关的需求包括：①建立患者档案数据库，按单位、疾病等存储合作单位提供的、经过标准化和脱敏的电子病历、诊疗记录等相关数据，其中标准化程度是指将电子病历基本信息按项粗略地拆分；②建立公共、社区卫生数据库，通过互联网等渠道整理数据，针对特定病种收集数据，可以与其他单位合作；③建立医保付费信息数据库，存储患者在医院看病付费、报销等数据；④构建医学知识库，收集国内外的医学知识库，如 ICD-9/10/11、SNOMED CT、HL7、LOINC、UMLS 等基础医学知识库，整理成独立数据库，并提供统一的数据库接口；⑤建立环境、气象基础数据库，收集历史的气候信息，并能实时更新已有的数据库；⑥整合社交网站数据来源，需要了解不同主流社交网站的数据 API。依托以 HDFS 为基础的分布式存储平台，结合分布式存储数据库（如 Apache Hive、HBase），建立医疗健康大数据存储和共享机制，使其便于快速检索和集成，并为后续的医疗健康大数据分析算法提供大数据基础。建立一个持续稳定、不断更新的医疗健康数据库和资源来源平台，才能更好地组织各类医疗健康大数据和为高级数据分析提供稳定的、可复用的数据源。

8.1.2 医疗健康大数据自动集成、融合和管理

由于医疗健康大数据类型呈现多样性，平台具备对医疗健康大数据的数据匿名化、数据筛选、数据清洗、数据映射、数据归集和基本数据分析服务的功能。现实中医疗健康大数据不可能是固定的格式或者数据类型，因此很难形成一个通用的平台对所有数据进行统一集成、融合、管理。目前医疗健康大数据应用平台数据分析系统彼此割裂，难以有机整合和衔接。通过医疗信息系统互操作（interoperability）可以规避这一问题，提升分属不同医疗组织的两个或多个信息系统之间就特定任务交换、使用数据的过程与能力。陈东华等（2018）对医疗健康大数据类型与 SNOMED CT 体系进行关联分析，进而在 SNOMED CT 体系下提出了医疗健康大数据映射和迁移方法的四个阶段：评估映射需求、构建映射模型、模型验证以及审查和维护。该医疗健康大数据映射与迁移方法融合了 SNOMED

CT 医学概念集和语义关系集，能够更加充分地实现对既有数据的深度挖掘，对促进医疗信息化的发展有重要的意义。

医疗健康大数据正在不断积累，药物研发大数据、基因大数据和其他生物医疗健康大数据正在构建基础数据并且在探索推广应用的运营模式。各类医疗健康大数据有望在不远的将来实现大融合，以及与环境、人口等大数据的融合，成为促进民众健康水平的重要工具，也成为中国医疗改革实现目标的关键支撑。医疗信息系统互操作有助于降低医疗成本、改善医疗服务质量和效率、促进医疗资源配置均衡化。现阶段主要通过整合具备连接能力与系统功能的医疗信息系统和具备渠道能力与整合能力的人口健康信息平台来实现医疗信息系统的互操作和医疗健康大数据的融合管理。

因此，需要建立基于任务的医疗健康大数据融合管理平台，"基于任务"指根据数据处理的任务，使平台通用化。通过基于规则和人工智能算法，建立数据自动脱敏、清洗、集成和关联的技术。该平台不仅存储数据，而且利用以 Hadoop 和 Spark 混搭的实时监控和并行处理能力自动对数据进行预处理。

8.1.3　基于混搭式平台的医疗健康大数据分析

为了实现以计算机集群为基础的大数据分析任务，本书采用以 Apache Hadoop 和 Apache Spark 混搭的大数据分析平台，通过建立不同平台之间的交互机制，充分结合不同平台对大数据分析的优势，满足医疗健康大数据分析任务的需求。

Hadoop 作为分布式系统的基础架构，其重要性不言而喻。Hadoop 的数据处理工作在硬盘层面，借助 HDFS，可以将架构下每一台计算机中的硬盘资源聚集起来，不论是存储计算还是调用都可以视为一块硬盘，之后使用 YARN 对集群进行管理和调度，最后利用 Map/Reduce 计算框架进行计算编程，从而大幅降低平台的硬件投入成本。这是当前使用广泛的基础分布式计算架构。由于 Hadoop 的计算过程放在硬盘，受制于硬件条件，数据的吞吐量和处理速度明显不如内存。因此，使用 Spark 和 Storm 来满足特殊的医疗健康大数据分析需求。两者与 Hadoop 最大的区别在于实时性：Spark 是准实时的，先收集一段时间的数据再进行统一处理，类似网页统计票数每隔几秒刷新一次；而 Storm 则是完全实时的，来一条数据就处理一条。当然 Storm 实时处理方式的缺点也是很明显的，离线批处理、高延迟批处理、交互式查询都不如 Spark。不同的机制决定了两者适用的场景不同。例如，Spark 平台能对历史的医疗影像进行特征提取和学习，这是因为该场景不需要按秒计算。而在手术辅助支持中，计算机决策方案的生成往往需要在 1ms 内完成，这时我们可以采用 Storm 实时计算来降低其决策的延迟度。

每一种架构都有其独特的优缺点。Hadoop 尽管数据处理的速度和容易度都远不如 Spark 和 Storm，但是硬盘断电后数据可以长期保存，因此在处理需要长期存储的数据时还是需要借助 Hadoop。Hadoop 具有非常好的兼容性，因此非常容易同 Spark 和 Storm 进行结合，从而满足实际医疗健康分析不同需求。

8.1.4　医疗健康大数据语义和知识分析服务

大数据分析不仅通过建立分析模型对结构化、半结构化或非结构化信息进行分析，而且需要结合多方面技术实现语义分析和可视化展示。其中，语义分析可以理解为基于自然语言处理的文本语义分析和医疗健康语义分析。基于自然语言处理的文本语义分析面向医疗健康大数据中海量的叙述性医学文本信息进行抽取、关联和挖掘分析，是基于计算机语言学的文本分析手段；而医疗健康语义分析则强调在医疗健康情景下实现医疗健康知识的管理和挖掘，是面向临床决策的语义分析和挖掘研究。例如，陈东华等（2018）利用 UMLS 对在线健康社区中海量的患者帖子进行分析并实现知识提取和关联，描述了利用医疗健康领域中语义知识来促进医疗健康数据知识发现的典型例子。

医疗健康大数据分析平台需要作为独立模块，为不同的数据分析应用进行数据分析服务。下面是构建该平台时主要用到的技术。

（1）面向医疗文本分析的自然语言处理引擎。自然语言处理是计算机科学领域与人工智能领域的一个重要方向。它研究人与计算机之间用自然语言进行有效通信的理论和方法。自然语言处理原理包括形式化描述-数学模型算法化-程序化-实用化语音的自动合成与识别、机器翻译、自然语言理解、人机对话、信息检索、文本分类、自动文摘等。自然语言处理引擎可以采用成熟的开源技术整合，如 StanfordNLP、OpenNLP、FudanNLP 等；对于中文，需要考虑分词系统，如 ICTCLAS、HTTPCWS、SCWS 等；建立文本主题自动抽取、分类系统等。对于叙述性的医学文本分析，特别是结合医学领域知识的分词和文本语义分析，自然语言处理引擎尤为重要。

（2）基于知识图谱的医疗健康数据推理引擎。知识图谱就是把所有种类的信息连接在一起而得到的一个关系网络。知识图谱具有从关系的角度去分析问题的能力。主要的研究需求包括：知识图谱的存储方式（主要有两种，即资源描述框架（resource description framework，RDF）存储格式和图数据库（如 Neo4j、MongoDB、Cayley））、数据的噪声处理、非结构化数据处理能力、知识推理，以及大数据、小样本、构建有效的生态闭环。知识图谱技术能将医学领域知识通过图模型建模，并用于辅助医疗健康数据中的关系发现和数据挖掘。

（3）医疗健康分析地图的生成引擎。该引擎是知识图谱的扩展，是结合地图信息的医疗健康数据分析监控的可视化生成引擎。基于 Web 的前端展示技术可以结合百度地图或者 Gelphi、ECharts、D3.js 开源图表 JS 控件来进行研发。D3.js 是一个 JavaScript 库，它可以通过数据来操作文档。D3.js 可以通过超文本标记语言（hyper text markup language，HTML）、可缩放矢量图形（scalable vector graphics，SVG）和层叠样式表（cascading style sheets，CSS）把数据鲜活形象地展现出来。D3.js 严格遵循 Web 标准，使程序轻松兼容现代主流浏览器并避免对特定框架的依赖。同时，它提供强大的可视化组件，使使用者以数据驱动的方式去操作 DOM。建立基于 Web 的可视化技术，将医疗健康大数据复杂的数据关系通过容易让人理解的图表形式展现出来，这也是医疗健康大数据分析的目标。

（4）医学领域知识建模和基于本体的推理。医疗健康大数据分析需要强调医疗健康领域知识的参与和支持。因此面向医疗健康大数据分析，建立一个庞大和可扩展的医学知识库具有极重要的意义。它将为医学专家系统、医学信息检索、医学教育系统、自然语言理解等领域提供知识基础。事实上，目前国际上有许多已建立的医学领域本体，对这些本体的整理汇总和应用使该平台"站在巨人的肩膀上"。同时，允许在该平台中构建自己的本体模型，用于特定的分析需求。该平台集成了本体构建工具 Protégé 和面向语义 Web 的应用开发包 Apache Jena 库，使用现有医疗知识数据库为用户提供面向医疗健康大数据分析的语义和知识分析服务。

8.1.5　医疗健康大数据的开放共享机制

医疗健康大数据共享是基于统一的规范、原则及标准，将大量异源异构的医疗健康数据有机整合在一起，通过标准化的模式对其实现共建、共用、开放，进而使数据充分利用并获得最大效益。医疗健康大数据共享不是单纯的数据使用主体的转换，还必须保证共享时间、共享地点、共享方式、共享内容、共享主体、共享用途的合理性及安全性，其核心为开放、共享、联合、防止重复建设，最终促进人类健康事业发展。医疗健康大数据应用平台将平台用户上传的数据统一收纳并存储到一个能容纳大数据量级的分布式存储平台，即共享大数据中心，并回报用户以医疗健康大数据语义、知识分析以及主动分析挖掘服务，调动共享主体参加医疗健康大数据共享的积极性。这种模式下对医疗健康大数据提供者的回报是提供医疗健康大数据共享驱动力的重要基础，一方面促使开放共享模式所提供的数据分析服务更具智能化、精准化，另一方面促使用户进行医疗健康大数据的共享、上传。

8.1.6　基于医疗健康大数据的高级应用

医疗健康大数据应用平台是一个综合性分布式系统平台，应该包含若干实现不同功能的系统模块，这些系统模块通过网络组织起来。不同的子平台根据实际需求运行在不同的硬件、操作系统和软件上。以医疗健康大数据分析平台的分析能力和医疗健康大数据为基础，可以构建许多智慧医疗应用，涵盖医疗协作服务、医疗卫生科研、卫生管理决策、个人健康管理和医保审计等。本书建立若干基于数据分析的医疗健康分析应用作为试点。

1. 基于公共卫生数据源的多种疾病分析和预测平台

基于公共卫生数据源的多种疾病分析和预测平台架构如图 8-1 所示。该平台的功能包括：①整理和建立已有的电子病历数据库、诊疗记录、门诊记录、急诊记录等电子健康档案；②建立疾病监测直报系统，从互联网不同渠道实时获取疾病预警信息；③建立不同区域的人口、地域、气候和交通数据库；④基于社交网站API，获取社交网站数据，建立语义分析和社交情感分析；⑤建立医疗健康大数据分布式存储平台，存储医疗健康大数据；⑥围绕以上数据，建立疾病分析和预警模型、区域疾病信息监控模型、地域气候变化预警模型和社交关联分析模型等四个模型及关联模型；⑦围绕互联网数据，建立基本的人口信息数据库、地域信息数据库、气候信息数据库和交通信息数据库；⑧使用开源基于 Web 的可视化组件，如 ECharts、D3.js、Gelphi 等，建立疾病等分析预测门户网站。

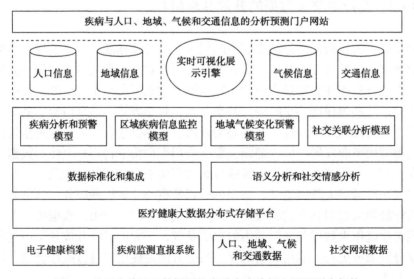

图8-1　基于公共卫生数据源的多种疾病分析和预测平台架构

2. 基于机器学习的医疗健康知识图谱可视化平台

把许多医学知识库进行整理并标准化，同时采用机器学习的方法从海量互联网数据中获取医学知识，并构建医学实体之间的关系，从而构建医疗健康知识图谱。基于机器学习的医疗健康知识图谱可视化平台架构如图 8-2 所示。该平台建设内容包括：①建立医学知识库（集群），包括医学百科数据、电子病历、医学标准库、医学文献数据、药学临床数据和环境人口数据等；②对所有医学知识库的数据进行结构化和清洗（医疗健康数据的处理），抽象出数据接口，为知识图谱的构建提供健壮的数据接口；③从以上接口中抽取数据，通过建立自动的知识图谱生成和更新流程（构架单元关系、抽取知识图谱），实现引文分析、共现分析、共引分析、耦合分析、词频分析、实体发现等；④挖掘并构建知识图谱，实现推理、重要性排序和相关实体挖掘；⑤实现知识图谱应用，包括查询理解、智能问诊、领域知识管理、中医知识图谱、用药异常分析、精准医疗等。

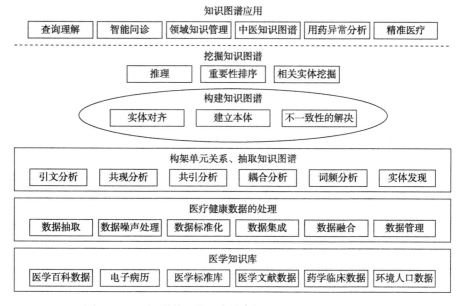

图8-2 基于机器学习的医疗健康知识图谱可视化平台架构

知识图谱的绘制过程可分为 8 个步骤：①样本数据检索（涉及期刊数据（WOS、Science Direct）或网络数据库（Scholar、CitSeer 等））；②数据预处理（涉及分词、去停用词、去重、勘误等）；③选择知识单元（涉及作者、关键词、机构、期刊和文献）；④构建单元关系（涉及引文分析、共现分析、共引分析、耦合分析、词频分析等）；⑤数据标准化（涉及 Cosine、Jaccard、Equivalence、Association Strength 等）；⑥数据分析（涉及因子分析、多维尺度分析、自组织映射图、寻径网络图谱、聚类分析和潜在语义分析等）；⑦知识可视化（涉及几何图、主题河图、星团图、冲积图、地形图等）；⑧图谱解读（涉及历时分析、突变分析、空间分析、网络分析、地理分布、浏览查询、放大缩小、过滤关联等）。

3. 医保智能审计分析平台

根据医保智能审计分析需求，立足于大数据分析方法，建立医保异常行为库、医保审计规则库、医保审计分析模型库、医保审计专家知识库等。提出基于医保大数据的智能审计分析算法和医保异常行为预警算法，将医保数据表内、表外跨业务数据有效融合，可通过人工或机器学习的方法建立各类医保业务数据通用审计模型。系统开发人员和医保审计人员均可依据模型规则修订或增加审计所需的专有模型或通用模型。Zhou 等（2018）针对医保基金运营过程中患者聚合行为，提出了一种基于频繁模式挖掘的行为挖掘算法，对于保证医保基金稳定运行具有十分重要的意义。医保智能审计分析平台架构如图 8-3 所示。

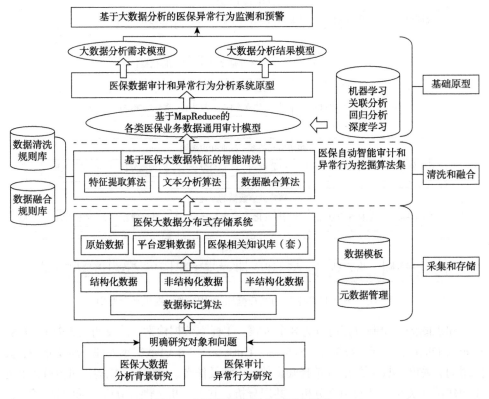

图8-3　医保智能审计分析平台架构

首先，基于基础数据派生和数据挖掘，辅以手动检查和程序分析方法，对多源异构的医保大数据进行基本的数据分析，以发现数据中存在的质量问题，进而定义医保大数据清洗方案；依照定义好的数据清洗方案取少量数据源样本进行数据清洗，测试并验证数据清洗方案的可行性和有效性，并对医保大数据清洗方案做针对性迭代修改；依据最终制订的医保大数据清洗方案，实现基于插补、建模、排序合并等方法的智能数据清洗技术，并对全部数据源在充分备份的基础上进行数据清洗；基于医疗健康语义关系，实现对异构医保大数据的交集、并集、关联和融合，并将所有的数据按需存入 MS SQL Server 数据库或基于 HDFS 的分布式存储平台，构成医保大数据审计数据模型。

其次，归纳整理在医保审计场景下的各类审计工作的需求和流程，找出在大数据背景下可以智能分析预警的医保异常行为，构建医保审计规则库、医保异常行为库；研究面向医保审计场景的基于各类统计分析方法的大数据分析方法，研究面向医保异常行为的基于回归、分类、聚类、关联规则、Mahalanobis 距离多元离群点检测方法等人工智能算法的大数据挖掘算法；为提高处理海量数据的能力，利用 MapReduce 实现面向医保审计场景和医保异常行为的分布式大数据分析与挖掘算法，构建各类用于医保智能审计和异常预警的大数据分析模型。

最后，搭建基于 Hadoop 的医保智能审计和预警原型系统，将需要分析的数据模型存入由大数据分析平台提供的 HDFS 中；基于软件构筑模式（mode-view-controller，MVC），利用 Spring MVC、C#、HTML、CSS、JavaScript 等技术，基于 NET 框架编写支持 ASP.NET 的 B/S 架构原型系统框架，实现原型系统基本的登录和用户管理等功能；利用 RestSharp 等技术编写与平台进行数据交互的各类接口，实现通过大数据分析平台调用各类医保智能审计与异常预警模型进行数据分析的主要功能，完成运行在 Hadoop 大数据分析环境的医保智能审计、异常预警的完整分析流程。

8.1.7　服务目标

依托医疗健康大数据和搭建的大数据分析平台，研发对应的大数据分析技术，为医疗服务机构和公众提供以下大数据分析服务：疾病谱分析服务、医疗服务分析、慢性病分级诊疗分析服务、疾病负担和卫生健康经济学分析服务、生物医学知识服务、医保政策分析和管理决策服务、医疗异常现象和误诊学分析服务。

研究医院特定（单）病种、不良事件、病案首页的大数据处理；研究调研国家等级医院评审业务、国家等级医院评审与评价体系，探索医院医疗健康数据分析基础理论，积累医疗健康数据收集、清洗、分析和评价实施经验，引领医疗健康大数据处理服务新方向。通过建立以医院病案首页数据管理分析为核心的医院病案管理系统、电子病案系统、医院管理决策支持系统和数据质量检测（分析）报告等系列应用，打造医院医疗质量分析中心平台，满足医院管理决策支持需求。同时依托互联网大数据进行汇聚分析，横向满足医院间各种对比需求，纵向服务于各级卫生行政机构。为政府、医院，以及科研机构等提供既便利化又智慧化的主动数据分析挖掘服务，促使医疗健康大数据资源拥有者的开放共享，构建大数据技术驱动下的医疗健康大数据开放共享新模式。

8.2 平台功能架构

本节对医疗健康大数据应用平台的系统硬件、软件、解决方案等方面进行详细设计。

8.2.1 平台设计目标

大数据处理在医疗行业的应用包含诸多方向，如临床操作的比较效果研究、CDSS、医疗健康数据透明度、远程患者监控、对患者档案的先进分析；定价环节的自动化系统、基于卫生健康经济学和疗效研究；研发阶段的预测建模、提高临床试验设计、临床试验数据分析、个性化治疗、疾病模式分析；新商业模式的汇总、患者临床记录，以及医保数据集、网络平台和社区。从 GB 到 TB 级的计算机能力的提高，将大数据驱动的医学推到了前沿，通过大数据驱动的分析挖掘分析医疗健康数据背后的价值，进而发现传统科学方法发现不了的新模式、新知识甚至新规律，从而帮助医疗行业提高生产力、改进护理水平、增强竞争力、加快增长和创新，显著提高医院和健康服务机构的诊疗与服务水平，促进健康产业的发展。

当下我国医疗领域积累了海量数据，但由于不同的医疗机构的医疗记录往往存在各自的特色，电子病历、检验系统、影像系统等格式均不一样，这种差异性使得不同数据库来源的相同类型的数据无法整合或整合难度很大。医疗健康数据只有经由开放、整合、共享累积成为大数据集合体，才能发挥其最大价值。医疗健康大数据依赖于计算机网络技术的日臻进步，医疗健康数据利用依托于信息资源的集成整合，离不开信息资源的共享，医疗健康大数据共享有着极其重要的现实意义。通过医疗健康大数据的共享集成、融合和管理，将整合大量的医疗健康数据，获得数以亿计的诊疗记录，在 ZB 级数据规模的基础上，对其进行深度挖掘与再利用,使得数据驱动决策成为可能。目前世界上较多国家均已推行大数据战略,并且已经发挥成效,其中,欧盟的公共管理将会因此创造 2500 亿欧元,美国制造业也将因此降低 50%的产品开发和组装成本。这一系列成效均符合当下中国政府减少政府开支、提高产品创新比例等发展新趋势。

利用先进的信息与网络技术建立医疗健康大数据应用平台,对各医疗服务、管理机构的资源进行集成、融合,符合我国医疗领域信息化的总体趋势,应援国家医疗健康大数据战略,不仅能实现信息及数据资源共享、降低社会成本,还将有助于调研不同医疗管理者的需求,提供广全度、高精度、强深度的医疗健康数据分析服务,尤其是辅助异常检测等决策服务。各级医疗机构在使用服务的过程中完成了医疗健康数据资源的共建、共用、开放,完成充分利用医疗健康大数据获得最大效益、提高医疗信息资源利用率以及医疗管理决策效率的目标。

8.2.2　平台需求分析

需求分析就是针对用户的要求进行细致的调研和分析,将用户非形式的需求陈述转化为完整的需求定义,再由需求定义转化到相应的形式功能规约,即需求规格说明的过程。以用户功能需求为向导,针对不同用户群体对医疗健康大数据应用平台的功能需求进行全面系统的分析,以此搭建的平台才有其使用价值。

医疗行业中涉及的数据服务总体上分为两类:一类数据是医疗相关机构在经营和运营中产生的一系列数据,该类数据在医疗行业中的应用与普通企业对应的数据管理及利用方式相类似;另一类数据则是医疗行业中具有特殊性的临床类数据。但目前机构内部管理系统和 HIS 做的仅仅都是信息的收集工作,没有充分发掘信息的作用和价值,因此必须从管理决策的角度对前端和后端需求加以分析。

(1)前端需求方面。医疗健康大数据应用平台 Web 前端应用程序是为管理人员、数据制作人员、审核人员及普通用户所提供的集数据上传、分析及下载等功能于一体化的系统。前端界面直接与用户进行交互,是管理人员和软件使用者进行数据管理、大数据分析以及数据可视化等工作的平台,通过前端应用程序与后台的数据交互,管理人员可以在线进行数据管理;数据制作人员可以对各个工程的各个子系统的数据进行管理,包括数据上传、查看以及目标文件的在线生成与下载等。同时,Web 前端为各类用户提供友好的可视化工作页面,完成直观的信息和数据展示工作。

（2）后端需求方面。后台服务端的功能主要是数据存储、调用、分析等，基础数据由数据人员提供，各子系统可以挑选所需求的基础数据，自动生成各子系统的分析结果，也可存储分析用户自主上传的数据。

此外，政府作为公布大数据的主体，在获得大数据方面具有优势。因此，我国现行的医疗健康数据管理体系是政府主导、医疗行业协会推进、从业机构（包括公私立医院、疗养院、门诊部、诊所、卫生所（室）以及急救站等医疗卫生机构）参与的模式。职能决定功能需求，参与方职能与功能需求分析见表8-1。

表8-1　参与方职能与功能需求分析

主要参与单位	主要职能	功能需求
政府主管与行业协会	1. 标准定额司 （1）拟定国家标准、全统定额，建设医疗健康数据管理方法、相应参数和存储标准等 （2）拟定医疗健康数据管理的规章制度、行业系统标准等 （3）拟定医疗服务机构单位资质标准并监督执行 2. 医疗行业协会 （1）从业企业及人员资质管理 （2）从业人员继续教育与培训 （3）医疗行业科研：进行行业科研；受标准定额司委托，编制相关行业规范；开发价格信息系统；开展医疗健康服务信息、系统软件和业务成果交流活动；负责从业人员考试及职称评级考试相关工作；负责行业协会网站的建设 （4）行业期刊的编辑和出版	（1）信息发布 （2）政策法规的发布 （3）行业监管 （4）从业单位及人员监督 （5）了解市场要素的整体水平 （6）把握行业未来发展趋势及预测 （7）搜集业界反馈，为下一步政策制定提供支撑
医疗服务机构	（1）提供医疗服务 （2）开展预防、保健、康复等服务 （3）承担与其相应的临床教学培训和科学研究等任务 （4）承担部分公共卫生任务，如健康教育和健康促进等 （5）应对突发事件的紧急医疗救治 （6）支援基层医疗机构	（1）信息发布 （2）学习与交流，优化医疗服务能力与水平 （3）流行病的诊治与控制 （4）医患关系的处理 （5）医疗行为的规范 （6）精准诊治
居民	（1）了解医疗行业的政策与法律法规 （2）准确遵守医疗行业的政策与法律法规 （3）按时按效看病就诊，服药并接受治疗 （4）去往最适合的医院而非一味追求大医院 （5）准确了解自己的疾病情况，积极配合医生治疗	（1）信息、法律法规的获取 （2）政策更新的获取与解读 （3）用药情况的了解与效用解读 （4）寻找合适的医院 （5）咨询疾病情况

通过需求分析，面向医疗机构各方面的医疗健康大数据应用平台必须具备：①结构清晰规范的数据库；②灵活定制的查询功能；③通用高效的数据采集与通信方案；④强大的数据存储与分析功能。

8.2.3　平台建设路线

医疗健康大数据应用平台总体结构设计可以从多层应用架构、模块化两方面着手，基于系统思想，要求在结构上科学合理、功能上充分满足需要、技术路线上切实可行。

该平台除了满足系统开发最基础的完整性原则、层次性原则、开放性原则、规范性原则、整体性原则、实用性原则、可扩展性原则等之外，还需要针对医疗健康数据多源、异构、冗余性强、保密要求高等特点，建立相应的体制与机制。通过各方收集医疗健康信息后，运用信息技术对医疗健康各类业务数据进行整合，形成数据库，开发相关软件平台对医疗健康数据进行分析，进而形成目标的医疗健康大数据应用平台。平台建设的数据整合框架见图 8-4。

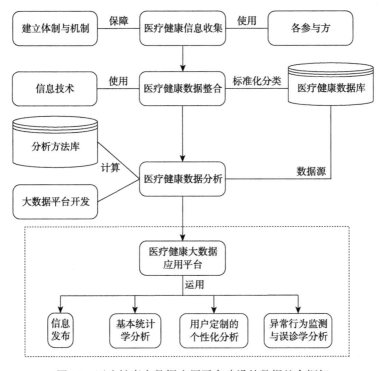

图8-4　医疗健康大数据应用平台建设的数据整合框架

完整的医疗健康大数据应用平台应包括四级，其中二级功能中应包括数据录入与数据查询、医疗行业信息发布与查询、医疗健康数据分析与挖掘、地区疾病谱分析、疾病负担与卫生健康经济学以及慢性病分级诊疗分析等服务，三、四级功能则更加详细，具体内容见表 8-2。

表 8-2 医疗健康大数据应用平台结构功能

一级	二级	三级	四级
医疗健康大数据应用平台	数据录入与数据查询	HIS 数据库	门诊数据
			住院数据
			药品信息
			费用信息
			……
		PACS 数据库	核磁影像
			超声影像
			显微镜影像
			……
		EMR	历史就诊信息
			现病史
			家族遗传信息
			……
		LIS	患者样品登录信息
			实验数据
			检验报告
			……
	医疗行业信息发布与查询	略	略
	医疗健康数据分析与挖掘	略	略
	地区疾病谱分析	略	略
	疾病负担与卫生健康经济学	略	略
	慢性病分级诊疗分析	略	略
	……	……	……

8.2.4　平台技术路线

基于以上分析，医疗健康大数据应用平台的一体化数据配置工具系统可在 Windows7 专业版操作系统以上版本运行，计算机 CPU 主频>2.0GHz，内存>2GB，硬盘大于 160GB。代码由 Java 语言编写，Java 开发使用开源免费的 Java 集成开发环境 Eclipse，其中 Java 开发工具（Java development kit，JDK）的版本为 1.8 版本。

类似于分布式 NoSQL 数据库之于传统关系型数据库，分布式流处理技术已接替集中式流处理技术，成为大数据时代的焦点，Apache S4、Storm、Spark Streaming 等面向流处理的平台相继被提出。和以往的数据流管理系统不同，这些平台采用分布式架构，其处理能力可以随节点数目的增长而扩展，具有良好的伸缩性。因此，医疗健康大数据应用平台将计算逻辑和基础模块分离，自身只完成底层数据传输、任务分配等工作，并不提供查询语言支持，用户需要自行定义大数据分析算法并自行完成业务处理流程和计算单元的生成。

医疗健康大数据应用平台的底层技术层结构首先建立在 HIS、LIS、PACS、EMR 等各类医疗健康大数据源中的各种关系型和非关系型数据库中的结构化、半结构和非结构化数据，由平台提供的分布式数据存储系统 HDFS、HBase 进行存储；然后提交到包括数据采集、清洗、集成、结构化、标准化系统在内的大数据分析平台进行医疗健康数据的采集、清洗、集成等基本处理；最后转由 Hadoop、Storm、Spark 组成的大数据分析平台框架以及基于 StanfordNLP、知识图谱、本体推理等方法库组成的语义和知识分析框架进行基于医学处理任务的分布式处理，得到处理结果。

在基于 HDFS 的分布式存储平台获取用户上传的原始数据之后，该平台根据具有不同特征的原始医疗健康大数据进行自动文本分类，并基于其特征，对分类结果的每一类医疗健康大数据进行主动集成、融合、关联和推理，建立智能大数据集成模型。此外，临床数据标准化、规范化后才能对其进行收集、整理和分析，从而解决临床数据"是否可用"的问题，并根据临床诊疗、科学研究、医疗卫生管理等不同需求确定不同的临床结构化病历管理点位，运用大数据技术进行充分挖掘和分析，为临床决策、疾病诊断、药物研发、医疗卫生行政管理提供支撑，从而解决临床数据"怎么用"的问题。

SNOMED CT 知识库是一种更适合医疗健康领域分析的大数据形式，可替代传统的、无特定领域的大数据挖掘算法。在此方法下生成的智能大数据可以不断从最新的医疗健康数据源中进行获取、更新与迭代，是一种变化状态的、动态的"活数据"，从中发现医疗健康领域具体应用场景（如总结疾病变化趋势、异常行为等规律），从而实现后续的知识发现、精准分析等功能。通过结合 SNOMED CT 知识库给出的既定术语和管理术语的方法，包括概念、编码、关系、属性等一系列管理，提出一套标准的数据映射和迁移流程与指导方法，从而有效地利用医疗健康大数据。

医疗健康大数据应用平台的底层技术架构见图 8-5。

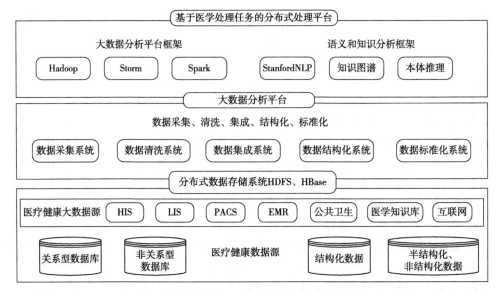

图8-5　医疗健康大数据应用平台底层技术架构

8.2.5　平台架构设计

传统医疗信息系统设计过程存在规范化程度低、各部分耦合度高、不易维护等问题。为了实现医疗健康大数据应用平台的可扩展性，便于平台各功能模块的开发与维护，我们需要将数据、功能从表示层分离开来，以便设计出结构优良、组件可重用的应用平台。

MVC将交互式的应用程序分成三个组件，使各部分实现代码分离。模型拥有应用问题的核心数据、逻辑关系和计算功能，系统中的功能模块以及这些功能模块涉及的数据、代码都封装在模型里面，还为视图获取显示数据提供访问其数据的操作。视图是与用户打交道的数据展示界面。控制器负责处理用户输入，组织功能模块调用，完成操作服务。

通过需求与目标实现分析，结合设计原则与技术路线，基于MVC的医疗健康大数据应用平台功能结构按三部分进行设计。

（1）应用层：基于模型层的数据和视图层的用户输入，利用并开发各种软件工具，实现对医疗健康数据的预警、查询、技术经济比较、决策支持等功能模块的调用。

（2）视图层：一般使用HTML和JavaScript等语言开发，通过常用浏览器和客户交互，并以网站方式分权限发布各种查询结果、分析结果，通过相应界面进行展示。

（3）模型层：通过一些工具将枯燥的数据转化为可以形象认知的图表与模型。

该层包括数据接口工具、报表图形工具、分析模拟工具、数据挖掘工具、建模仿真工具、知识管理工具、可配置代码生成器、组件管理工具、数据采集工具等。使用数据接口工具可以方便有效地采集数据；使用报表图形工具能处理和显示查询结果，将枯燥的数据转化为可以形象认知的图表；使用分析模拟工具能完成数据分析功能；使用数据挖掘工具能对数据库中的医疗健康数据、标准数据、市场数据或成果数据进行初加工，然后利用数据挖掘算法进行预测与应用；使用建模仿真工具使得图形化的建模能够实现形象化认知。

　　整个系统可以分成前端和后台两个方面，其中后台可以分成数据库层、实体类层、服务层以及工具类层。一体化数据配置工具后台服务端系统采用 MVC 架构，后台服务端系统接收和处理前端 Web 界面与桌面应用程序的全部请求控制工作，实现对各类医疗健康数据的分析和展示，与数据库进行交互，完成各类数据的增加、删除、修改与查询。一体化数据配置工具后台服务端系统如图 8-6 所示。

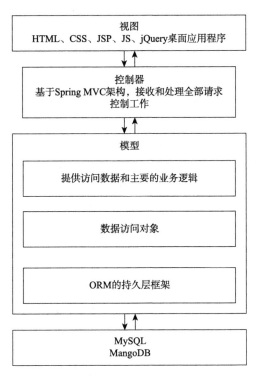

图8-6　一体化数据配置工具后台服务端系统
ORM 指对象关系映射（object relational mapping）

　　一体化数据配置工具前端 Web 界面具有登录、注销、信息录入、页面跳转、与数据库进行数据通信等基础功能，主要功能模块分为人员管理、基础数据管理、目标文件管理和目标文件审核。人员管理模块为管理人员提供人员新增、删除、修改及查看功能；基础数据管理、目标文件管理和目标文件审核模块为数据制作人员和审核人员提供各个工程的数据制作与文件审核功能。Web 界面通过与后台数据库的交互，提供数据配置工作流程以及配置数据的直观展示。具体的结构如图 8-7 所示。

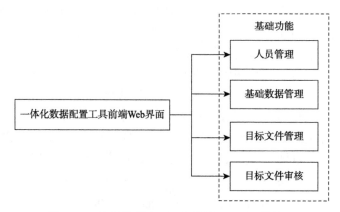

图8-7 一体化数据配置工具前端Web界面结构图

在数据管理集成平台和数据分析应用系统平台中，图数据库模块主要包括数据的存储、数据的调用、数据的分析与展现等部分，如图 8-8 所示。用户主要分为内网用户和外网用户，内网用户即团队成员，开放平台以实现科研数据相关分析工作，外网用户主要为其他普通用户。数据存储主要分为结构化数据与非结构化数据。对于非结构化数据，我们采用统一的数据管理集成平台；对于处理完成后的非结构化数据，我们采用统一的图数据库存储平台。数据分析与展现部分主要实现数据的可视化工作，包含数据节点查询、数据关系查询、节点关系可视化、决策支持管理。数据提取与转换部分包含数据获取接口管理、数据节点提取定制、数据节点关系定义、数据批量处理操作。

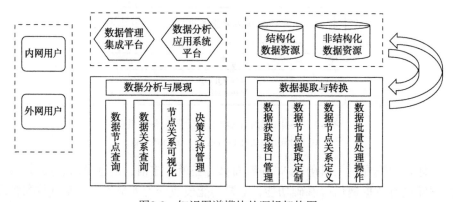

图8-8 知识图谱模块的逻辑架构图

　　每次用户进行大数据分析前，数据转换接口会为分析方案分配唯一的标识符（identity document，ID），如图 8-9 所示。在关系型数据库中自动识别并提取数据分析结果。若分析方案 ID 有误或不存在，则数据转换接口调用失败，返回信息；若分析方案 ID 正确，则依据该 ID 获取数据，将分析结果数据进行转换并导入图数据中进行存储。此时，根据导入是否成功，给出相应提示内容。

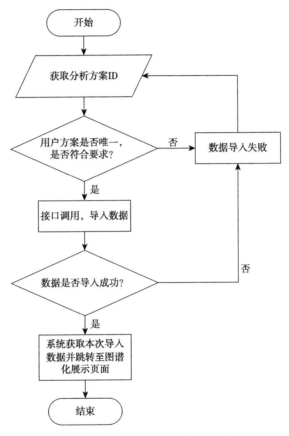

图8-9　数据转换接口逻辑流程图

　　如图 8-10 所示，数据查询展示接口则根据搜索的医学术语，在图数据库中进行关键节点和其关联关系的查询。若输入医学术语有误或为空，则反馈数据查询失败；若输入医学术语正确，则依据该术语获取相关数据，若返回结果满足前段展示要求，则进行图谱化展示，若不满足，则提示数据有误。

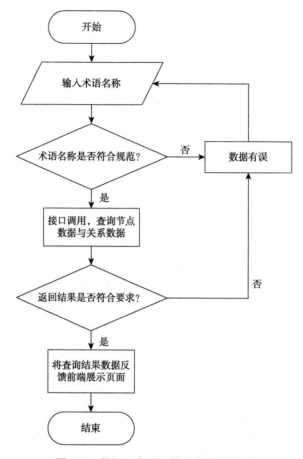

图8-10 数据查询展示接口逻辑流程图

8.2.6 平台功能设计

基于以上需求分析结果，医疗健康大数据应用平台将提供面向疾病、药物、医生、患者四大分析主体的医疗健康数据分析服务，并通过生物医学知识服务、流行病预警和分析、病例语义检索等子平台向居民、医生、科研工作者和卫生健康行政部门等用户群提供公共服务。

该平台的总架构如图 8-11 所示。

该平台的另一重要功能——图数据库模块的整体目标是实现关系型数据向图形化数据的转换、存储、查询与分析等功能，包括关系型数据的读取、转换，图形化数据的存储、查询等。该模块的使用者主要分为用户和开发者两类，其中主

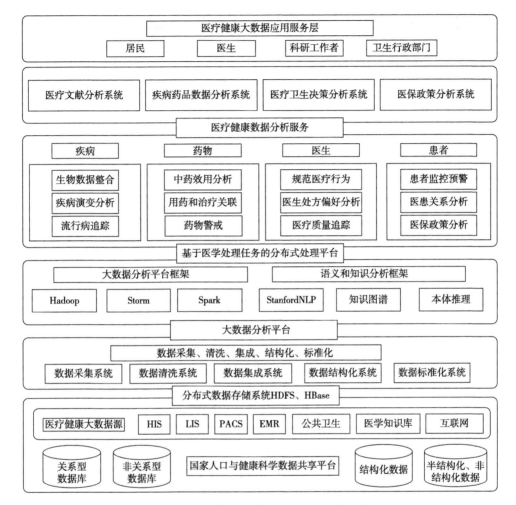

图8-11　医疗健康大数据应用平台总体架构

要为为开发者提供关系型数据向图形化数据转换的接口平台、以节点集和关系集构成的三元组数据的存储平台，以及为用户提供的数据图谱可视化展示平台和以目标导向的查询分析平台。具体功能如下。

（1）数据分析功能。用户可通过该功能查看自定义分析方案结果的图谱化展示及利用图数据库相关数据进行后续数据分析操作。

（2）数据查询功能。用户可通过该功能查看基于医学知识库的相关医学术语及关系。

（3）数据转换接口。该功能接口主要实现将关系型数据转化为节点集与关系集，并实现图数据库的存储。依据目前平台数据分析方法与结果，考虑基于 HDFS 存储、Hadoop 平台分析的数据结果，最终以关系型数据存储进关系型数据库，设计图数据库与关系型数据库的数据传输接口，以实现数据分析结果的图数据形式转化与存储。

（4）数据存储接口。该功能接口主要实现不同数据量的数据进行单节点导入或批量导入数据库功能。接口根据每个分析方案的唯一 ID，调用不同存储方式接口，导入分析结果到图数据库中进行存储。

8.3　平台具体功能设计

医疗健康大数据应用平台依托于医疗健康大数据和搭建的大数据分析平台，研发对应的大数据分析技术，为医疗服务机构和公众提供以下大数据分析服务。基于医疗决策服务分析的人工智能技术图谱，将国家人口与健康科学数据共享平台、区域公共卫生调研数据、合作卫生机构和企业数据等多源、异构、结构和非结构化医疗健康大数据进行整合，结合环境、地理、气候、人口、从业结构数据库以及病案首页数据库等其他数据，通过标准接口和区块链技术进行数据集成、融合、管理。同时，该平台基于中心服务机房的 Hadoop、Spark、Storm 等大数据分析平台对这些医疗健康数据进行聚类、分类、关联规则、序列模式、人工智能和机器学习等算法挖掘分析。进一步，该平台能继而基于医疗健康语义的异构数据交集、并集、融合对数据进行主动分析和挖掘，形成用户需求映射下的医疗健康分析方法集。最后，通过平台提供的结构化决策报告库和多种分析策略模型产生可视化的通用任务模型，生成决策分析报告，并在该平台的门户网站界面中呈现出来辅助用户进行决策。其具体功能模块如下。

8.3.1　数据上传与清洗

随着计算机网络和信息技术的发展，海量大数据存储于网络中，大量数据的计算机信息存储设备和数据库进行数据调度、传输，需要研究有效的数据分类算法，优化数据特征提取能力，实现对大数据的优化调度和访问。在大量快速变化、多样化、低价值密度、低质数据中提取数据价值。大数据犹如大储油罐，分析数据多样性，解决数据爆炸、数据垃圾问题，进行数据标准化与增强，补全数据资源，实现数据资产化。因此，研究一种有效的大数据清洗模型，将在数据模式识别、特征提取、故障诊断和目标识别等领域具有重要的意义。

数据清洗的原理就是首先分析"脏数据"的产生原因和存在形式，利用现有

的技术手段和方法清洗"脏数据";然后将"脏数据"转化为满足数据质量或应用
要求的数据,从而提高数据集的数据质量;最后在数据集上应用这些规则和策略
发现"脏数据"和清洗"脏数据"。这些清洗规则和策略的强度决定了清洗后数据
的质量。此模块支持海量异构医疗健康大数据的自动聚类、分类、数据集特征提
取及关联等智能数据清洗技术。具体处理过程见图 8-12。

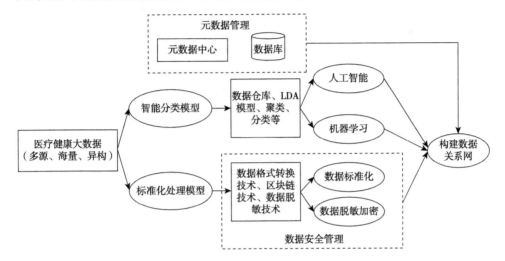

图8-12　医疗健康大数据智能清洗流程图

LDA(latent Dirichlet allocation)模型是一种文档主题生成模型

8.3.2　上传文件关系可视化

医疗领域的大数据用户覆盖范围很广,如医院诊所、区域医疗中心、医疗保
险公司、药物管理分析单位、医疗设备监控中心等。相应的数据资源分散在不同
的数据池,彼此之间并没有太多联系,难以进行异构数据整合。

此外,大数据时代,各网络资源库多平台运行,数据库模式各不相同,用户
的数据是分散的,以多种方式运行,不仅造成资源浪费重叠,而且造成网络资源
和数据无法共享。互联网中以关系型数据库的方式存在的数据只占全部数据的
10%,许多数据分布的形式包括文件系统、数据库系统、分布在 Web 中的数据等,
网络中存在各种分布式、异构性数据源。因此,本模块主要解决的是医疗健康大
数据的整合问题。

图数据库是 NoSQL 数据库的一种类型,是一种非关系型数据库,它应用
图形理论存储实体之间的关系信息。最常见的例子就是社会网络中人与人之
间的关系。关系型数据库用于存储关系型数据的效果并不好,其查询复杂、
缓慢、超出预期;而图数据库的独特设计恰恰弥补了这个缺陷,它摒弃了关

系型数据库严格的表结构，数据模式简单，适用于非结构化、半结构化的大规模数据处理。

Neo4j 是一个高性能的 NoSQL 图数据库，它将结构化数据存储在网络上而不是表中。Neo4j 也可以看作一个高性能的图引擎，该引擎具有成熟数据库的所有特性。程序员工作在一个面向对象的、灵活的网络结构下而不是严格的、静态的表中，并且他们可以享受到具备完全的事务特性、企业级的数据库的所有好处。Neo4j 因嵌入式、高性能、轻量级等优势越来越受到关注。

针对以上问题，平台基于图数据库设计了上传文件关系可视化功能，逐个检查上传的文件，使用 StanfordNLP 工具对文本内容进行分词、去除停用词，使用 TextRank 算法提取关键词，使用 Word2Vec 算法构建词向量，从而提取相关词，根据词语之间的相关连接，构建文件的可视化关系图。上传文件关系可视化业务逻辑如图 8-13 所示。

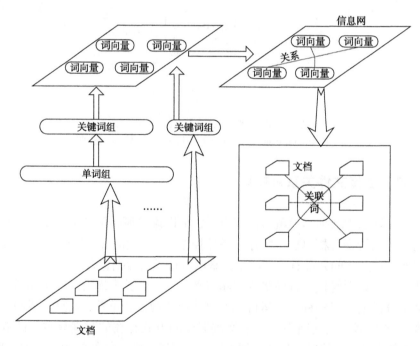

图8-13　上传文件关系可视化业务逻辑

8.3.3　ICD 编码转换

平台针对医疗健康数据的特点，着重设计符合 ICD 的清洗规则和逻辑。ICD 是 WHO 制定的国际统一的疾病分类方法，它根据疾病的病因、病理、临床表现和解剖位置等特性，将疾病分门别类，使其成为一个有序的组合，并用编码的方法来表示。全世界通用的 ICD 是 ICD-10，它是以病因为主的多轴心的分类，更是医学统计和卫生统计的基础工作。

国际疾病分类是一项较复杂的工作，现在很多编码员仅根据医院软件的疾病库进行简单编码，而这些疾病库通常未做更新，一味根据疾病库进行编码将会提升 ICD-10 的错误率。因此，阅读病案并提高 ICD-10 的正确率显得尤为重要。

目前实施的医保制度、不断完善的医疗体制以及对医院管理的研究等都需要高质量的疾病分类提供支持，ICD 在标准化的道路上越来越显示出不可替代的作用。历经十余年修订，WHO 于 2018 年 6 月 18 日公布了 ICD-11。ICD-11 首次完全电子化，这使其更容易被应用，也更不易出错。31 个国家参与了 ICD-11 的现场测试。ICD-11 共包括 55000 个疾病代码，而 ICD-10 仅包含 14400 个疾病代码。

鉴于以上情况及现实应用需求，该平台提供了 ICD-10 与 ICD-11 的自动转换功能。对于上传的 ICD-10 标签类数据，能进行 ICD-11 的转换并返回给用户新的数据文件。具体逻辑如下。

（1）选择上传文件，单击"验证文件"按钮，若文件中不包含 ICD 编码，提示"文件格式不符合"（图 8-14）。

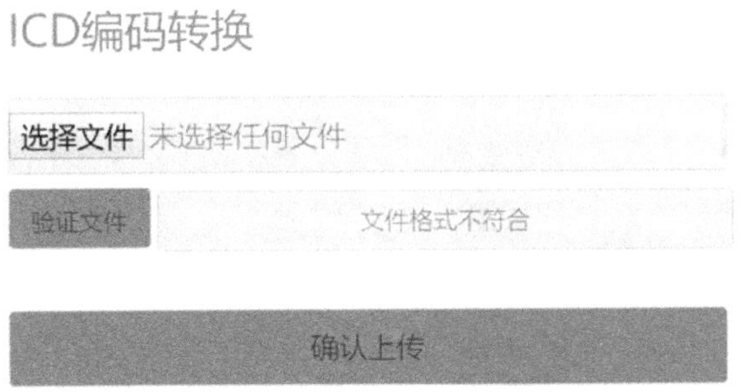

图8-14　ICD编码转换界面

（2）若验证后文件格式符合 ICD 编码，单击"确认上传"按钮，在页面中显示表格内容（图 8-15）。

（3）单击"Change to ICD11"按钮，将表格中的 ICD-10 编码自动转换为 ICD-11 编码，在页面中显示转换后的结果；单击"DownloadCSV"按钮，将结果下载到本地（图 8-16）。

>73	>>脑血栓形成	>>I66.903	>>循环系统疾病
>74	>>急性胆囊炎	>>K81.000	>>消化系统疾病
>75	>>脑梗死	>>I63.900	>>循环系统疾病
>76	>>冠状动脉粥样硬化性心脏病	>>I25.103	>>循环系统疾病
>77	>>高血压I期	>>I10.x03	>>循环系统疾病
>78	>>高血压病	>>I10.x00	>>循环系统疾病
>79	>>桡骨骨折	>>S52.801	>>损伤、中毒和外因的某些其它结果
>80	>>高血压病	>>I10.x00	>>循环系统疾病
>81	>>糖尿病	>>E14.900	>>内分泌营养和代谢疾病
>82	>>肺恶性肿瘤	>>C34.900	>>肿瘤
>83	>>慢性支气管炎	>>J42.x00	>>呼吸系统疾病
>84	>>脑梗死	>>I63.900	>>循环系统疾病
>85	>>脑梗死	>>I63.900	>>循环系统疾病
>86	>>支气管肺炎	>>J18.000	>>呼吸系统疾病
>87	>>肺恶性肿瘤	>>C34.900	>>肿瘤
>88	>>冠状动脉粥样硬化性心脏病	>>I25.103	>>循环系统疾病
>89	>>高血压I期	>>I10.x03	>>循环系统疾病
>90	>>高血压III期	>>I10.x05	>>循环系统疾病
>91	>>脑血栓形成	>>I66.903	>>循环系统疾病
>92	>>腘窝囊肿	>>M71.201	>>肌肉骨骼系统和结缔组织疾病
>93	>>支气管肺炎	>>J18.000	>>呼吸系统疾病
>94	>>胃静脉曲张	>>I86.400	>>循环系统疾病
>95	>>脑梗死	>>I63.900	>>循环系统疾病
>96	>>脑动脉供血不足	>>I67.803	>>循环系统疾病
>97	>>脑梗死	>>I63.900	>>循环系统疾病
>98	>>无乳	>>O92.300	>>妊娠、分娩和产褥期
>99	>>脑梗死	>>I63.900	>>循环系统疾病
>100	>>脑血栓形成	>>I66.903	>>循环系统病

Change to ICD11

图8-15　上传文件原始内容显示

>73	>>脑血栓形成	>>I66.903	>>循环系统疾病	>>I66.903	>>BD55
>74	>>冠状动脉粥样硬化性心脏病	>>I25.103	>>循环系统疾病	>>I25.103	>>BA80
>75	>>白内障	>>H26.900	>>眼和附器疾病	>>H26.900	>>9B10
>76	>>脑动脉供血不足	>>I67.803	>>循环系统疾病	>>I67.803	>>8B1Z
>77	>>脑梗死后遗症	>>I69.300	>>循环系统疾病	>>I69.300	>>8B25.0
>78	>>慢性阻塞性肺病	>>J44.900	>>呼吸系统疾病	>>J44.900	>>CA22
>79	>>脑梗死	>>I63.900	>>循环系统疾病	>>I63.900	>>8B11
>80	>>脑梗死	>>I63.900	>>循环系统疾病	>>I63.900	>>8B11
>81	>>风湿性关节炎	>>I00.x01	>>循环系统疾病	>>I00.x01	>>
>82	>>脑梗死	>>I63.900	>>循环系统疾病	>>I63.900	>>8B11
>83	>>腹股沟疝	>>K40.900	>>消化系统病	>>K40.900	>>DD51
>84	>>舌缘恶性肿瘤	>>C02.100	>>肿瘤	>>C02.100	>>2B62
>85	>>脑梗死	>>I63.900	>>循环系统疾病	>>I63.900	>>8B11
>86	>>冠状动脉粥样硬化性心脏病	>>I25.103	>>循环系统疾病	>>I25.103	>>BA80
>87	>>脑梗死	>>I63.900	>>循环系统疾病	>>I63.900	>>8B11
>88	>>高血压III期	>>I10.x05	>>循环系统疾病	>>I10.x05	>>BA00
>89	>>急性肝功能衰竭	>>K72.003	>>消化系统疾病	>>K72.003	>>DB91
>90	>>高血压病	>>I10.x00	>>循环系统疾病	>>I10.x00	>>BA00
>91	>>高血压病	>>I10.x00	>>循环系统疾病	>>I10.x00	>>BA00
>92	>>糖尿病	>>E14.900	>>内分泌营养和代谢疾病	>>E14.900	>>5A14
>93	>>脑梗死	>>I63.900	>>循环系统疾病	>>I63.900	>>8B11
>94	>>脑梗死	>>I63.900	>>循环系统疾病	>>I63.900	>>8B11
>95	>>糖尿病	>>E14.900	>>内分泌营养和代谢疾病	>>E14.900	>>5A14
>96	>>脑血栓形成	>>I66.903	>>循环系统疾病	>>I66.903	>>BD55
>97	>>冠状动脉粥样硬化性心脏病	>>I25.103	>>循环系统疾病	>>I25.103	>>BA80
>98	>>冠状动脉粥样硬化性心脏病	>>I25.103	>>循环系统疾病	>>I25.103	>>BA80
>99	>>脑梗死	>>I63.900	>>循环系统疾病	>>I63.900	>>8B11
>100	>>脑动脉供血不足	>>I67.803	>>循环系统疾病	>>I67.803	>>8B1Z

DownloadCSV

图8-16　上传文件转换后结果显示

8.3.4　主动分析和挖掘

随着医疗信息系统的发展与推广，以及医院信息化程度的不断提升，在其信息系统数据中有很多潜在的规律或者知识。不管是在临床的辅助诊断还是在医院的运营管理方面，该平台的数据挖掘功能都可为用户挖掘出这些规律。

数据挖掘是数据库知识发现的一个步骤，一般是指从大量的数据中通过算法搜索隐藏于其中信息的过程。数据挖掘通常与计算机科学有关，并通过统计、在线分析处理、情报检索、机器学习、专家系统和模式识别等诸多方法来实现上述目标。大数据环境下医疗健康数据来源非常丰富且数据类型多样，存储和分析挖掘的数据量庞大，对数据展现的要求较高，并且很看重数据处理的高效性和可用性。大数据的基本处理流程与传统数据处理流程并无太大差异，主要区别在于：由于大数据要处理大量、非结构化的数据，在各个处理环节都可以采用本模块提供的 MapReduce 算法进行并行处理。

经过集成融合的大数据可以通过本模块提供的 MapReduce 并行处理技术来提高数据的处理速度。MapReduce 将传统的查询、分解及数据分析进行分布式处理，将处理任务分配到不同的处理节点，因此具有更强的并行处理能力。作为一个简化的并行处理的编程模型，MapReduce 还降低了开发并行应用的门槛。

综上，本模块将用户需求转化为对应的一系列主动大数据分析方法集，使用适用于 Hadoop 的机器学习函数库 Mahout，在分布式的环境下，基于 MapReduce 进行一系列智能医疗健康大数据分析。在主动挖掘结果的基础上，结合推理规则库和医学知识库，对集成融合处理完成的多维医疗健康大数据进行主动分析和相关挖掘，从中发现医疗健康领域具体应用场景（如总结疾病变化趋势、异常行为等规律）。例如，将患者基本信息、诊断数据、用药数据、检验数据、费用数据等原始数据进行模糊诊断名称的 ICD 标准化之后可以进行疾病诊断的关联分析和医保异常行为分析等。

8.3.5　高维数据可视化

人类的创造性不仅取决于逻辑思维，还与形象思维密切相关。人类利用形象思维将数据映射为形象视觉符号，从中发现规律，进而获得科学发现。其间，可视化关键技术对重大科学发现起到重要作用。在大数据时代，大数据可视化分析的研究与发展将为科学发现创造新的手段和条件。

数据可视化分为信息可视化与科学可视化，二者的不同之处是，信息可视化所要可视化的数据并不是某些数学模型的结果或者大型数据集，而是具有自身固有结构的抽象数据。科学可视化主要处理具有地理结构的数据；信息可视化主要处理树、图形等抽象式的数据结构，其可视化分析则主要挖掘数据背景的问题与原因。更进一步说，科学可视化技术是指空间数据的可视化技术；而信息可视化技术则是指非空间数据的可视化技术。

总的来说，数据可视化不仅包括科学计算数据的可视化，而且包括工程数据和测量数据的可视化。数据可视化是对大型数据库或数据仓库中的数据的可视化，它是可视化技术在非空间数据领域的应用，不再局限于通过关系数据表来观察和分析数据信息，还能以更直观的方式看到数据及其结构关系。而对于平台面向的医疗健康大数据，大数据可视化分析需要应用有效的数据管理方法。这也是创建混合环境的需要。在大数据环境下，人们利用各种技术分析数据，用形象直观的方式展示结果，进而快速发现数据中蕴含的规律特征。

综上所述，本模块根据数据分析结果，自动进行探索性的数据可视化并从中发现新规律，将分析结果进行动态的绑定和关联，从而建立基于机器学习的医疗健康知识图谱可视化平台，将医学知识库进行整理并标准化。同时，采用机器学习的方法从电子病历数据、海量互联网数据中获取医学知识，构建医学实体之间的关系，建立全面系统化的医疗健康知识图谱。平台可视化模块功能实现流程如图 8-17 所示。

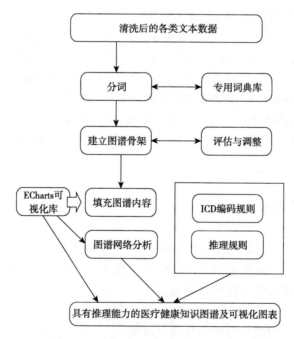

图8-17 平台可视化模块功能实现流程

8.4　平台服务与应用

8.4.1　疾病谱分析

疾病谱是由固定的谱阶组成的疾病过程。某一地区危害人群健康的诸多疾病可按其危害程度排列成疾病谱带。例如，某地死亡率占第一位的疾病是癌症，第二位是心血管病，第三位是恶性流行病……不同地区疾病的谱带组合情况不尽相同。疾病谱带如同光谱谱带，能反映某地危害人群疾病的组合情况，可指导有关部门针对性地部署防治。

疾病一般由前阶向后阶发展，谱阶演替过程的速度与病种、环境等多种因素有关，特别在前期，如果采取某种防治措施或去除环境危险因素，则可抑制或逆转上述演化趋势和方向。

基于公共卫生数据的疾病分析和预测平台，收集医院、互联网、权威渠道等数据源，经过标准化、集成、语义分析、知识挖掘和关联，利用可视化在线技术，为大众提供实时健康服务，如表 8-3 所示。

表 8-3　平台疾病谱分析服务功能效果分析

顺位	疾病名称	人数	占比/%
1	糖尿病	1263	6.46
2	脑梗死	1210	6.19
3	高血压	1105	5.65
4	冠心病	1045	5.35
5	狗咬伤	873	4.47
6	脑动脉供血不足（诊断组）	813	4.16
7	脑梗死（诊断组）	772	3.95
8	脑动脉供血不足	310	1.59
9	脑血管供血不足	290	1.48
10	支气管肺炎（诊断组）	282	1.44

根据大数据的分析结果，结合人工智能、自然语言处理技术，生成具有决策功能的数据分析报告。该分析报告具有结构化、图谱化、动态化、可重用和高质量等特点。此外，在疾病谱的基础上，还可进行重点疾病分析的进一步探索并提

供详细数据的可视化。

8.4.2 医疗服务分析

由于经济发展水平不同，我国大多数优质医疗资源聚集在城市大医院，医疗卫生发展不均衡。《"健康中国2030"规划纲要》提出，"县和市域内基本医疗卫生资源按常住人口和服务半径合理布局，实现人人享有均等化的基本医疗卫生服务；省级及以上分区域统筹配置，整合推进区域医疗资源共享，基本实现优质医疗卫生资源配置均衡化，省域内人人享有均质化的危急重症、疑难病症诊疗和专科医疗服务；依托现有机构，建设一批引领国内、具有全球影响力的国家级医学中心，建设一批区域医学中心和国家临床重点专科群，推进京津冀、长江经济带等区域医疗卫生协同发展，带动医疗服务区域发展和整体水平提升。加强康复、老年病、长期护理、慢性病管理、安宁疗护等接续性医疗机构建设。实施健康扶贫工程，加大对中西部贫困地区医疗卫生机构建设支持力度，提升服务能力，保障贫困人口健康"。

医疗服务分析是指通过调查某地区的人文地理及医疗基本情况、各级医院就诊率、各级医院和乡镇卫生院医疗服务能力，分析该地区医疗服务能力和医疗服务需求，了解科室服务能力，给出相关结论和对策，提出发展建议并为相关政策制定提供参考。

在上传数据阶段，本模块提供基于所给模板上传数据和自由上传数据两种方法，并分别提供不同的接口文件，生成标准文件后导入系统。在有需求的情况下，也可以对一些固定的用户开放接口，将医院生成的标准数据自动上传系统，方便使用人员直接使用本模块提供的一系列分析服务。

在分析阶段，本模块提供包括医疗服务能力分析、医疗服务半径分析、医疗服务绩效分析、医疗服务定价分析、医疗服务需求分析、医疗服务承载力分析在内的一系列主流分析功能，最大限度地帮助医疗机构了解自身现况，以及存在的问题及不足。

此外，用户还可以通过平台提供的可视化功能以及智能决策报告生成功能，对医疗服务分析的结果进行存储和利用。

8.4.3 慢性病分级诊疗分析

慢性病的全称是慢性非传染性疾病，不是特指某种疾病，而是对一类起病隐匿、病程长且病情迁延不愈、缺乏确切的传染性生物病因证据、病因复杂，且有些尚未完全被确认的疾病的概括性总称。

　　分级诊疗制度已被实践证明是一种科学合理、有序便捷、经济高效的诊疗模式（王东进，2015）。有数据表明，在三甲医院就诊人群中，60%以上是慢性病患者，其中以高血压、糖尿病、心脑血管疾病患者居多（刘宁和陈敏，2016b），可见，做好慢性病的分级诊疗意义重大。同时，国内外的经验表明，慢性病是适合分级诊疗的（李小莉等，2017），尤其是常见的高血压、糖尿病，其治疗方法方式相对固定，进行合理的分级诊疗是深化医药卫生体制改革、缓解"看病难、看病贵"问题的重要举措。同时，分级诊疗服务模式的构建是一项系统工程，涉及卫生健康、人力资源和社会保障、发展和改革等多个部门和机构，需要医疗、医药、医保、信息系统等多方面的协同配合，才能更好地实现医疗资源有效配置。

　　在此背景下，医疗健康大数据应用平台以"科学管理协同创新"、变"要我做"为"我要做"的分级诊疗与新农合管理实践为主要目标，构建并完善全民健康保障与分级诊疗模式，主要在心脑血管疾病综合防控体系建设及卫生健康经济学评价研究、县级居民疾病谱和疾病负担调查、基层常见病诊疗路径和诊疗规范制定、医疗服务现状调查和需求分析、县级医院专科建设和人才培训、村医/家庭医生培训、家庭健康管理员培训、医保大数据异常行为分析、远程会诊、远程挂牌专家门诊、远程教学查房、远程随访、家庭病床远程监护等方面促进分级诊疗的城镇医疗保险和新农合管理创新。将新农合基金打包，按人头总额预算支付，并交由县级医院管理，从而整体提高县域服务效率。

　　在以上基础上，该平台围绕合作单位成功案例整理相关经验，并向有关政府部门提出建议。在调研工作中，通过整理分析相关资料、论证总结，合作单位采取的以下措施有利于解决上述问题：建立医共体，实现医共体内的分级诊疗，形成转诊绿色通道、医疗资源共享；从补偿机制入手，改变新农合资金管理模式，探索"总额预算+按服务单元（或部分按病种）"的组合支付方式，由医共体管理所属医院的新农合资金，同时通过规范基本药物制度和侧重用药规范与费用控制的诊疗路径，规范和引导医生合理用药；通过推广实行乡村全科医生签约制度，提高患者就医观念，建立以基层首诊制为基础的分级诊疗格局；通过完善绩效工资制度，引导上级医院在管理、技术、人才等方面实现优质资源下沉，提升基层医疗基础设施建设水平，提高医务人员收入。

8.4.4　疾病负担和卫生健康经济学分析

　　疾病负担是疾病、伤残和过早死亡对整个社会经济及健康的压力。疾病负担亦称病伤负担，它包括病伤的流行病学负担和病伤的经济负担。病伤的流行病学负担评估可利用很多指标，如病伤的发病率和患病率、死亡率、门诊和住院率、药品利用情况、健康调整寿命年（healthy adjusted life year）、伤残调整寿命年（disability adjusted life year）、与健康有关的生存质量（health related-quality of life）、潜在减寿年数（potential years of life lost）等效用指标。

医疗健康大数据应用平台的疾病负担和卫生健康经济学分析服务综合测算疾病的直接和间接经济负担，用卫生健康经济学的评价方式进行成本效果分析、成本效益分析和成本效用分析。具体测算方法如下。

对直接经济负担实行二步模型法。二步模型法是指利用之前的数据，如 $(t-n)T$、$\left[t-(n-1)\right]T$（T 为步长），可以预测下一步（$t+1$ 时刻和 $t+2$ 时刻）的值。在此，该平台使用的主要指标有两周就诊率、门诊就诊机构构成比、次均门诊医疗费用、次均门诊非医疗费用、住院率、住院机构构成比、人均住院医疗费用、次均住院非医疗费用、研究地人口数等。

对间接经济负担实行人力资本法，亦称工资损失法。人力资本法是指用收入的损失去估计由污染引起的过早死亡的成本。根据边际劳动生产力理论，人失去寿命或工作时间的价值等于这段时间个人劳动的价值。一个人的劳动价值是考虑年龄、性别、文化程度等因素情况下每个人的未来收入津贴折算成的现值。在此，该平台使用的主要指标有住院率、住院机构构成、平均住院天数、人均 GDP/365、研究地人口数等。分析角度大致有两种：一是基于家庭的角度，如家庭医疗费用变化趋势、各类疾病医疗费用占比变化趋势、医疗地点变化趋势；二是基于社会的角度，如各地区不同级别医院就诊率变化趋势、各地区直接/间接经济负担变化趋势。

基于以上测算方法和角度，本模块按以下步骤为主要实施过程的疾病负担和卫生经济学分析服务：首先，以时间为单位，统计不同就诊医院的医疗费用情况；其次，统计患者就诊医院比例；再次，统计患者一年总医疗费用中各项疾病医疗费用占比；最后，以前一年各项疾病医疗费用为基础，对比当前年疾病医疗费用变化。

其中，具体变化的对比项有且不止于以下几点：各地区出院患者各系统疾病住院日统计与对比；各地区出院患者各系统疾病住院费用统计与对比；各地区门诊患者各系统疾病就诊数统计与对比；各地区门诊患者各系统疾病就诊费用统计与对比；各地区中各类疾病直接经济负担统计与对比。

8.4.5　生物医学知识分析

生物医学信息学（biomedical informatics）是包括生物信息学、医学信息学在内的综合性交叉学科，是研究和探讨分子生物学、临床医学和健康数据采集、处理、储存、分发、分析、解释、可视化等在内的所有方面的科学，是综合运用计算机科学、生物学、信息学等各种技术，以展示或挖掘数据所包含的意义，进而辅助生物医学研究与应用的科学（徐维，2015；罗志辉等，2015）。

作为生物学、医学和信息学等融合发展的交叉学科，生物医学信息学的建设与维护需要海量多源生物医学数据资源，需要大数据技术、计算技术和互联网技术的支持。已有平台如 IPA、UpToDate 等已经基本实现多源异构数据的整合、标准化、关联与挖掘工作（Klann et al.，2014），但平台数据量有限，需要投入较多人力进行编审以保证数据的质量与可靠性，限制了数据覆盖面与更新频率。因此，推动基于大数据技术与方法的精准医学知识库建设，利用先进技术理论与方法解决数据关联、维护、更新等方面遇到的瓶颈是未来一段时期的优选策略。

本模块正是一款生物医学专用分析工具软件，有助于推动基于大数据技术与方法的精准医学知识库建设、加强临床决策支持平台的开发与应用。通过不断开发新的、可扩展的生物医学分析工具，更新并完善现有工具功能与数据容量，加载新的数据分析方法，增加数据的语义检索、多维数据的综合检索与展示功能等，助推生物医学数据挖掘与可视化的发展。

8.4.6　医保管理决策与政策分析

在我国医保体系的建设过程中，政策是制度的先导。医保管理重视医保基金的使用状况，强调医保基金的收支平衡，但从更深层次来看，医保管理更多地为一线医疗人员传递政策信息，从医疗工作者和患者的角度进行利益考量、制定管理措施，只有用科学的方法、真诚的态度才能获得相关科室的理解和支持。

宏观上来看，一方面是为强化医保管理内容、健全医保考核体系，从医院医保管理实际出发制定相关规定，以规范医务人员的诊疗，加强对医生开药、检查、收费等各个环节的管理；另一方面是促进当地医保体系的健全发展，为其提供相关管理信息，营造理性医疗消费风气，配合地方政府、社保中心等单位推进"阳光医保"工程。

如图 8-18 所示，通过整理某医院 2013～2016 年新医保政策实施前后的科室挂号数量，应用秩和检验、卡方检验分析新医保政策实施前后的体量、增长率及科室构成比变化，得出政策对医院科室挂号数量的增长及科室构成产生优良影响、专科门诊得到进一步发展的结论。这可反馈到决策部门，并提出对此政策实行进一步推广的建议。此外，利用医疗健康大数据分析技术，完成《数据驱动的医疗服务资源现状与优化研究》《数据驱动的慢病分级诊疗研究》《数据驱动的疾病谱和疾病负担报告》《数据驱动的医疗服务能力调查和需求分析报告》《数据驱动的疾病负担调查和卫生经济学研究报告》等多份重要分析报告，为相关部门和管理人员提供决策支持。

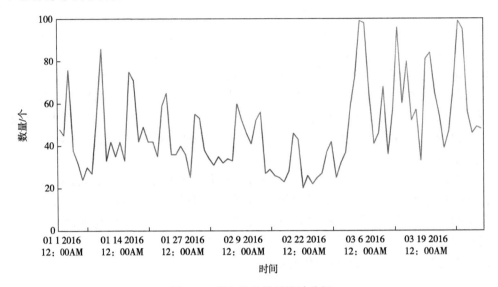

图8-18　科室挂号数量统计分析

8.4.7　医疗异常现象与误诊学分析

异常行为亦称离群行为；异常行为发现也称例外挖掘（exception mining），即根据个人或系统的非正常行为来检测异常行为，其中心思想是通过建立整体正常的行为轮廓（profile）来发现与正常轮廓不相符的个人或系统。

对于医疗异常现象的定义不尽相同，林源（2010）将其归结为"以药养医""以械养医"医疗体制和"大检查、重复检查"的现实使然；王蔚臆（2014）针对医保欺诈违规行为，将其人群分为四类，分别为参保患者、医保机构、医保机构与参保患者合谋以及为获取不当利益的不法分子。但总的来说，在医疗领域方面，异常行为产生源大致可分为患者本身问题与诊疗机构及医生问题两大方面，后者排除利益驱动的异常行为，可单独提炼为一门新兴学科——误诊学。

对于异常的医疗现象，一些隐患的发生和预警是营造医疗管理文化氛围的重要一环，是机构发掘错误的最基本措施。及时的通报预警有利于预防更多异常医疗现象的产生，而误诊更是严重威胁患者安全的一大重要隐患。患者的安全是医疗质量最根本的概念，是医学努力的目标。对不良事件的发现可以在一定程度上还原与揭露事件经过、了解事实真相，并从错误中学习，预防之后出现类似的错误。

误诊学是医疗异常现象的一个细分领域。误诊即错误的诊断。诊断的目的在于确定疾病的本质，并随之选择有针对性的治疗，使病情向好的方面转化。因此把不正确的诊断看作是错误的，把不及时、不全面的诊断也同样看作是错误的。关于错误诊断的分类，除了目前已被临床普遍接受的错误诊断、延误诊断、漏误诊断 3 种，病因判断错误、疾病性质判断错误及对新发生疾病和并发症的漏诊误诊虽然与前 3 种误诊有程度上的区别，但是都会给患者带来不良的后果，所以也应当包括在本模型的研究之列，否则就不利于临床医疗质量的提高。

如同诊断一种疾病，判断某种疾病是否被误诊也应该有相对的标准。但是误诊的原因复杂，不仅涉及医务人员和医疗设备，还有患者及疾病本身的特殊性等诸多因素，难以制定准确判定是否误诊的标准。参阅目前各种杂志对误诊病例的报道及对误诊所做的理论研究，本模块提出如下相对的标准供临床参考：误诊发生在诊断过程之后、误诊的时间性、误诊导致误治、误诊未误治。

1. 误诊发生在诊断过程之后

首先，误诊必须是经医生的诊断过程之后得出的错误结论。患者在受到致病因素作用之后，已经感觉到不适和有了某种疾病的痛苦，求助于医生，并经过医生的诊断，医生对疾病得出的结论与疾病的本质不一致，这才为误诊。患者一旦求医就诊，无论疾病当时所表现出来的症状、体征是否典型，哪怕只是疾病极早期的表现，但是经过医生的诊断，只是由于医生主观方面或者辅助检查方面等原因，所考虑的诊断与疾病的本质不一致、所用的治疗方法有误病情，均应视为误诊。

2. 误诊的时间性

在判定是否误诊时，既要强调时间性，又不能完全以时间为唯一的标准。强调时间性是因为疾病本身的发生发展就有着明显的时间性。有些疾病来势凶猛、病情急迫，需要医生迅速、准确、果断地作出决定，给予有效的救治。但是在临床上，许多疾病的发生和发展、疾病对机体器官功能的损害、疾病的典型症状和体征的暴露是需要一个时间过程的。

临床上通常将住院患者 3 日确诊率作为评价诊断水平的指标之一，但是急症患者不允许有 3 日等待诊断而不予治疗，总是需要一个初步的诊断并给予相应的治疗。另外，即使规定 3 日确诊率，也并不是说任何疾病在 3 日之内的确诊都是正确的、合理的。3 日确诊率只能作为评价诊断水平的一项指标，而不是判定误诊与否的指标。

3. 误诊导致误治

诊断是为了治疗，促进疾病痊愈。如果因为误诊而对患者施以毫无意义的治疗，不但未能阻止病情的恶化，反而增加了患者的痛苦与经济负担，从后果来看，无论其时间长短，都应视为误诊。具体而言，有以下表现：①对病变部位的误诊；②对病变性质的误诊；③对病因判断的错误。

4. 误诊未误治

临床上还有这样一种情况，诊断是错误的，并根据错误的诊断给予了不恰当的治疗，但是取得了好的治疗效果，甚至使疾病获得痊愈。这样的结局似乎使人费解，但是临床上这种实例却并不少见。其原因如下：①疾病的共性；②药物作用的复杂性；③患者的心理反应。

从诊断学的角度讲，诊断和随之而来的治疗应当具有针对性，使在诊断正确基础上的治疗做到有的放矢，决不能因为在临床上出现或有可能出现出乎诊断意料之外的有效事实而放弃对正确诊断的要求。虽然得到病情好转的治疗效果是患者和医生都期盼的，但是在上述情况下出现的治疗效果却有可能潜伏着贻误诊断、恶化病情的危机。此外，作为医生，如果在诊断上仅满足于此，则只能使自己的诊断思维越来越浮浅，使误诊率越来越高。因此，虽然误诊未误治亦未导致不良的后果，但是严格来说，因其诊断与疾病的本质不一致，故本模块分析结果会将其视作误诊。

8.4.8 流行病预警和分析

随着计算机技术的推广应用，国外于 20 世纪 60 年代后流行病的预测预警算法便得到了大幅发展，而在国内直到 20 世纪 80 年代后流行病的预测预警算法才逐步发展起来（滕琪等，2014）。流行病的预测预警算法主要分为定性和定量两类，运用广泛的是定量算法，它主要包括线性回归预测、时间序列分析、马尔可夫链、人工神经网络、灰色预测模型、传播动力学数学模型等。

良好的流行病预测预警模型不仅可以定量地研究各种因素对流行病的影响，而且可以研究疾病发生、发展和消亡的动态过程，从而在理论上揭示流行病流行的特征和规律，有效地对流行病传播过程进行分析和预测，为选择最佳的干预措施提供理论依据。

医疗健康大数据应用平台的流行病预警和分析服务基于大数据分析，结合社区居民的数据，为社区居民和家庭提供智能疾病预防、健康干预信息与医疗服务推送策略，实现基于社区层面的疾病预防与健康管理，具体分为以下两个方面。

（1）已知流行病学特征参数的流行病预测模拟。在某次已发生的疫情大流行期间，由于对患某种流行病有了一定的预判，从疫情的暴发到实验室鉴定出引起疫情的病原体所用时间往往较短。一旦知道本次疫情的病原体，则通过查阅相关资料便能获得再生数、潜伏期、感染期等重要的流行病学特征参数。通过对这些流行病学特征参数及发病人数的数据分析，自动地得出疫情的发展态势，从而更好更有力地指导现场疫情的处置工作。

（2）未知流行病学特征参数的流行病预测模拟及重要流行病学参数估计。一次新的疫情的暴发往往需要较长的时间才能获得实验室的支持，如 SARS 病毒（severe acute respiratory syndrome coronavirus）的分离用了近 5 个月，因此，重要流行病学参数的获得主要基于流行病学调查及估计。本模块的分析算法通过对近几天的新增发病人数的输入与统计分析，可利用模拟退火的计算机优化迭代算法，自动估计流行病学特征参数，如有效感染率、平均潜伏期、平均感染期、基本再生数等，从而实现对疫情现场暴发过程的逼近模拟和预测。

综上所述，本模块针对不同类型流行病，可提供多种动态预警和分析模型，旨在对流行病疫情进行动态的预测预警。在流行病相关实际数据的支持下，快速有效地给出病情的发展态势，为应急物资的准备和防控策略的制定提供依据，并有效地提高现场防控的科学性。

第9章 大数据驱动的面向医疗与健康管理创新实践

医疗健康大数据价值变现在于将其应用到医疗行业，最终能够提高医疗行业效率和提升医疗服务精准度，提升医院管理水平、服务效率以及临床诊疗的效果。基于此，需要探索新的管理模式，探究疾病预防和慢病防治模式，实现对疾病的监控、预警与救治协调机制；建立疾病防控和早期诊断的成本效益模型，研究建立健康管理策略与疾病的早期预防机制；探索精准医疗管理与运营模式创新，利于管理层正确分析并做出有效决策，强化医疗卫生管理，优化资源配置，最终实现基于大数据分析和挖掘技术的决策支持与管理支持等数据应用。

9.1 大数据驱动的医共体管理模式创新

以医疗健康大数据为应用基础，在医共体内建立统一的信息化平台，共享 EMR 和 EHR，便于医生对患者进行规范化治疗及管理。同时，三级医院和社区医院共享患者数据及治疗方案，可形成基层首诊、双向转诊、上下联动、急慢分治的合理就医秩序。本课题组与安徽省阜南县、贵州省锦屏县等医共体深度合作，应用大数据处理方法促进医共体管理模式的创新，推动医共体更快更好地建设和发展。

9.1.1 大数据驱动的医共体服务系统协同

医疗健康体系被公认为复杂适应系统（complex adaptive system，CAS），其特征在于多种主体交互、自组织和持续反馈与适应，支持以患者为中心的医疗护理方法，并支持领导管理医疗变革（和转变）的方式。CAS 理论将大量具有主动性的元素称为主体,将规则描述的、相互作用的主体组成复杂系统,主体随着经验积累,依靠不断变化的规则来相互适应,并适时调整自身结构及行为方式去适应其他主体,主体与环境之间的交互作用也使系统内主体不断演化,调整自己以适应环境。

医共体作为医疗服务系统,内外部关系复杂,具备 CAS 的特点。一方面,如果系统的非线性表现为较为融洽的协同、竞争与合作关系,那么这个系统内部就会产生正反馈的倍增效应。例如,医共体不仅可以实现县域内的资源共享与互补,而且可以从整体上提升县域医疗卫生服务甚至经济系统的竞争能力。另一方面,如果医共体的非线性表现为非融洽的阻碍关系,医共体内出现相互掣肘、摩擦与对抗,那么系统内也存在抑制增长的饱和效应,就有可能产生一系列的消极行为,从而形成恶性循环,导致医共体内部紊乱、走向趋于无序的平衡态。医共体内的各级医疗机构为了共同的目标,通过设定的组织方式组建新的利益共同体。

首先,在宏观层面,我国地广人多,各县域的人文地理、社会经济等差异性非常显著,使得县域医共体在系统的演进过程中表现出不同程度的非平衡性;其次,在微观层面,县域医共体模式下各子系统或利益主体之间的医疗技术水平、改革者的认知能力、政策的执行力以及创新能力等不平衡显而易见(医共体恰恰也是为了弥补这一不均衡而出现的模式)。医共体得以运行的机制包括对医共体成员单位(各个体)之间的激励约束机制和医保基金的支付机制(按人头总额预付,超支不补,结余留用)。此外,为规范医疗服务行为,医共体按照临床路径制定严格的监督管理办法和绩效评价。这一内部模型是医共体保证医疗服务质量且提高医疗服务效率的有效机制。医共体建设要求医疗机构必须转变观念,把群众健康放在第一位,从以疾病为中心向居民健康为中心转变,从单一看病向个人和家庭的健康管理防病治病转变。让医生和群众都为了"健康"这一共同利益而同心所向,而不是为了"疾病"这一目标而"拧巴"在一起。因此,医共体要以大卫生大健康理念为核心,构建协同共享的医共体模式,即以县级医院为中心,借鉴、打造或利用医疗卫生服务供给形式,依托医共体内信息平台,横向整合县乡村和公共卫生部门等四类机构的医疗卫生服务,纵向串联共享服务资源,发挥服务协同和资源共享两个序参量的效用,完善县域内县乡村三级的分级诊疗体系,变革医保基金支付方式,强化县乡两级的服务能力,提升其在医疗卫生系统中的作用,担负健康和公共卫生"双守门人"的使命(Yip et al.,2012),实现医疗、医保、医药"三医联动",同时建立医共体各要素的信任机制和激励约束机制,正向反馈服务协同和资源共享两个序参量,实现县域医共体内部模块协同共享。医共体通过医保的杠杆作用,调动各方参与医改的积极性。医共体的利益共同体设计就是通过医保基金的分配,实现医共体成员的利益平衡。医共体实现了众多社区医疗机构与大医院成为"一家人"以缓解居民"看病难、看病贵"问题的机制,以此实现了医疗服务系统协同。

9.1.2 大数据驱动的健康防护和医疗服务融合

从政府的角度，医改的关键并不是单纯地靠政府投资建医院，聘请高学历、高职称的医生，强制群众分级诊疗等；从医院的角度，医疗服务按项目收费，科室收益与个人奖金挂钩，导致过度诊断和过度治疗，药费占比甚至达到患者医疗费用支出的 60%以上。群众看病花了更多的钱，国家的负担也相应地提高了很多；医院的收入看似提高，但是仔细算下来，医院的实际利润往往不增反降，大部分钱都花在了药品和耗材上。医生和患者都不再把疾病作为"主战场"。医生刻苦钻研医术，以应对疑难杂症；患者有一点疾病就要求最好的医疗资源，对疾病没有清醒的认识，健康素养水平普遍较低。在我国现有基本公共卫生投资机制下，政府如果没有专项投入，医疗卫生机构对做好基本公共卫生工作都不会有积极性；即便有政府投入，也未必都能认真做好此项工作。

阜南医共体则将参保的城乡居民的医保费用打包，按人头包干给医共体。在这种运作机制下，将医疗机构的"被动控费"变成"自动降费"。同时，为解决基层问题，让群众在医改中受益，医疗卫生机构以人为本，为居民提供优质便捷的服务，实现"大病不出县，小病就近看"的目标，其抓手就是"向上医联体，县域医共体"。"向上医联体"是指阜南医共体向上对接大医院资源，如中国人民解放军总医院、北京协和医院、上海瑞金医院等，通过远程医疗、远程会诊、科室共建、专家坐诊等形式让大医院的医疗资源（设备、技术和专家）下沉到基层，下沉到居民身边，提升了医疗服务的可及性和公平性。"县域医共体"是指对于乡镇卫生院，先从改善医院硬件环境入手，如美化乡镇卫生院、投资建设手术室、共建科室等，提升乡镇卫生院的硬实力，选派县级医院业务能力强的骨干医师任院长、驻点医师帮扶等多种措施提升其医疗服务能力，为乡镇卫生院带来名气，也为群众带来希望和实惠。例如，同样的阑尾炎手术、同样的设备、同样的技术，除报销外自付部分的次均医保支出如下：省级医院近 6000 元，市级医院约 4500 元，县级医院约 1500 元，而乡镇卫生院则只需约 100 元，极大地降低了群众的医疗费用。此外，对于医共体内的村卫生室，县级医院要求村医做好本村的家庭签约服务工作，统一整合公共卫生、疾病防控和健康干预等各项职能，做好群众的"健康守门人"。这种机制和做法恰好吻合了医改"大病不出县，小病就近看，未病共同防"的基本出发点。

本课题组基于医保报销大数据的挖掘，发现阜南县王家坝镇的儿童手足口病高发，且医保支付的人均住院费用为 5000 多元。经实地调研，该镇 3 岁以下儿童

1340 名，每年新发手足口病 200 多人，经研究测算后，医共体决定为该镇 3 岁以下儿童免费接种疫苗，共计投入 25 万元，作为手足口病的预防费用。一年后的成本效果分析发现，接种疫苗后的发病率显著降低，可为医院节约治疗费用 100 万元，而且免除了 200 多名儿童的患病之苦及家人陪床之累。基于此，阜南医共体把县疾控中心的疾病预防纳入医共体的建设规划中，创新了医共体+疾病防控模式，为县域医共体建设提供了样板。

9.1.3　大数据驱动的"健康+预防+医护"一体化管理模式

在医共体内部重构县、乡、村三级医疗卫生机构和公共卫生部门的分工协作模式，充分发挥各自的职能，构建一体化的公共卫生防控和分级诊疗的新途径。在 CAS 理论框架下，医共体强调内部的职能分工明确，个体之间在统一目标下实现多种组合，分工合作；重视对外探寻医共体发展的影响因素，并与健康医疗有关的主体进行良性互动合作。医共体着重建设以健康为中心的医疗服务体系，把居民健康放在首位，降低疾病发生率，因此要做好与健康有关的宣教、健康管理（如生活习惯、饮食习惯的培养）等，从而预防和降低一些常见病、多发病的发病率与发病年龄；在不可避免的情况下发生疾病后，依据病情和医疗资源技术等，匹配医疗机构，施行"基层首诊、双向转诊"，最大效用地利用各级医疗资源，为患者提供方便和性价比高的医疗服务，打造"健康+预防+医护"的整合服务良性发展体系。

首先，在阜南、锦屏等县调研的过程中，本课题组对其相关的医疗资源（医疗建筑、医疗设备、医护人员、后勤资源、信息资源等多个方面）进行统计，建立资源体系，将这些数据输入医疗资源的配置与优化模型中，得到县域优化后的资源配置结果，将此结果进行实际推广，同时向县域患者推广分级诊疗规则，经过一年以上的实施，对资源重新配置前后的心脑血管疾病患者的医保费用进行比较研究，分析验证医疗资源的配置与优化模型的有效性。其次，建立疾病的预防经济学管理模型，对系统动态行为特征与内部运行机制进行研究，研究内容包括：①对疾病预防与控制措施进行经济学分析，其中最主要的是成本-收益分析，发现成本最小化或收益最大化的防治措施；②使用经济学的基本假设解释相关疾病下的行为机制，从对人们行为模式的判断角度研究和给出最佳的防治政策建议；③衡量疾病导致的经济损失，为疾病的防治提供更好的政策建议。最后，研究相关疾病的费用分析，围绕城镇医疗保险和新农合的支出情况，建立卫生经济学管理模型，具体包括：①对不同疾病医保费用的政策进行系统的梳理与研究；②对人口统计学因素进行研究，包括年龄、性别、不同年龄的期望寿命等；③对患有疾病的个人进行研究，包括个人的健康因素、收入情况、家庭疾病史等；④对社会经济状况进行研究，包括医疗消费品价格指数、通货膨胀率等。

结合非卫生健康部门的健康相关大数据研究，如大量的环境数据，包括天气模式、温度、污染水平、过敏源、土地使用变化、森林溶解物、颗粒物质、交通模式、杀虫剂应用或水质等，对健康预防起到良好的作用。本课题组结合阜南县的气候数据，研究了气温变化对医保费用的影响，发现了温度对狗咬伤这一意外伤害的正相关关系，以及季节因素对交通意外入院的相关关系，给医共体的管理提供了可行性建议。此外，社会和经济环境可以使用空间明确的社会经济数据进行量化，地理学为统一所有数据源提供了框架。例如，地理信息系统等工具可以对多类型的数据进行地理参考和分层，从而对社会和环境健康驱动因素进行更加复杂与明确的评估。本课题组基于医保报销的时间和空间数据，建立时空序列模型，深度挖掘时空混合数据，结合机器学习方法，预测医保基金的支出，为不同疾病的预防投入提供参考。医共体内各医疗机构数据共享、互联互通、高度集成的信息平台实现了医共体"统一接入、统一协同、统一服务、统一管控"模式，医共体内医疗机构间远程会诊、用药协同、远程教学、决策支持等构建了"县医院为龙头，乡镇卫生院为枢纽，村卫生室为基础"一体化服务体系，使医共体内各医疗机构共享共赢、协同发展。基于平台积累的大数据，医共体从系统协同的角度提出医改的目标"大病不出县，小病就近看，未病共同防"。沿着这一目标寻找解决问题的切入点和突破口——"向上医联体，县域医共体"，即改变县域内原有县乡村各自为战的三级医疗服务机构模式，以县级医院为中心，乡镇卫生院为枢纽，村卫生室为网底，重点加强农村三级医疗服务网建设。医共体实际上是四位一体的区域医疗共同体。具体而言，医共体又分为四个层面，分别是服务共同体、利益共同体、责任共同体和发展共同体，这四个层面既相互关联又相互影响，将县乡村三级医疗服务联系起来，各取所长，实现了预防、治疗和康复的联动。发展医共体的内涵是实现医共体内部成员的协同发展，上级医院要加强对下级医院的技能指导，提升下级医院的医疗服务水平。

据此，医共体建立了大数据驱动的"健康+预防+医护"的一体化管理模式，在保证居民健康的前提下，提升了医疗资源的利用率，降低了医疗服务的社会成本，最重要的是提升了全民健康素养和健康水平。

9.2 大数据驱动的疾病预防模式创新

大数据在慢病防控、家庭远程医疗等领域的应用将推动我国慢病防控的快速发展。随着网络化、信息化步伐的加快，医疗卫生领域也迎来了云计算等技术时代，医疗卫生信息化迅速升温。本节利用中国人民解放军总医院获得农村医疗卫生资源和人口健康平台脑卒中筛查大数据，重点解决在我国农村开展心脑血管疾病筛查与防治问题，用有限的经费实现防控目标，并且在广大农村推广；通过对这些数据的挖掘、融合与分析，着重研究个性化诊疗的实现、医疗服务价值理论体系与管理创新。

9.2.1　大数据驱动的疾病预防理念

公共卫生是最有意识地预防疾病的学科。但是，用传统数据采集方法得到的公共卫生数据量通常不大，品种零散，失效速度快。事实上，由于研究样本量有限、缺乏地理联系，以及存在冗长的数据收集和传播周期而导致的时间滞后等原因，公共卫生往往被视为数据贫乏的领域。在公共卫生大型科学研究中，参与者的投入通常很高，数据收集昂贵，长期随访困难重重。大数据技术可以在疾病预防研究活动中发挥关键作用，加速疾病预防和人口健康的进展。疾病预防应首先确定疾病的可变风险因素（如饮食、运动、吸烟、饮酒和环境污染），然后干预这些风险因素并改善健康，确定疾病的可变风险因素需要包括健康结果信息和潜在风险因素的数据集，而这些数据集通常数量巨大并容易获得。通过对这些海量数据集进行分析，识别风险因素与疾病之间的相关性，大数据技术可以在早期预防疾病和精准研究分析风险因素方面起到重要作用。

首先，海量数据集不仅可以进行人口水平分析，还可以进行亚群体和个人层面的分析。这样的数据集能够识别个性化的风险因素，考虑了可能赋予给定风险因素的易感性或抗性的各种附加变量。识别个性化的风险因素具有向人们提供有关预防疾病的更有效信息的承诺，并且这种方式因具有针对性而更加吸引他们采取行动。例如，某些膳食营养素可能对某些人有益，但对其他人有害，产生的平均效应为零。只有拥有足够大的数据集，才有足够的能力来检测这种统计相互作用，进而产生因人而异的营养建议。

其次，新的被动传感器（如用于身体活动或睡眠）可以收集比目前使用的标准流行病学调查问卷更长时间的后续行动中潜在风险因素更丰富、更详细的数据。这也将加强从这些大数据中提取新见解的能力。卫生领域大数据的新技术和数据来源将有助于收集关于健康结果与风险因素的信息，并以快速且具有成本效益的方式汇总这些数据。

9.2.2 大数据驱动的心脑血管疾病个性化诊疗

EHR 包含大量常规收集的医疗信息，使其成为最全面的健康数据来源之一。据估计，EHR 中 80%的信息是非结构化数据，如扫描图像或医师笔记中的文本，数据挖掘技术的改进正在使这些数据越来越易于访问。最近对有意义使用的要求将 EHR 在数据输入、存储、互操作性、分析和预测方面变得更加有效，未来的需求可能包含更多的社会和行为领域。除了 EHR，还可以从传感器和健康应用程序收集疾病结果数据，它们提供的信息要比典型 EHR 中的信息更为详细和及时，并且避免了自我报告时固有的错误。以心脑血管疾病、糖尿病、恶性肿瘤等为代表的重大疾病和慢性病严重损害国民健康，本课题组在个性化健康状态监控及诊疗决策支持研究的基础上，针对心脑血管疾病患者提出优化的就诊路径建议与个性化用药建议，组织专家论证和实证研究，通过研发的模型制定心脑血管疾病患者的个性化临床路径，为制定相关政策提供依据，减少心脑血管疾病患者到医院看病不必要的检查、不必要的用药，用尽可能少的时间、花尽可能少的医疗费用获得更好的诊疗效果。针对心脑血管疾病患者这一特殊人群，在对其年龄、性别等进行统计学研究的基础上，分析心脑血管疾病患者医保制度与医保费用的组成，并得到相关费用值的统计学数据（如期望），为其他方案的实证研究提供费用方面的效果评价指标。医疗服务行业与其他服务行业不同，其他服务行业是“需方点菜需方埋单”（自己点菜自己埋单），而医疗服务行业却是“供方点菜需方埋单”（自己点菜别人埋单），尤其医疗服务行业还有保险介入，是“张三和李四共花王五的钱”（由第三方付费）。因有“别人埋单”和“第三方付费”的特殊机制，故过度医疗和造假骗保现象屡禁不止。当县域医共体成立后，县级医保监管机构更是处于弱势地位，对县医共体的医保基金使用监管难度必然更大。因此，罗湖和天长等医共体都采用了“总额包干、节余留用”（按人头付费）的医保付费方式。节余医保基金除部分用于医共体发展外，主要用于奖励职工。这种付费方式有效克服了过去医疗机构因“别人埋单”和“第三方付费”机制所带来的弊端，促使医共体：一方面必须对症下药、合理检查，降低医疗成本，减轻患者看病负担；另一方面必须认真做好居民的预防保健和慢性病管理等工作，提高居民的健康水平。

9.2.3 基于大数据的县域心脑血管疾病的预防管理研究

随着经济发展、社会进步与科技创新突破，应对慢性病与亚健康的基本医疗费用支出将加快增长，并在基本医疗费用支出中逐步占主要比重，保障健康的服务需求将占主导地位。据相关统计，中国高血压、高血脂、高血糖等慢性病的患病率已达 23%；白领人群的亚健康人数占比已达到 76%。如果扣减基本医保体系完善带来的就诊增长的因素，慢性病患者与亚健康人群的增长速度将超过其他患病人数的增长速度。在看病诊疗人员中，有相当多的人是偶尔发病的，一年内就诊的次数屈指可数；而相当数量的慢性病患者与亚健康人群是需要常年照护的，应对慢性病患者与亚健康人群的工作量总体上将超过看病诊疗的工作量。美国等发达国家的医保费支出中 60% 以上是用于亚健康消费的，这就是鲜明的例证。目前，我国人均健康管理信息化投入约 2.5 美元，仅为美国人均健康管理信息化投入（将近 85 美元）的 3%。因此，满足预防与健康优先的需求，必然要重点加强基层与基础的服务，尤其是加强医共体的建设。近年来，我国着力培养并向基层选派全科医生，足以证明这一点。

由于疾病预防的效果需要较长时间才能体现，针对心脑血管疾病进行两年以上的经济方面的对比，即在预防管理推广若干年后，将其医保费用与推广前进行对比，以验证疾病预防管理模型的有效性。特别地，由于时限较长，此分析需要考虑相关经济因素，如通货膨胀等。对环境健康决定因素重要性的日益了解已经引起人们对将环境和邻里数据纳入健康研究的兴趣。社会和物质环境提供了健康行为或妨碍健康行为的背景。此外，物质环境（如空气质量、污染、犯罪、噪声、公共交通获取）对健康有直接影响，需要在人群和个人层面更好地理解。行为改变的启动和维持具有挑战性，在实验环境中成功的干预措施往往实践效果不好。改善健康行为的第一步是监测和衡量健康行为，最近的技术进步为此提供了许多新的方法。设备或智能手机应用程序可用于监控健康行为，如身体活动、饮食、睡眠质量和药物依从性。这些技术可以连续记录日常生活行为，可以收集更详细的行为及其趋势记录。

9.2.4　基于大数据的健康照护组织及社区慢性病管理

在大数据时代，医疗卫生机构与社区慢性病管理必须摒弃原有的以医生为主导的模式，将原来由社区卫生服务机构诊断和治疗的慢性病管理转变为居民自发实现的自我健康管理，使患者得到康复。家庭、社区团队和医疗保健专业人员可以准备、激励并被告知成为慢性病服务伙伴。通过构建社区健康信息平台，收集和整合慢性病患者的健康数据，包括智能生化生理数据、行为传感器数据、咨询用药数据、浏览讨论数据、日常生活和工作数据等。基于居民健康档案的管理系统，以云计算理论为指导，构建电子健康档案云服务平台。通过云服务平台，社区医生和家庭医生可以不受时间和空间的限制，并且可以使用内部通信、短信、电话等随时获得慢性病患者的指标和评估，提供慢性病防治、在线随访、长期随访、预测和早期预警、预防、保健、健康教育和疾病治疗的一对一指导，为患者提供全面和个性化服务。大数据还可以帮助整合各级医疗资源，促进医疗机构之间的信息交流，建立健全的慢性病管理网络，促进社区、疾病控制中心和医院之间的合作，连接慢性病的早期检测和后期管理，当慢性病患者出现时，二级和三级医院的医生可以从数据库中直接了解患者的慢性病特征、行为危险因素、检测结果和药物信息，避免重复检查，提高治疗效率，减少或控制医疗费用。同时，医务人员通过有效利用大数据，挖掘和分析患者的个人健康数据，结合完整的病史数据，进行危险因素的相关性分析，确定短期风险和长期预后，从而进行更有效和个性的临床干预。

随着医疗服务模式由以集体为中心的临床决策转变为以个人为中心的临床决策，临床护理实践模式需要更全面地反映新时代特点，即发展以患者需求为中心的精准护理方式。这种新型护理方式的特点是通过患者健康状况相关的大数据收集、记录、分析患者主观性陈述的喜好和需求来实现对患者需求的识别。基于患者需求的护理是精准护理方式的核心，这意味着当面临患者的不同需求时，护理人员需要具有针对性的、专业性的表现。为此，要提高护理人员的素质，如护理行业标准应覆盖遗传与基因组领域，要求专业的护理人员能够熟练掌握遗传和基因组信息的临床应用，并向患者告知此类服务的重要性。此外，为保证精准护理方式的实现，护理工作需要推动个人健康数据库的建设，并拥有访问权限，同时要利用现存的数据库，最终实现基于患者个人特点和需求的精准干预。这就要求护理工作研究人员开发更多与医疗健康数据收集相关的工具，如 E-Health 中的可穿戴设备、智能手机应用，并提高数据分析的能力，从而为临床护理人员提供前瞻性的指导。为保证精准护理方式的科学性，需要充分利用数据分析的结果。

9.3　大数据驱动的慢病健康管理模式创新

9.3.1　慢病健康管理服务的现状

前瞻产业研究院发布的《2018 年中国慢病管理市场现状与发展趋势分析》显示，我国现拥有超过 3 亿人的慢病患者群体，慢性病致死人数已占我国因病死亡人数的 80%，慢病管理产生的费用已占全国疾病总费用的 70%。慢病管理已成为影响国家经济社会发展的重大公共卫生问题。

2017 年 1 月 22 日，《国务院办公厅关于印发中国防治慢性病中长期规划（2017—2025 年）的通知》（以下简称《规划》）提出，要控制慢性病危险因素，加强健康教育，强化规范诊疗，促进医防协同，推动实现人民全生命周期健康。在《规划》中强调三级预防为主线，强调针对不同人群的防治结合、全程管理策略措施。近年来，随着人工智能、机器学习及大数据技术的发展，人工智能逐步进入慢性病管理领域。在医生确诊的情况下，慢性病病理特征相对集中，日常监控与管理对医院环境的依赖较少。大多数情况下，在大医院确诊病情后，患者完全可以在家中按照医嘱完成健康自检和疾病管理。人工智能强大的专业数据、类人的语音交互、伙伴式的医疗模式及定制化的服务将发挥极大的作用，医疗资源缺乏一定程度上导致的社会在慢性病预防方面"心有余而力不足"问题可以用人工智能来解决。例如，对于糖尿病高风险人群，使用"瑞宁知糖"疾病风险预测功能可提高公众自我预防及疾病重视的意识。此外，基于人工智能技术的个性化健康方案可以帮助更多人回归健康。

对于慢性病管理，目前技术和手段缺乏统一的患者行为描述方法；无法为社区居民提供有效的个性化的健康服务干预措施，难以实现对慢性病的日常预防、预警、救治的一体化服务。因此，亟须基于大数据挖掘来建立疾病的预防经济学模型，建立疾病防控和早期诊断成本效益模型，研究系统动态行为特征与内部运行机制，从行为模式的判断出发给出最佳防治建议，给疾病预防提供新思路，创新面向患者的智慧医疗服务管理，提供个性化的健康管理方案和医疗卫生管理服务，帮助破解"重治疗、轻预防"难题；同时需要以社区居民的医疗健康数据为研究对象，结合反映居民行为特点的新兴数据分析，为居民提供个性化的健康干预和智能医疗推送服务，实现对疾病的监控、预警与救治协调机制，有效地进行持续监控和智能管理，从而达到社区居民健康管理目标。

9.3.2　智能化慢性病健康管理模式

移动互联网、物联网、云计算、大数据等新技术的发展和普及为中国慢性病管理注入了新的活力，创造了一种新的慢性病管理模式。

（1）构建慢性病物联网数据收集平台，全面收集慢性病患者的健康数据。准确评估和诊断慢性病患者的前提是首先充分了解和掌握他们的健康和生活状况。传统的学习和理解方法能够在一定程度上了解患者的健康和生活状况，但是其数据相对缺乏连续性，需要补充新一代信息技术。利用新一代信息技术构建慢性病物联网数据收集平台，依托精密医疗设备和医用可穿戴设备采集 360° 综合健康数据、医学数据、生物数据和区域人群健康信息平台数据，提高患者选择率。制定个人电子病历和个人慢性病档案，使医生从多方面了解患者的健康状况，为制定准确、个性化的治疗方案奠定基础。

（2）建立慢性病管理数据分析平台，促进个性化、准确的慢性病诊断和治疗。利用新一代信息技术，通过特征提取、相关分析、病例采集、分类分析、回归分析、概率统计等方法，建立慢性病管理数据分析平台。针对群体和个人数据，基于医学本体知识库，建立慢性病管理评价模型、诊断模型、规划模型、监测模型等，使卫生健康行政部门有效地控制区域卫生服务建设，预测居民日常生活环境、生活习惯的改变；及时发挥作用，采取干预措施，促进慢性病防治工作顺利开展。慢性病知识库和智能专家系统将综合分析所有慢性病患者的资料，评价慢性病的分类分期，分析慢性病的发病率、影响因素，预测慢性病发展趋势，推荐治疗干预措施，充当"医疗工作人员"，节省医生诊疗时间，促进准确诊疗的有效实施；针对慢性病，在慢性病管理数据分析平台的基础上，将全科医生、心理学家、营养学家和慢性病康复专家作为患者的健康指导员，提供健康指导和经验智慧、健康知识和慢性病干预方案，使其更具针对性、更全面、更容易实施。

（3）研究识别患者行为偏好的算法和模型。利用相关数据处理技术将非结构数据转化成有效的结构化数据，在相关统计理论的基础上，结合计算机辅助效用估计法，对数据进行处理，识别患者行为偏好的影响因素及因素间的联系，在患者电子病历、健康数据、临床数据及其他数据的基础上建立患者的行为偏好模型。通过该模型，医疗服务提供商可以根据患者的行为偏好有针对性地提出新服务或优化既有服务。

（4）研究个性化诊疗路径决策模型。针对当前诊疗路径灵活性不足的情况，在专家的指导下，基于大量的诊疗数据，研究基于情景感知（context-aware）、符合患者个性化（如收入、工作背景）的诊疗路径的动态选路算法，探讨通过患者行为模型的输出、疾病的风险评估动态决策相关诊疗路径、方法和技术。

（5）研究健康干预与促进信息推荐算法。研究健康管理信息推荐模型，即根据用户的行为偏好、疾病类型、体质特征等推荐相关信息，结合穿戴设备等新兴健康数据源，实现个性化的健康促进与干预推荐。信息推荐算法是本书的核心，重点分析相关信息推荐算法的优缺点，设计符合本书特点的信息推荐算法。该信息推荐算法的原理是利用用户的行为偏好特征，通过一些数学运算与逻辑运算，发掘、预测用户需要的健康信息资源。

大数据慢性病管理系统的运行需要多方协同管理、强大的互联网支持和患者隐私保护，打破传统的慢性病管理观念，提出新型慢性病管理方式。结合便利的便携式终端设备、丰富的传感器和不断发展的互联网信息技术，打破传统的"疾病与医疗"观念，逐渐转向"健康管理"新概念，使健康管理更加自由地融入人们的日常生活。从慢性病的防治向控制健康危险因素发展，而不是在患病时进行治疗，可以达到科学、安全地改善慢性病管理的目的。

9.3.3　大数据驱动的慢病健康管理研究成果

本课题组收集并获得农村医疗卫生资源和人口健康平台脑卒中筛查大数据，围绕心脑血管疾病开展实证研究。研究心脑血管疾病筛查、防治现状和疾病负担。对比分析我国城市与农村、不同等级医院之间的差别。对比研究不同项目不同防控模式的心脑血管疾病防控效益，包括卫生经济学指标。重点解决在我国农村开展心脑血管疾病筛查与防治问题。用有限的经费实现防控目标，并且在广大农村推广。通过对这些数据的挖掘、融合与分析，着重研究个性化诊疗的实现、医疗服务价值理论体系与管理创新，并对个性化诊疗与管理创新两个子项目的研究成果进行实证研究，主要研究内容如下。

（1）心脑血管疾病的个性化诊疗研究。以心脑血管疾病、糖尿病、恶性肿瘤等为代表的重大疾病和慢性病严重损害国民健康。在个性化健康状态监控及诊疗决策支持研究的基础上，针对心脑血管疾病患者提出优化的就诊路径建议与个性化用药建议，组织专家论证和实证研究，通过研发的模型制定心脑血管疾病患者的个性化临床路径，为制定相关政策提供依据，减少心脑血管疾病患者到医院看病不必要的检查、不必要的用药，在医院用尽可能少的时间、花尽可能少的医疗费用获得更好的诊疗效果。

（2）心脑血管疾病患者的医保费用研究。在医保费用研究的基础上，针对心脑血管疾病患者这一特殊人群，对其年龄、性别等进行统计学研究，彻底分析心脑血管疾病患者医保制度与医保费用的组成，并得到相关费用的统计学数据（如期望），为其他方案的实证研究提供费用方面的效果评价指标。

（3）县域医疗资源管理研究。在本课题组相关单位合作的县域中选择医疗资源分配不均的典型地区进行研究，对其相关的医疗资源（医疗建筑、医疗设备、医护人员、后勤资源、信息资源等多个方面）进行统计，建立资源体系，将这些数据输入医疗资源的配置与优化模型中，得到县域优化后的资源配置结果，将此结果进行实际推广，同时向县域患者推广分级诊疗规则，经过一年以上的实施后，对资源重新配置前后的心脑血管疾病患者的医保费用进行比较研究，分析验证医疗资源的配置与优化模型的有效性。

（4）县域心脑血管疾病的预防管理研究。在本课题组相关单位合作的县域中选择心脑血管疾病多发的县域，对当地居民开展预防管理。在获取当地居民身体健康数据的基础上，分析心脑血管疾病的易发人群，对其提供相关预防建议。由于疾病预防的效果需要较长时间才能体现，针对心脑血管疾病进行两年以上的经济方面的对比，即在预防管理推广若干年后，将其医保费用与推广前进行对比，以验证疾病预防管理模型的有效性。特别地，由于时限较长，此分析需要考虑相关经济因素，如通货膨胀等。

（5）患者就医选择问题研究。对患者偏好系数和医疗卫生机构就诊率关系进行研究，在提出患者偏好系数和医疗卫生机构的就诊率假设的基础上，基于马尔可夫过程对患者就医选择过程进行分析研究。借助 Anylogic 仿真软件来模拟患者就医过程，最终得到，$f \leqslant 0.5$ 时，患者流存在明显的从基层医疗机构到医院的流动；而 $f > 0.5$ 时，患者流则由医院流向基层医疗机构。根据仿真结果中不同患者偏好系数下两类医疗机构患者流失情况，$f \leqslant 0.5$ 时，患者偏好系数越低，基层医疗机构患者流失人次越多；$f > 0.5$ 时，患者偏好系数越高，医院患者流失人次越多，即 $f \leqslant 0.5$ 时，患者偏好系数越低，偏好基层医疗机构就诊的患者人次越多，基于诊疗能力的约束，基层医疗机构接收患者越接近于饱和，因此流向医院的患者越多；$f > 0.5$ 时，患者偏好系数越高，偏好医院就诊的患者人次越多，基于诊疗能力的约束，医院接收患者越接近于饱和，因此流向基层医疗机构的患者越多。

（6）面向区域提供医疗卫生管理服务。如图 9-1 所示，该部分服务主要包括：①疾病谱分析，如患者基本情况、疾病构成与顺位、重点疾病分析；②医疗服务分析，如医疗资源总体情况、疾病就诊情况（就诊医院级别）、重点疾病平均住院日、平均费用、药占比等分析；③疾病负担分析，如图 9-2 所示，根据卫生费用总体水平、直接经济负担、间接经济负担（调查问卷模板）、地域性疾病、季节性疾病进行分析。根据以上子分析，可生成智能决策报告辅助决策。

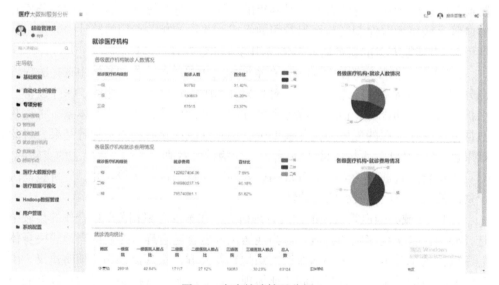

图9-1 疾病就诊情况分析

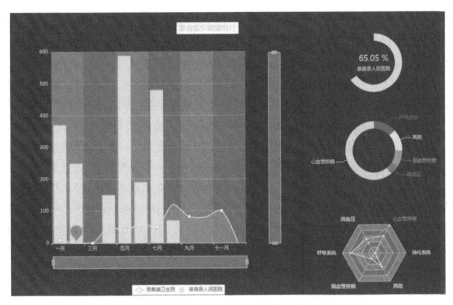

图9-2　患者疾病经济负担分析报告

9.4　大数据驱动的医保管理模式创新

9.4.1　城镇医疗保险和新农合管理模式

医保需要尽快改变新农合制度统筹层次很低、碎片化严重的现象，利用大数据和智慧医疗，探讨通过城镇医疗保险和新农合卫生经济学管理模型引导分级诊疗，帮助破解"管理机构为了控制医保费用，只能采取医疗机构保险支付封顶，导致向上转诊率和医疗总费用逐年攀升，形成恶性循环"的医疗管理难题。促进分级诊疗的城镇医疗保险和新农合管理创新：基于智慧医疗健康管理大数据深度分析与挖掘，从卫生经济学的角度研究医疗卫生资源的优化配置问题，并提出百种疾病的分级诊疗建议。

（1）百种疾病的分级诊疗建议。依托国家人口与健康科学数据共享平台的数据资源，以若干省市医疗机构为调研对象，对医疗与健康相关数据进行分析，针对一百种疾病提出分级诊疗建议。

（2）促进分级诊疗的卫生经济学管理模型研究。针对我国医疗保险情况复杂的现状，研究相关疾病的费用分析，研究围绕城镇医疗保险和新农合的卫生经济学管理模型。具体包括：对不同疾病医保费用的政策进行系统的梳理与研究；对人口统计学因素进行研究，包括年龄、性别、不同年龄的期望寿命等；对患有疾病的个人进行研究，包括个人的健康因素、收入情况、家庭疾病史等；对社会经济状况进行研究，包括医疗消费品价格指数、通货膨胀率等。

（3）促进分级诊疗的医疗资源的配置与优化模型研究。研究各级医疗机构的资源整合、配置与优化。具体包括：当地人口疾病特点研究，着重对常见疾病的轻、重、缓、急及治疗的难易程度分级；各级医疗资源统计、分类，包括设备资源、人力资源、信息资源等；建立医疗资源的动态配置模型，实现针对分级诊疗格局的资源优化配置；利用医保费用的相关研究验证本模型的实施效果。

（4）建立大数据下的预防经济学管理模型。建立疾病的预防经济学管理模型，对系统动态行为特征与内部运行机制进行研究。研究内容包括：对疾病预防与控制措施进行经济学分析，其中最主要的是成本-收益分析，发现成本最小化或收益最大化的防治措施；使用经济学的基本假设解释相关疾病下的行为机制，从对人们行为模式的判断出发研究和给出最佳的防治政策建议；衡量疾病导致的经济损失，为疾病防治提供更好的政策建议。

9.4.2 大数据驱动的医保异常行为检测分析研究

就目前我国医疗行业信息化程度而言，我国医疗健康数据已经表现出了大数据的 4 个基本特征，即数据量大、种类多、价值高、产生快。同时，随着近年来物联网的兴起，医疗物联网的应用催生出大量实时数据。但是，随着医保制度改革的进一步深化、惠及国民的人数逐渐增多和信息化的逐步深入，出现了医保异常情况，有些涉及医保欺诈，这样的行为严重危害了我国医保制度的完善和健全。

表 9-1 展示了常见的医保异常行为及其表现形式。

表 9-1　常见医保异常行为与检测

医保异常行为	异常行为的具体表现形式	如何发现异常行为	监管对象
就医行为异常	张三、李四、王五三个人同一天在同一家医院同时看同一种病，就医频次过高，并且医保报销比例都是全额	频繁就医、从 ID 号出现的频率	患者
		不法分子每次拿着这三个人的医保卡去医院看病，骗取医保费用	医患联合
药品异常使用分析	《参麦注射液》药品功能主治：用于治疗气阴两虚型之休克、冠心病、病毒性心肌炎、慢性肺心病、粒细胞减少症	异常药品使用、药品适应证和具体适用疾病名称不符	药品
	《参麦注射液》药品异常使用如下：某家医院 82%以上患有混合痔伴有并发症（ICD-10 编码：I84.102）的患者都使用此种药品进行治疗	临床路径	

续表

医保异常行为	异常行为的具体表现形式	如何发现异常行为	监管对象
同时就诊多家医院异常分析	某 83 岁患者 2013 年 1 月 21 日至 2013 年 2 月 25 日间同时在 A 医院和 B 医院住院	对患者的入院时间和出院时间进行分析	医患联合
	2014 年 6 月 16 日至 2014 年 7 月 4 日间同时在 A 医院和 B 医院住院；2014 年 8 月 5 日至 2014 年 8 月 29 日间同时在 A 医院和 B 医院住院	住院记录描述异常、药费报销比例超过 100%（统筹支付、个人自付比例）	
	住院病种为无效值，而药费全部在统筹报销范围内	异常药品使用、药品适应证和具体适用疾病名称不符	
分解住院	某患者在 2015 年 5 月 2 日至 2015 年 11 月 29 日间治疗支气管恶性肿瘤时存在多次分解住院	频繁办理出院入院、医院将一次住院分为多次	医院患者
相同公司的就医相似行为异常	某公司四名员工在 2013 年 1 月 1 日至 2016 年 6 月 30 日间住院治疗期间总费用 127700 元、统筹费用 109500 元、住院次数 21 次，平均住院天数 129 天，报销比例 85%，全部信息一模一样	套现、虚假记录	医患联合
单个医生诊疗行为异常	某医生 2014 年 7 月 1 日就诊金额达到 28150 元，患者数 460 个，平均 1 分钟看一个患者，病种 28 个	虚假记录	医生
过度医疗	某疾病诊疗费用远超正常水平，如风湿性心脏病上级医院平均费用 4700 元，而本医院平均费用 34494 元	费用结构、具体明细费用病案首页	医院
过度收取血型化验费	重复血型鉴定	资源浪费	医院
医保卡持有人已死亡	筛选出一卡两人用、一卡三人用的医保卡 ID 和医保手册号。根据患者的死亡标志说明，查出死亡患者的 ID，再查找其医保卡消费情况，对比患者的死亡时间以及账单号的交易时间，若患者的死亡时间在前而交易时间在后，则为医保欺诈记录	公安系统没联网	患者
医师、科室参与欺诈	下医嘱科室的欺诈嫌疑较大，利用疑似人员的医保卡号筛选出与之相关的科室，并统计与这些疑似 ID 进行交易的次数来确定科室的嫌疑度。当某些科室的交易次数和其相邻的科室样本突然发生较大变化时，可以此作为分界点，划分嫌疑科室。与嫌疑科室同理，可以采用同样的方法查询嫌疑医生	下医嘱科室参与欺诈嫌疑较大	医生患者联合
医保套现	三甲医院医生凭空开处方、不法分子刷医保卡拿药转售，套取现金后收取最高 50% 的手续费，再与医生分账	下医医生室参与欺诈嫌疑较大	医生患者联合
提供虚假证明	报口腔内囊肿手术，实际上是烤瓷牙；与医生等合谋伪造假收据、假病历等医学资料骗保	套现	医生患者联合
以物充药	将生活用品、医疗器械、保健康复器材、保健品等篡改为医保目录内的药品，恶意骗取医保基金	下医医生室参与欺诈嫌疑较大	医生患者联合

虽然医保欺诈难以发现，但是随着医疗信息系统的广泛使用，医疗单位保存了大量的医疗就诊记录和数据。同样，所有的医疗报销行为都被记录在医疗报销数据集中，通过对医疗报销数据集的研究与分析，可以挖掘其中的异常行为。传统的医保异常分析多依靠医疗从业人员的经验，人为地制定规则并进行简单的统

计分析，并不能在庞杂的医保数据中准确地挖掘完整的异常行为信息。在大数据的背景下，建立医保异常行为检测模型，便于医疗从业人员更快捷轻松地发现医保欺诈；通过对常见疾病建立医保异常行为检测模型，深度挖掘海量数据中的异常点，为医疗从业人员在监管异常行为中起到辅助决策的作用，具有重大的现实意义与价值。

9.4.3 大数据驱动的医保管理创新模式

根据阜南县医共体试点情况和效果，结合当前我国农村地区医疗卫生实际，本课题组针对当前我国农村医疗卫生现状和新农合资金模式提出以下建议。

（1）改进新农合资金管理方式，提高资金核算的专业性。新农合资金根据医共体内的医院进行预算拨付，由医共体成立的新农合资金管理办公室负责管理，对医共体内的医院施行"总额预算、按服务单元（或部分按病种）支付、超支原则不补、结余留用"的资金管理方式。激发医疗机构主动寻求最合理的治疗流程，主动节约医疗费用等资源，这将有助于缓解"看病贵"问题。例如，各地结合实际情况，参考标准诊疗路径和基本药物制度，制定按病种分类的一次性支付标准，在保障医疗服务质量的前提下引导医院和医生最大限度地节约医疗卫生费用等成本。由于涉及专业的医疗知识和医疗成本核算，建议由卫生健康部门指导经办医疗机构管理新农合资金的预算、拨付并严格实施考核监管。

（2）鼓励医疗机构间形成医共体，促进分级诊疗格局的形成。以提升基层医疗卫生服务能力为导向，以业务、技术、管理、资产等为纽带，探索建立包括医共体、对口支援在内的多种分工协作模式，完善医疗机构间的管理与协同运行机制。例如，上级医院对转诊患者提供优先接诊、优先检查、优先住院等服务；医共体内医疗机构间检查结果互认、医疗资源共享，建立专门办公室进行对接；鼓励上级医院出具药物治疗方案，在下级医院或者基层医疗卫生机构实施治疗；对需要住院治疗的急危重症患者、手术患者，通过制定和落实入、出院标准和双向转诊原则，实现各级医疗机构之间的顺畅转诊，充分发挥各类医疗机构在分工协作机制中的作用。

（3）鼓励医师在基层多点执业，推动驻点医师常态化。上级医疗机构通过制度和薪酬等方式，激励相关专家在基层医疗卫生机构执业，根据地区发病特点和医疗机构情况组建医疗团队，向基层派驻医师。多点执业医师或驻点医师根据自身的专业特长，指导受援乡镇卫生院逐步提高常见病、多发病和疑难杂症的诊疗水平，帮助乡镇卫生院医师提高业务水平、规范专业技术操作，帮助受援乡镇卫生院建设特色和重点科室，培养一批骨干和科室业务带头人，提高卫生院管理水平。多点执业医师或驻点医师在驻点工作期间除保留原有待遇、岗位、职务不变，并参考执业期间绩效给予补贴，基层卫生院给予处方权、安排医师协诊；通过良好的薪酬待遇和人文关怀激励多点执业医师或驻点医师，促进优质医疗资源下沉。

（4）完善医生收入分配和激励机制，提高基层医生待遇。以完善收入分配为纽带，落实不同层级医疗卫生机构间分工协作，建立健全医疗卫生机构间公平合理、科学有效、不同合作类型的收入分配机制。合作方式包括预约分诊、双向转诊、医师多点执业、共建科室、医师会诊、临床科室托管等。合作收入和新农合资金结余分配适当向基层医疗卫生机构倾斜，用以扶持基层建设。积极为流动执业医师创造良好的工作和生活条件，落实补助待遇，同时加强基层医生的培养，提高基层医生待遇，促进基层医生积极做好转诊指导和随访管理。

（5）推广乡村医生签约服务机制，提高患者的基层首诊比例。帮助群众树立正确的就医观念和对于全科与专科的认识，改变"全科没有专科水平高"的认识误区，营造良好的就医选择氛围，鼓励和引导基层全科医生开展签约服务，通过签约服务和签约转诊，引导区域内居民养成"有序就医、履约转诊"的习惯，落实基层医生的"守门人"制度，加强"首诊在基层、小病进基层、大病到医院、康复回基层"就医秩序的宣传教育。

（6）探索城镇居民医疗保险和新农合制度整合，缩小城乡医保水平差距。阜南县的试点工作虽然针对农村医疗卫生服务，但医共体模式可以逐步在城镇居民较多的区域开展进一步试点，在医共体内部先建立统一的城乡居民分级诊疗与医保制度，进而将医共体模式扩展至更高级别医院，试点城乡一体化的分级诊疗体系。在此基础上，逐步统一保障范围和支付标准，并根据区域特点，统一城乡居民医保药品目录和医疗服务项目目录，明确药品和医疗服务支付范围。促进城乡医保水平在服务和经济方面缩小差距，实现医疗资源配置的进一步均衡。

9.5　大数据驱动的误诊研究创新

9.5.1　误诊研究现状分析

在临床医疗中，医疗纠纷事件经常发生，对医院和患者都造成了不良后果。在医疗纠纷事件中，经法医学鉴定、尸体解剖、病理学检查结果证实，临床发生诊断错误的机会不是很低，其中有许多都归结为误诊（张秦初，2001）。据统计，美国每年发生超过 1200 万例的误诊，其中有 1/3 的误诊造成严重的患者伤害，虽然医疗条件在提升，但是误诊率没有降低（Singh et al.，2014）。误诊对医院和患者都造成了不良后果，它影响医疗质量、危及患者安全，是造成医疗事故、医疗差错、医疗纠纷的主要原因。对临床医疗中的误诊进行科学、体系化的研究具有重大的意义。

误诊是指医生的错误诊断（陈晓红，2008），通常认为误诊是可以预防的。当前的研究普遍关注如何从已经发生的误诊事件中获取经验以预防误诊发生，主要使用医疗事故报告（鲁晓霞等，2016）、误诊文献（丁滨等，2016）、尸检报告（Flaxman et al.，2018）、电子触发工具（Singh et al.，2017；Weaver et al.，2012）等方法，从临床路径、病理学、心理学等角度对误诊进行原因、伤害程度的分析。医疗事故报告、误诊文献、尸检报告较难获得、不具有普遍性，所以研究结果通常适用特定的场景，无法对疾病和患者进行整体分析；电子触发工具需要人为对触发条件进行设置，在临床应用中灵活性较差；临床路径角度分析误诊通常包括诊断过程的医生、患者、护士行为的过程分析；病理学角度分析误诊是指利用病理学的观察机体和细胞形态的方法研究病理诊断误诊；心理学角度分析误诊是指从认知技能角度研究诊断错误的行为。整体来说，以上方法都是基于经验的研究，知识的获得需要高水平医生耗时耗力的总结与反思，如病理学研究诊断性能过程需要专业的医生判读病理图像、磁共振图像等，这种依赖人工的方式劳动强度大，准确性易受外界环境的影响，医生可以从中获取一定的经验，但是无法形成体系化的疾病诊疗体系。例如，一些具有复杂特征的疾病的诊疗过程可能跨越多个科室，而现实中某个科室的医生只擅长本科室的疾病诊断，所以很多误诊经验具有片面性。因此，基于经验的误诊研究成果能够为医生提供一定的知识，但是无法成为未来误诊研究的主流方法。

9.5.2 大数据背景下误诊研究维度

不同于传统的医疗事故报告、尸检报告等方法，利用大数据技术对误诊进行分析应该按照大数据技术的基本流程，结合误诊特性，遵循一定的原则，进行体系化的研究。本节以误诊研究的特性和大数据的特点为理论依据，构建误诊研究的维度模型（图 9-3），以此来体现误诊研究过程中的数据支持，为大数据背景下的误诊研究提供科学系统的研究范式。模型的主要内容包括数据维度、操作维度、过程维度和应用维度。

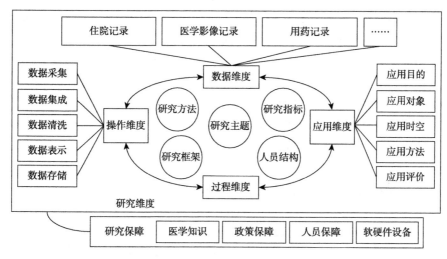

图9-3　大数据视角下误诊研究维度模型

（1）数据维度，即研究需要的数据，涵盖医院常规临床诊治、科研和管理过程，包括各种门急诊记录、住院记录、医学影像记录、实验室记录、用药记录、手术记录、随访记录和医保数据等。当前已有70%以上的医院实现了医疗信息化，但仅有不到3%的医院实现了数据互通，各大医疗机构存在信息孤岛问题，因此医疗健康大数据是海量、异构、多维的，这给需要运用数据和信息的研究者带来极大不便。从数据维度对误诊进行分析首先要解决信息孤岛问题，然后在统一的数据标准下对误诊进行分析。

（2）操作维度，主要描述整个数据处理过程及各处理阶段的技术和工具，包括数据的采集、集成、清洗、表示和存储，如结构化数据、非结构化数据与半结构化数据的表示和存储，多种采集方式下不同格式的数据集成、冗余、缺失和噪声数据的处理等，面向主题的数据仓库的设计和实现，以及数据分析和挖掘结果的利用方式。大数据视角下的误诊研究需要重点考虑数据的集成问题。医疗信息系统非常多，不同的设备配置不同软件，不同的软件又由上千家供应商提供。各系统临床数据融合问题将成为研究的一大挑战，构建医疗共同体的任务也很艰巨。

（3）过程维度，主要描述误诊在大数据视角下的研究过程，可以从个别疾病→一般疾病→个别疾病的归纳→演绎的过程入手。例如，从具体某个疾病入手，研究其误诊发生的特点、一般过程、规律、环境等，在大数据视角下，研究开展误诊研究的方法，找到一般性规律和过程，形成误诊研究范式或模型。将该模型用于误诊研究工作中，并将研究结果应用于具体的临床实践中，评价并验证模型。人的居住地点的迁移会影响就医的选择，不同地域不同医院之间的医疗健康数据呈现出"孤岛"的现状，在此可以借助集成医疗企业（integrating healthcare enterprise，IHE）的患者标识交叉索引（patient identifier cross-reference，PIX）框架，识别同一个患者在不同医疗信息系统中的身份，对数据进行交叉引用。数据的交叉引用是误诊分析的前提。医生误诊的原因复杂，可以形成数据的文档分布在不同的系统中，如一次就诊可能涉及患者的门诊业务、住院业务、药房药库业务等，不同业务系统中的交叉引用是非常有必要的。

（4）应用维度，是指误诊大数据分析结果的应用，包括应用目的、对象、时空、方法、评价等方面，明确误诊研究的意义。

9.5.3　基于大数据的误诊研究内容及创新

在研究维度的基础上，大数据技术应用于误诊研究应围绕误诊发生的各个环节，旨在从海量医疗健康数据中挖掘误诊相关的知识，如误诊判断、误诊后果研究、误诊原因分析等。对于误诊可能造成短期内病情恶化和复发的疾病，应该关注患者两次就诊之间的关联。例如，对于脑中风的住院患者，可以对其治疗头晕/眩晕的记录进行关联，根据疾病预定的发展特点，设置特定的关联条件判断误诊的发生。很多数据挖掘算法在复杂数据的关联分析方面取得了很好的成果，应用于误诊研究是可行的。但是，对于误诊后没有导致明显的不良后果以及短期的复发可能性小的疾病，采用同种患者的多次关联似乎效果不佳，采用同病种的诊断反而能取得良好的效果。同种疾病的诊断存在普遍的临床路径，也存在特殊的临床路径，错误的就诊记录和正确的就诊记录之间存在差异，这在数据中将以离群点的形式表现出来。因此这种情况下可以采用离群点检测技术。

在明确误诊大数据的分析方法后，需要建立基于大数据分析的疾病诊断监测和误诊预警模型。具体内容是根据医疗信息系统中的就医数据流，结合用户的其他健康信息，建立个人诊断结果的状态评估和误诊预警模型。基于误诊大数据分析得来的误诊知识，如疾病的误诊率、误诊原因、误诊后果，通过分析实时数据流反映的就医信息，实时预测诊断结果、治疗方案对患者的变化趋势，实现对患者就医效果进行评估并从中发现异常诊断状态。异常诊断状态不仅与个人当前的健康状态相关，还涉及个人其他相关信息，如生活习惯、行为特征、生理指标、家族遗传史、个人病史等（用户电子病历为此提供了可靠的历史数据和特征数据）。因此，仅利用可穿戴设备收集用户行为和生理反应所产生的实时健康数据并不能有效、准确地预测疾病风险和评估健康状态，应该充分考虑个人多方面的特征。这时需要建立新的模型综合分析由可穿戴设备收集的个人实时健康数据和记录个人健康史的电子病历数据，评估个人诊断状态并预测异常诊断的发生。根据误诊发生的相关知识和患者的电子病历数据，通过模型预测和交叉预测的方法，提前预测误诊发生的可能性和误诊危害，从而建立疾病诊断的监测和预警体系。诊断的正误与疾病的发生特点密切相关，因此对于疾病诊断的监测和预警体系应该结合疾病的发病规律进行综合分析。

基于误诊研究的数据维度、操作维度、应用维度、过程维度，提出误诊研究过程。该过程遵循一般的大数据处理流程，即以误诊相关的医疗健康数据为对象，按照数据采集、数据预处理、数据分析与挖掘、数据结果展示的流程，对误诊进行体系化研究。

高效的数据采集技术对大数据的应用与研究具有重要作用。利用大数据技术研究误诊，数据采集是所有操作的第一步，重点解决两个问题：采集标准和采集数据类型。在进行误诊研究前，应采用统一的数据标准，如疾病编号 ICD-11、医学术语标准 SNOMED CT 等，统一的医学标准减少了研究中的误差。现实中很多医院采用不同的医疗信息系统，同一个患者在不同的医疗信息系统中可能使用不同的身份识别标志，一旦涉及患者转院，不同医疗信息系统之间的互联性较差。当前对此问题的解决办法是建立区域医疗共享平台。数据采集流程如图 9-4 所示。

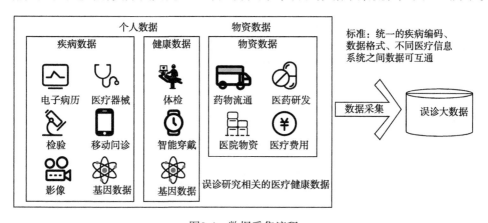

图9-4　数据采集流程

数据预处理是误诊数据挖掘与分析前的重要流程，现实中的医疗健康数据具有海量、异构、多维的特点，存在很多"脏数据"，不能直接使用，往往需要进行预处理。数据预处理有多种方法，如数据清洗、数据集成、数据归约、数据变换等。误诊研究数据主要存在的问题是：不同医疗信息系统的数据格式不统一、数据内容不完整、数据形式多样化。理想的研究数据是将患者的就诊事件在时空维度上展示出来，形成图 9-5 所示的模型。对个人的所有就诊记录进行抽象化和定量化，这是进行数据清洗和集成的依据。针对误诊的研究，对数据预处理是以后续分析的目标为导向的。根据研究目标对数据进行分类，设立数据字段，复杂疾病或情景可灵活增设新的数据字段。

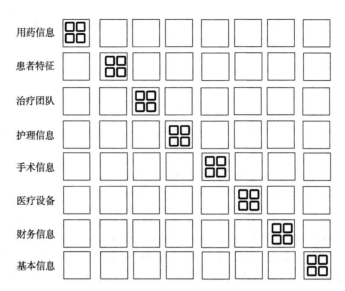

图9-5　患者就诊记录抽象化和定量化

以图 9-5 所示的模型为目标进行的操作过程中会遇到很多问题，通过数据清洗、数据集成、数据归约、数据变换来解决医疗信息系统的数据质量、格式问题，实现非结构化数据与结构化数据的融合，将孤立的数据集经过自动化分析变成有关系的数据，用链接将大量数据连接起来，为后续的数据分析与挖掘做准备（图 9-6）。

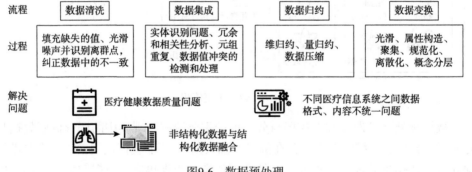

图9-6　数据预处理

数据分析与挖掘是误诊研究的应用前提，误诊发现是大数据误诊分析的基础。通常医生通过误诊后患者的恶化或者复发来发现误诊，并对误诊行为进行干预和修正。这种结果导向的思路仍然适用于大数据技术下的误诊研究。一方面，错误的诊断很可能使患者的病情更加严重，造成不良的后果。例如，头晕/眩晕可能是轻微中风或短暂性脑缺血发作的表现，未经治疗的轻微中风或短暂性脑缺血会提高脑中风在短期发作的风险，这时如果患者在随后一个月内发生脑中风，很大可能是因为上一次的诊断错误而没有得到及时治疗。另一方面，并不是所有疾病误诊后都会导致危险的后果，现实中存在很多误诊后没有导致明显的不良后果以及短期的复发可能性小的疾病。这两种类别的误诊情况应该区别对待。以图 9-7 所示的模型为基础，对误诊数据进行挖掘和分析。

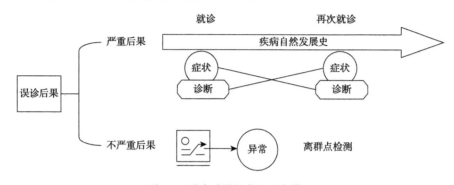

图9-7　误诊后果导向的研究模型

9.5.4　基于大数据的误诊过程和管理机制研究

误诊发生过程具有复杂性，不同于当前医生参与的误诊研究，大数据背景下的误诊研究应该是多方参与的，应该探讨如何基于大数据推行有效的管理干预机制，从而促进各环节多方持续性参与，促进医患之间的持续性交流，最终起到减少误诊发生、改善临床效果的作用，促进误诊成果应用服务的可持续发展。误诊的发生具有一定的客观性，虽然医学的知识理论和技术水平取得了很大的进展，但是误诊仍然不可避免，其发生过程较为复杂，与疾病的特异性和复杂性、医生和患者的个人因素、医疗政策和制度等息息相关，对其过程的研究和干预机制的探索是提高诊疗水平、改善社会医疗状态的重要一环。

在误诊发生环节，患者、医疗机构、社区和政府之间会产生多方位交互，具体见图 9-8。传统的误诊管理干预机制不完全适用于大数据背景下的误诊过程管理，需要结合医疗资源，深入揭示不同参与方的管理机制对各参与方行为的影响，补充和完善误诊过程管理的相关研究。对所收集的碎片化、多样化、价值度低的医疗健康数据进行关联分析，就能够揭示传统技术方式难以展现的误诊研究中的一些关联关系，并预测其发展趋势，为决策者有效处理复杂的误诊问题提供科学依据。大数据改变了过去依靠个人经验、注重定性分析、粗放式的决策模式，形成依靠科技手段、重视数据收集和定量分析、精确化的决策模式，不断推进决策的科学化，建立大数据下的误诊研究方式，健全用数据说话、用数据决策、用数据管理、用数据创新的管理机制。

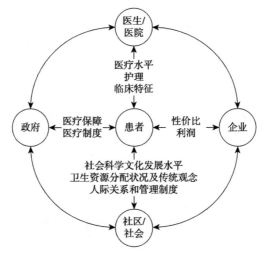

图9-8 多方参与的误诊过程

9.5.5 误诊科学管理实践研究

大数据背景下的误诊研究要以管理实践为导向，综合已有医疗健康大数据应用的成果，结合已有医疗健康数据分析方法，从多利益相关者的视角发现当前的误诊相关的问题，并根据研究提出的理论方法框架，应用误诊知识对现有社会医疗问题进行优化改进，从而实现其社会影响和政策影响，为相关研究提供实践指导和数据支持。

管理研究主要包括两个方面：①探讨和践行误诊研究方法和技术。由于误诊发生涉及多环节、多参与者，信息种类繁多，数据规模庞大，误诊研究方法尤为重要。应用大数据分析方法与疾病诊断监测和误诊预警模型，将收集的数据进行抽样、矫正和分析处理，结合患者的实际就诊行为，践行服务传递、机制管理和价值创造过程，最终产生社会影响。②误诊研究的社会影响。高质量学术研究是能对社会产生影响的研究，误诊科学的研究除在学术上有所创新和具有预见性，还需要为广泛存在的医疗健康问题提供指导。为了探讨误诊研究的社会影响，未来研究可以关注是否可以缓解紧张的医疗误诊事故问题、是否可以促进公民的健康意识、如何帮助非公立医疗服务组织（药商和智慧医疗服务提供商）完善社会医疗保健。

项目发表刊物论文清单

（2016 年 1 月～2020 年 12 月）

[1] Zhiwei Zhang，Hui Yang，Jie He，Xinyi Lu，Runtong Zhang*，2020. The Impact of Treatment-related Internet Health Information Seeking on Patient Compliance[J]，Telemedicine and e-Health，Accepted. （SCI，JCR：Q3，IF：1.996）

[2] Donghua Chen，Runtong Zhang*，Robin Qiu，2020. Non-Invasive MapReduce Performance Tuning Using Multiple Tuning Methods on Hadoop[J]，IEEE System Journal，https://doi.org/10.1109/JSYST.2020.3022286. （SCI，JCR：Q1，IF：3.987）

[3] Xinyi Lu，Runtong Zhang*，2021. Impact of Patient Information Behaviours in Online Health Communities on Patient Compliance and the Mediating Role of Patients' Perceived Empathy[J]，Patient Education and Counseling，104（1）：186-193.（SCI，JCR：Q1，IF：2.607）

[4] Shengyao Zhou, Shengyao Zhou, Xin Luo, Jie He, Hui Yang, Donghua Chen, Runtong Zhang*，2020. Big Data-Driven Abnormal Behavior Detection in Healthcare Based on Association Rules[J]，IEEE Access，8：129002-129011. （SCI，JCR：Q1，IF：3.745）

[5] 张润彤，陈东华，赵红梅，朱晓敏，2020. 基于中文语义分析的计算机辅助 ICD-11 编码方法研究[J]，数据分析与知识发现，4（4）：44-55. （CSSCI，CSCD）

[6] Donghua Chen，Runtong Zhang*，Robin Qiu，2020. Leveraging Semantics in WordNet to Facilitate the Computer-Assisted Coding of ICD-11[J]，IEEE Journal of Biomedical and Health Informatics，24（5）：1469-1476. （SCI，JCR：Q2，IF：4.217）

[7] Xijing Zhang，Runtong Zhang*，Xinyi Lu，2020. Exploring the Effects of Patient Activation in Online Health Communities on Patient Compliance[J]，Telemedicine and e-Health，26（11）：1373-1382. （SCI，JCR：Q3，IF：1.996）

[8] Tingyan Wang，Robin G. Qiu*，Ming Yu，Runtong Zhang，2020. Directed Disease Networks to Facilitate Multiple-disease Risk Assessment Modeling[J]，Decision Support Systems，129，Article No.：113171. （SCI，JCR：Q1，IF：3.847）

[9] Siying Liu，Runtong Zhang*，Xiaopu Shang，Weizi Li，2020. Analysis for Warning Factors of

Type 2 Diabetes Mellitus Complications with Markov Blanket based on a Bayesian Network Model[J]，Computer Methods and Programs in Biomedicine，188，Article No.：105302.（SCI，JCR：Q2，IF：4.098）

[10] Donghua Chen，Runtong Zhang*，2020. Catla-HS：An Open-Source Project for Tuning and Analyzing MapReduce Performance on Hadoop and Spark[J]，IEEE Software，Accepted.（SCI，JCR：Q2，IF：2.589）

[11] Lei Fu，Rong Wang，Ling Yin，Xiaopu Shang，Runtong Zhang，Pengjun Zhang，2020. A Meta-analysis of ABCG2 Gene Polymorphism and Non-Small Cell Lung Cancer Outcomes[J]，Genetics and Molecular Biology，42（4）：1-6.（SCI，JCR：Q3，IF：1.876）

[12] 赵笑颜，王嘉阳，王昀，李金斌，李亚鹏，付磊*，2019. 大数据在慢病管理中的应用[J]，解放军医院管理杂志，26（1）：1-4.

[13] 张润彤，赵红梅，徐媛，张雄，王超，尚小溥，2019. 数据驱动的大型医院门诊系统服务效率与患者流关系研究[J]，管理科学，32（6）：72-85.（CSSCI）

[14] 王军，张润彤*，朱晓敏，2019. 广义正交模糊 Maclaurin 对称平均算子及其应用[J]，计算机科学与探索，13（8）：1411-1421.（CSCD）

[15] Kaiyuan Bai，Xiaomin Zhu，Jun Wang，Runtong Zhang*，2020. Power Partitioned Heronian Mean Operators for q-Rung Orthopair Uncertain Linguistic Set with Their Application to Multi-attribute Group Decision Making[J]，International Journal of Intelligent Systems，35：3-37.（SCI，JCR：Q1，IF：7.229）

[16] Ning Li，Runtong Zhang*，Xinyi Lu，2019. A Novel Multi-attribute Group Decision-Making Method and Its Application in Solving the Downward Referral Problem in the Hierarchical Medical Treatment System in China[J]，IEEE Access，7（1）：185205-185227.（SCI，JCR：Q1，IF：4.098）

[17] Hongfei Cao，Runtong Zhang*，Jun Wang，2019. Some spherical linguistic Muirhead Mean Operators with Their Application to Multi-attribute Decision Making[J]，Journal of Intelligent and Fuzzy Systems，37（6）：8097-8111.（SCI，JCR：Q3，IF：1.426）

[18] Xinyi Lu，Runtong Zhang，Xiaomin Zhu，2019. An Empirical Study on Patients' Acceptance of Physician-patient Interaction in Online Health Communities[J]，International Journal of Environmental Research and Public Health，16（24），5084.（SCI，JCR：Q2，IF：2.468）

[19] Donghua Chen，Runtong Zhang*，Hongmei Zhao，Jiayi Feng，2019. A Bibliometric Analysis of the Development of ICD-11 in Medical Informatics[J]，Journal of Healthcare Engineering，Article ID：1649363，https://doi.org/10.1155/2019/1649363.（SCI，JCR：Q3，IF：1.295）

[20] I. Heim，Y. Kalyuzhnova，Weizi Li，Kecheng Liu，2019. Value Co-creation between Foreign Firms and Indigenous SMEs in Kazakhstan's Oil and Gas Industry：The Role of Information Technology Spillovers[J]，Thunderbird International Business Review，61（6）：911-927.（SSCI）

[21] Jian Ma，Runtong Zhang*，Dongmei Huang，Junhui Chen，Jiayi Song，2019. Hierarchical Medical Cooperative Price Decision of County-Township Hospitals in Coastline Areas Based on Revenue-sharing Contract[J]，Journal of Coastal Research，94：908-912.（SCI，JCR：Q4，IF：1.053）

[22] Jian Ma，Runtong Zhang*，Qinghua Li，Xiaomin Zhu，2019. Simulation of Narrowing the Gap for Common Ailment' Visiting Rates in Coastline Rural Areas of China[J]，Journal of Coastal Research，94：666-670.（SCI，JCR：Q4，IF：1.053）

[23] Donghua Chen，Runtong Zhang*，Jiayi Feng，Kecheng Liu，2019. Fulfilling Information Needs of Patients in Online Health Communities[J]，Health Information and Libraries Journal，37（1）：48-59.（SCI，JCR：Q2，IF：1.19）

[24] Xinyi Lu，Runtong Zhang*，Lily Sun，2020. Is the Internet Different from Traditional Mass Media in Promoting Patient Compliance with Mature Treatments?[J]，Telemedicine and e-Health，26（1）：69-77.（SCI，JCR：Q2，IF：2.165）

[25] Siying Liu，Runtong Zhang*，Xinyi Lu，2018. The Impact of Individuals' Attitudes toward Health Websites on Their Perceived Quality of Health Information：An Empirical Study[J]，Telemedicine and e-Health，25（11）：1099-1107.（SCI，JCR：Q2，IF：2.165）

[26] Hongran Zhang，Runtong Zhang*，Xinyi Lu，Xiaomin Zhu，2018. Impact of Personal Trust Tendency on Patient Compliance Based on Internet Health Information Seeking[J]，Telemedicine and e-Health，26（3）：294-303.（SCI，JCR：Q2，IF：2.165）

[27] Yuping Xing，Runtong Zhang*，Xiaomin Zhu，Kaiyuan Bai，2019. q-Rung Orthopair Uncertain Linguistic Choquet Integral Operators and Their Application to Multi-attribute Decision Making[J]，Journal of Intelligent & Fuzzy Systems，37（1）：1123-1139.（SCI，JCR：Q3，IF：1.426）

[28] Kaiyuan Bai，Xiaomin Zhu，Runtong Zhang*，Jinsheng Gao，2019. Linguistic Reasoning Petri Net Using q-Rung Orthopair Fuzzy Linguistic Sets and Weighted Ordered Weighted Averaging Operators[J]，IEEE Access，7（1）：103167-103183.（SCI，JCR：Q1，IF：3.557）

[29] Yuping Xing，Runtong Zhang*，Zhen Zhou，Jun Wang. 2019. Some q-Rung Orthopair Fuzzy Point Weighted Aggregation Operators for Multi-attribute Decision Making[J]，Soft Computing，23（22）：11627-11649.（SCI，JCR：Q2，IF：2.367）

[30] Lei Fu，Rong Wang，Ling Yin*，Xiaopu Shang，Runtong Zhang，Pengjun Zhang，2019. CYFRA21-1 Tests in the Diagnosis of Non-small Cell Lung Cancer：A Meta-analysis[J]，International Journal of Biological Markers，34（3）：251-261.（SCI，JCR：Q4，IF：1.767）

[31] Jun Wang，Runtong Zhang*，Li Lyuai，Xiaomin Zhu，Xiaopu Shang，2019. A Novel Approach to Multi-attribute Group Decision Making Based on q-Rung orthopair Uncertain Linguistic Information[J]，Journal of Intelligent and Fuzzy Systems，36（6）：5565-5581.（SCI，JCR：Q3，IF：1.426）

[32] Yuping Xing, Runtong Zhang*, Jun Wang, Kaiyuan Bai, Jing Xue, 2019. A New Multi-criteria Group Decision-making Approach Based on q-Rung Orthopair Fuzzy Interaction Hamy Mean Operators[J], Neural Computing and Applications, 32（11）：7455-7488.（SCI, JCR：Q1, IF：4.664）

[33] Jun Wang, Runtong Zhang*, Xiaomin Zhu, Zhen Zhou, Yuping Xing, 2019. Some q-Rung Orthopair Fuzzy Muirhead Means with Their Application to Multi-attribute Group Decision Making[J], Journal of Intelligent and Fuzzy Systems, 36（2）：1599-1614.（SCI, JCR：Q3, IF：1.426）

[34] Ao Zhang, Xiaomin Zhu, Qian Lu, Runtong Zhang*, 2019. The Impact of Prioritization on Outpatient Queuing System in the Emergency Department with Limited Medical Resources[J], Symmetry, 11（6）：796.（SCI, JCR：Q2, IF：1.256）

[35] Jun Wang, Runtong Zhang*, Li Li, Xiaomin Zhu, Xiaopu Shang, 2019. A Novel Approach to Multi-attribute Group Decision Making Based on q-Rung Orthopair Uncertain Linguistic Information[J], Journal of Intelligent and Fuzzy Systems, 36（6）：5565-5581.（SCI, JCR：Q3, IF：1.426）

[36] Jiahuan He, Xindi Wang*, Runtong Zhang, Li Li, 2019. Some q-Rung Picture Fuzzy Dombi Hamy Mean Operators with Their Application to Project Assessment[J], Mathematics, 7：468.（SCI, JCR：Q3, IF：1.105）

[37] Xiaomin Zhu, Kaiyuan Bai, Jun Wang, Runtong Zhang*, 2019. Pythagorean Fuzzy Interaction Power Partitioned Bonferroni Means with Applications to Multi-attribute Group Decision Making[J], Journal of Intelligent and Fuzzy Systems, 36（4）：3423-3438.（SCI, JCR：Q3, IF：1.426）

[38] Zhen Zhou*, Xiaohui Yu, Runtong Zhang, Yiming Wei*, Meijia Zhang, Hongxia Sun, Jing Meng, Zhifu Mi*, 2019. The Health Benefits and Economic Effects of Cooperative PM2.5 Control：A Cost-effectiveness Game Model[J], Journal of Cleaner Production, 228：1572-1585.

[39] Qian Lu, Xiaomin Zhu, Dong Wei, Kaiyuan Bai, Jinsheng Gao, Runtong Zhang*, 2019. Multi-phase and Integrated Multi-objective Cyclic Operating Room Scheduling Based on An Improved NSGA-II Approach[J], Symmetry, 11（5）：599.（SCI, JCR：Q2, IF：1.256）

[40] Yuan Xu, Xiaopu Shang*, Jun Wang, Hongmei Zhao, Runtong Zhang, Kaiyuan Bai, 2019. Some Interval-Valued q-Rung Dual Hesitant Fuzzy Muirhead Mean Operators with Their Application to Multi-Attribute Decision-Making[J], IEEE Access, 7（1）：54724-54745.（SCI, JCR：Q1, IF：3.557）

[41] Runtong Zhang, Xinyi Lu, Wen* Wu, Xiaopu* Shang, 2019. Why Do Patients Follow Physicians' Advice? The Influence of Patients' Regulatory Focus on Adherence：An Empirical Study in China[J], BMC Health Services Research, 19（1）：301.（SCI, JCR：Q3, IF：1.932）

[42] Donghua Chen, Runtong Zhang*, Jiayi Feng, Kecheng Liu, 2019. Fulfilling Information Needs of Patients in Online Health Communities[J], Health Information and Libraries Journal, HIR12253, 12 Pages, DOI：10.1111/hir.12253.（SCI, JCR：Q2, IF：1.19）

[43] Yuan Xu, Xiaopu Shang*, Jun Wang, Runtong Zhang, Weizi Li, Yuping Xing, 2019. A Method to Multi-attribute Decision Making with Picture Fuzzy Information Based on Muirhead Mean[J], Journal of Intelligent & Fuzzy Systems, 36（4）：3833-3849.（SCI, JCR：Q3, IF：1.426）

[44] Xinyi Lu, Runtong Zhang*, 2019. Impact of Physician-patient Communication in Online Health Communities on Patient Compliance：An Empirical Study[J], Journal of Medical Internet Research, 21（5）：e12891.（SCI, JCR：Q1, IF：4.671）

[45] Kecheng Liu, Runtong Zhang*, Ling Yin, Lily Sun, Xue Pan, Lei Hou, Xiaopu Shang, Xiaoyu Yang, 2018. Medical Service Unity：An Efficient Approach for Medical Care in Romote Areas in China[J], Rural and Remote Health, 18（3）：1-8.（SCI, JCR：Q3, IF：1.096）

[46] Qian Pu, Xiaomin Zhu, Donghua Chen, Runtong Zhang*, 2018. Analysis and Optimization of PDF-to-EPUB in the Digital Publishing Process[J], The Electronic Library, 36（2）：350-368.（SCI, JCR：Q3, IF：0.800）

[47] Runtong Zhang, Fuzhi Chu, Donghua Chen, Xiaopu Shang, 2018. A Text Structuring Method for the Chinese Medical Text Based on Temporal Information[J], International Journal of Environmental Research and Public Health, 15（3）, Article ID 42.（SCI, JCR：Q2, IF：2.145）

[48] Li Li, Runtong Zhang*, Jun Wang, Xiaopu Shang, Kaiyuan Bai, 2018. A Novel Approach to Multi-attribute Group Decision Making With q-Rung Picture Linguistic Information[J], Symmetry, 10（5）：172.（SCI, JCR：Q2, IF：1.256）

[49] 陈东华, 张润彤*, 付磊, 尚小溥, 2018. SNOMED CT体系下医疗健康大数据映射和迁移方法研究[J], 情报学报, 37（5）：524-532.（CSSCI）

[50] Donghua Chen, Runtong Zhang*, Kecheng Liu, Lei Hou, 2018. Knowledge Discovery from Posts in Online Health Communities Using Unified Medical Language System[J], International Journal of Environmental Research and Public Health, 15（6）, Article ID 1291.（SCI, JCR：Q2, IF：2.145）

[51] Jun Wang, Runtong Zhang, Xiaomin Zhu, Yuping Xing, Borut Buchmeister, 2018. Some Hesitant Fuzzy Linguistic Muirhead Means with Their Application to Multi-attribute Group Decision Making[J], Complexity, Article ID 5087851.（SCI, JCR：Q2, IF：1.829）

[52] Jian Ma, Runtong Zhang*, Xiaomin Zhu, Runqi Cao, 2018. Process Ontology Technology in Modeling Clinical Pathway Information System[J], International Journal of Comtuters and Applications, 42（6）：550-557.

[53] Donghua Chen, Runtong Zhang*, Kecheng Liu, Lei Hou, 2018. Enhancing Online Patient Support through Health-care Knowledge in Online Health Communities：A Descriptive Study[J],

Information，9，Article ID：199，16 pages.

[54] Runtong Zhang，Yuping Xing，Jun Wang，Xiaomin Zhu*，2018. A Novel Multi-attribute Decision-making Method Based on Point-Choquet Aggregation Operators and Its Application in Supporting Hierarchical Medical Treatment System in China[J]，International Journal of Environmental Research and Public Health，15（8），Article ID：1718，31pages.（SCI，JCR：Q2，IF：2.145）

[55] Runtong Zhang*，Jian Ma，Hong Ji，2018. Evaluation of Healthcare System Efficiency Based on DEA Algorithm[J]，Journal of Discrete Mathematical Sciences & Cryptography，2018，21（4）：937-946.

[56] Yuping Xing，Runtong Zhang*，Jun Wang，Xiaomin Zhu，2018. Some New Pythagorean Fuzzy Choquet-Frank Aggregation Operators for Multi-attribute Decision Making[J]，International Journal of Intelligent Systems，33（11）：2189-2215.（SCI，JCR：Q1，IF：7.229）

[57] Lei Hou，Xue Pan，Kecheng Liu*，2018. Balancing the Popularity Bias of Object Similarities for Personalised Recommendation[J]，The European Physical Journal B，91（3）：1-7.（SCI，JCR：Q3，IF：1.536）

[58] Xinyi Lu，Runtong Zhang*，Wen Wu，Xiaopu Shang，Manlu Liu，2018. Relationship between Internet Health Information and Patient Compliance Based on Trust：An Empirical Study[J]，Journal of Medical Internet Research，20（8）：e253.（SCI，JCR：Q1，IF：4.671）

[59] Runtong Zhang，Xinyi Lu，Wen Wu*，Xiaopu Shang，Manlu Liu，2018. Mature or Emerging? The Impact of Treatment-related Internet Health Information Seeking on Patients' Trust in Physicians[J]，International Journal of Environmental Research and Public Health，15（9）：1855.（SCI，JCR：Q2，IF：2.145）

[60] Kaiyuan Bai，Xiaomin Zhu，Jun Wang，Runtong Zhang*，2018. Some Partitioned Maclaurin Symmetric Mean Based on q-Rung Orthopair Fuzzy Information for Dealing with Multi-attribute Group Decision Making[J]，Symmetry，10（9）：383.（SCI，JCR：Q2，IF：1.256）

[61] Li Li，Runtong Zhang*，Jun Wang，Xiaomin Zhu，Yuping Xing，2018. Some Pythagorean Fuzzy Power Muirhead Means with Their Application to Multi-attribute Group Decision Making[J]，Journal of Intelligent & Fuzzy Systems，35（2）：2035-2050.（SCI，JCR：Q3，IF：1.426）

[62] Donghua Chen，Runtong Zhang*，Xiaomin Zhu，2018. Leveraging Shannon Entropy to Validate the Transition between ICD-10 and ICD-11[J]，Entropy，20（10）：769.（SCI，JCR：Q2，IF：2.305）

[63] Xue Pan，Lei Hou，Kecheng Liu*，Huayong Niu，2018. Do Reviews from Friends and the Crowd Affect Online Consumer Posting Behaviour Differently?[J]，Electronic Commerce Research and Applications，29：102-112.（SCI，JCR：Q3，IF：2.582）

[64] Hongran Zhang，Runtong Zhang*，Huiqun Huang，Jun Wang，2018. Some Picture Fuzzy Dombi

Heronian Mean Operators with Their Application to Multi-attribute Decision Making[J]，Symmetry，10（11）：593.（SCI，JCR：Q2，IF：1.256）

[65] 段宝霖，马涛，李建勋，毛元蓉，黎环，杜昱蕾，滕春霞，张润彤*，2018. 西北地区三甲医院 2015～2017 年疼痛科住院患者疾病谱特征大数据分析[J]，中国疼痛医学杂志，（12）：905-911.（CSCD）

[66] Li Li，Runtong Zhang*，Jun Wang，Xiaopu Shang，2018. Some q-Rung Orthopair Linguistic Heronian Mean Operators with Their Application to Multi-attribute Group Decision Making[J]，Archives of Control Sciences，28（4）：511-543.（SCI，JCR：Q3，IF：1.545）

[67] Jinsheng Gao，Xiaomin Zhu，Anbang Liu，Qingyang Meng，Runtong Zhang*，2018. An Iterated Hybrid Local Search Algorithm for Pick-and-place Sequence Optimization[J] Symmetry，10（11）：633.（SCI，JCR：Q2，IF：1.256）

[68] Yang Zhou，Runtong Zhang*，Donghua Chen，Xiaopu Shang，Quan Zhou，2018. A Context-awareness Positioning Scheme in Hospital WLAN Environment[J]，International Journal of RF Technology：Research and Application，9（3-4）：75-87.

[69] Yuan Xu，Xiaopu Shang*，Hongmei Zhao，Runtong Zhang，Jun Wang，2018. The Characteristics of Service Efficiency and Patient Flow in Heavy Load Outpatient Service System[J]，Communications in Computer and Information Science，10：17-30.

[70] 陆心怡，张润彤*，朱晓敏，2017. 患者偏好系数与医疗卫生机构就诊率的关系研究[J]，管理科学，30（1）：83-94.（CSSCI）

[71] Yuping Xing，Runtong Zhang*，Meimei Xia，Jun Wang，2017. Generalized Point Operators for Aggregating Dual Hesitant Fuzzy Information[J]，Journal of Intelligent & Fuzzy Systems，33（1）：515-527.（SCI，JCR：Q3，IF：1.426）

[72] Lei Hou，Kecheng Liu*，2017. Common Neighbor Structure and Similarity Intensity in Complex Networks[J]，Physics Letters A，381（39）：3377-3383.（SCI，JCR：Q2，IF：2.132）

[73] Runtong Zhang#，Wang Jun，Xiaomin Zhu*，Meimei Xia，Ming Yu，2017. Some Generalized Pythagorean Fuzzy Bonferroni Mean Aggregation Operators with Their Application to Multi-attribute Group Decision-making[J]，Complexity，（6）：1-16，Article ID 5937376.（SCI，JCR：Q2，IF：1.829）

[74] Meimei Xia，Jinxiao Chen*，2017. Data Envelopment Analysis Based on Choquet Integral[J]，International Journal of Intelligent Systems，32（12）：1312-1331.（SCI，JCR：Q1，IF：3.363）

[75] Runtong Zhang，Donghua Chen，Xiaopu Shang*，Xiaomin Zhu，Kecheng Liu，2016. Privacy Preserving for Patients' Information：A Knowledge-constrained Access Control Model for Hospital Information Systems[J]，IEEE Journal of Biomedical and Health Informatics，22（3）：904-911.（SCI，JCR：Q1，IF：3.850）

[76] 刘海东，杨小渝，朱林忠，2017. 基于生成对抗网络的乳腺癌病理图像可疑区域标记[J]，

科研信息化技术与应用，8（6）：52-64.

[77] Lei Hou*，Kecheng Liu*，Jiangguo Liu，Runtong Zhang，2016. Solving the Stability-accuracy-diversity Dilemma of Recommender Systems[J]，Physica A，468：415-424. （SCI，JCR：Q2，IF：2.500）

[78] Lei Fu，Rong Wang，Ling Yin*，Pengjun Zhang，Yaping Tian，Maochang Niu，2016. Nuclear Matrix Protein 22（NMP22）Test in the Diagnosis of Bladd Cancer：A Meta-analysis[J]，International Journal of Clinical and Experimental Medicine，9（5）：7065-7975. （SCI，JCR：Q4，IF：0.833）

[79] Meimei Xia，Runtong Zhang*，Youakim Badr，2016. Choquet-based Multi-criteria Decision Making with Objective and Subjective Information[J]，Journal of Intelligent & Fuzzy Systems，30（2）：773-781. （SCI，JCR：Q3，IF：1.426）

[80] Zhen Zhou，Runtong Zhang*，Yan Pen，Yihong Rong，Jie Wang，2016. Fuzzy Valuation-based System for Bayesian Decision Problems[J]，Journal of Intelligent & Fuzzy Systems，30（4）：2319-2329. （SCI，JCR：Q3，IF：1.426）

[81] Wenxin Ning，Ming Yu*，Runtong Zhang，2016. A Hierarchical Method to Automatically Encode Chinese Diagnoses through Semantic Similarity Estimation[J]，BMC Medical Informatics and Decision Making，16（1）：1-12. （SCI，JCR：Q2，IF：2.134）

*：通信作者
#：高被引论文

参 考 文 献

陈定湾. 2005. 城镇居民医疗消费行为模型的理论与实证研究[D]. 杭州：浙江大学.

陈东华，张润彤，付磊，等. 2018. SNOMED CT 体系下医疗健康大数据映射和迁移方法研究[J]. 情报学报，37（5）：524-532.

陈梅. 2004. 患者择医心理行为特征分析及医院经营对策[J]. 中国农村卫生事业管理，（11）：53-54.

陈晓红. 2008. 误诊研究与安全科学[J]. 临床误诊误治，（7）：3-4.

陈玉民. 2010. 区域医疗信息平台集成构建的探索研究[J]. 医学信息（下旬刊），23（3）：25-26.

丁滨，孟庆义，陈晓红. 2016. 基于误诊文献大数据的中国急性胸痛三联征误诊概况（2004～2013年）[J]. 中国急救医学，36（9）：817-823.

豆月. 2017. 国外就医行为研究综述[J]. 农村经济与科技，28（15）：222-223，244.

高其法. 2007. 患者就医行为心理与就医集中[J]. 卫生经济研究，（1）：36-37.

高源. 2014. NoSQL 非关系型数据库的发展和应用研究[J]. 计算机光盘软件与应用，17（5）：136，138.

顾建华，马晓天，李吉庆，等. 2017. 健康管理队列慢性阻塞性肺疾病风险预测模型[J]. 山东大学学报（医学版），55（12）：62-65，70.

郭熙铜，张晓飞，刘笑笑，2017. 数据驱动的电子健康服务管理研究：挑战与展望[J]. 管理科学，30（1）：3-14.

何雨生，孙宏宇. 2007. 计算机化临床实践指南研究进展[J]. 中国数字医学，（1）：10-15.

黄佳妮，朱考金. 2012. 就医行为研究综述[J]. 农村经济与科技，23（10）：33-35.

惠华强，郑萍，张云宏. 2016. 医疗大数据研究面临的机遇与发展趋势[J]. 中国卫生质量管理，23（2）：91-93.

贾清萍，甘筱青. 2010. 农村居民就医行为影响因素的实证分析[J]. 安徽农业科学，38（11）：5940-5942.

李昊旻，薛万国，段会龙，等. 2008. 电子病历与标准化和结构化[J]. 中国数字医学，（10）：9-12.

李玲. 2018. 用大数据和智能化手段颠覆健康经济学[R]. 北京：第二届中国健康经济发展论坛.

李萍，宋长爱. 2010. 中国居民就医行为研究进展[J]. 护理研究（中旬版），24（17）：1507-1509.

李瑞云，申俊龙. 2011. 慢性病患者就医行为的文献综述研究[J]. 价值工程，30（8）：191-192.

李伟，张麟，李霞，等. 2017. 精准医学大数据平台关键技术研究[J]. 医疗卫生装备，38（8）：41-46.

李小莉，蔡伟，马烜. 2017. 分级诊疗对老年慢性病患者就医行为的影响研究[J]. 医院管理，3：255.

李亚运，张丹，刘雪仪，等. 2015. 健康社会决定因素视角下农村慢性病患者就医行为研究[J]. 医学与社会，28（9）：38-41.

李玉荣. 2010. 改革开放以来我国医疗卫生体制改革的回顾与反思[J]. 中国行政管理，（12）：41-45.

林源. 2010. 国内外医疗保险欺诈研究现状分析[J]. 保险研究，（12）：115-122.

刘宁，陈敏. 2016a. 基于分级诊疗视角的就医行为分析及相关策略研究[J]. 中国医院管理，36（9）：19-21.

刘宁，陈敏. 2016b. 医疗健康大数据应用主题及相关数据来源研究[J]. 中国数字医学，11（8）：6-9.

鲁晓霞，刘相兵，马志强，等. 2016. 溴敌隆中毒误诊为泌尿系感染一例报告[J]. 临床误诊误治，29（1）：16-17.

陆心怡，张润彤，朱晓敏. 2017. 患者偏好系数与医疗卫生机构就诊率的关系研究[J]. 管理科学，30（1）：83-94.

罗志辉，吴民，赵逸青. 2015. 大数据在生物医学信息学中的应用[J]. 医学信息学杂志，36（5）：2-9.

马建光，姜巍. 2013. 大数据的概念、特征及其应用[J]. 国防科技，34（2）：10-17.

毛云鹏，龙虎，邓韧，等. 2017. 数据清洗在医疗大数据分析中的应用[J]. 中国数字医学，12（6）：49-52.

裴艳，苏乐，王月. 2018. 基于投入产出模型的大数据产业经济影响力分析[J]. 电信网技术，（5）：56-60.

彭未名，邵任薇，刘玉蓉，等. 2007. 新公共管理[M]. 广州：华南理工大学出版社.

钱旦敏，董建成，蒋葵，等. 2012. 区域医疗数字资源整合模式研究[J]. 图书情报工作，56（19）：48-51，59.

秦敬柱，黄思桂. 2014. 青岛市家庭医生联系人和门诊统筹制度对居民就医行为的影响[J]. 中华医院管理杂志，30（2）：147-149.

饶克勤，李青. 1999. 多项式 logistic 回归分析在患者就诊行为影响因素研究中的应用[J]. 中国卫生统计，（2）：3-5.

任向英，王永茂. 2015. 城镇化进程中新农合政策对农民就医行为的影响分析[J]. 财经科学，（3）：121-130.

申俊龙，李瑞云. 2011. 基于前景理论的慢性病患者就医行为分析[J]. 价值工程，30（8）：182-183.

唐开秀,张介平. 2014. 患者就医心理与行为及其影响因素分析[J]. 山东社会科学,(S1):305-306.

滕琪,樊小毛,何晨光,等. 2014. 医疗大数据特征挖掘及重大突发疾病早期预警[J]. 网络新媒体技术,3(1):50-54.

王东进. 2015. 分级诊疗是一篇大文章[J]. 中国医疗保险,(10):5-8.

王目君. 2008. 我国城市居民就医选择行为及其影响因素:五城市实证分析[D]. 济南:山东大学.

王汝汝,刘佳丽,李佳,等. 2018. "互联网+医疗"模式下医务工作者职业行为分析[J]. 中国校医,32(7):535-537,540.

王蔚臆. 2014. 医保欺诈的成因及其监管探析[J]. 管理观察,(8):164-166.

魏敏. 2014. 患者选择医院的影响因素分析[D]. 合肥:安徽医科大学.

魏鑫然,牛承志,姚迪. 2015. 基于大数据的临床决策支持系统设计[C].中华医学会第二十一次全国医学信息学术会议论文汇编. 郑州:中华医学会:319-321.

文静. 2008. 城市居民健身消费力及其影响因素研究[D]. 福州:福建师范大学.

吴颖慧,叶小巾. 2016. 数据可视化背景下雷达图在医院管理中的应用[J]. 广西医学,38(7):1050-1052.

萧锴,钟毅,史东林. 2018. 基于居民健康档案与大数据挖掘技术的慢病控制模型设计[J]. 南昌大学学报(理科版),42(5):500-505.

徐维. 2015. 本体应用中术语本体和信息本体解析——以生物医学信息学领域为例[J]. 图书馆杂志,34(6):11-16.

杨建南,李世云,刘勇华,等. 2011. 成都市民患病首选就诊医院原因分析[J]. 中国卫生质量管理,18(6):93-95.

杨锦锋,于秋滨,关毅,等. 2014. 电子病历命名实体识别和实体关系抽取研究综述[J]. 自动化学报,40(8):1537-1562.

杨巍,范锋,鞠伟卿,等. 2015. 基于医联大数据的移动医疗APP实现与应用[J]. 中国数字医学,10(8):5-7.

杨燕媚,杨志强. 2018. 基于电子病历的临床疾病ICD-10分类系统设计[J]. 中国病案,19(3):37-38.

于广军,杨佳泓. 2015. 医疗大数据[M]. 上海:上海科学技术出版社.

俞立平. 2013. 大数据与大数据经济学[J]. 中国软科学,(7):177-183.

翟运开,武戈. 2017. 基于电子病历信息大数据挖掘的患者就医行为分析[J]. 医学信息学杂志,38(7):12-17.

战亚玲,曹志辉. 2016. 基层卫生机构公卫人员的行为模型与激励机制研究[J]. 管理观察,(12):28-29,32.

张辉. 2005. 医院工作者心理行为因素与工作满意度的相关性研究[D]. 北京:首都医科大学.

张立君. 2018. 电子病历数据的结构化分析与研究[D]. 青岛:青岛科技大学.

张秦初. 2001. 误诊与医疗事故[J]. 中国医师杂志,(10):724-725.

张容瑜, 尹爱田, Shi L Z, 等. 2012. 就医行为及政策影响因素研究进展[J]. 中国公共卫生, 28（6）: 861-862.

张研, 谢子秋, 刘忻, 等. 2010. 患者选择医院的影响因素分析[J]. 医学与社会, 23（10）: 71-73.

张振, 周毅, 杜守洪, 等. 2014. 医疗大数据及其面临的机遇与挑战[J]. 医学信息学杂志, 35（6）: 2-8.

张振堂, 杨洋, 韩福俊, 等. 2017. 基于社区 2 型糖尿病患者的心脑血管事件 5 年风险预测模型[J]. 山东大学学报（医学版）, 55（6）: 108-113.

赵有业, 李静虹. 1992. 病人就医行为类型及心理分析[J]. 中华医院管理杂志, 8（6）: 373-375.

周丽娟. 2017. 新农合住院病人就医选择行为研究[D]. 合肥: 中国科学技术大学.

周苗, 夏同耀, 孙爱玲. 2017. 健康管理人群慢性肾脏病风险预测模型[J]. 山东大学学报, 55（6）: 98-103.

周奕辛. 2005. 数据清洗算法的研究与应用[D]. 青岛: 青岛大学.

朱旭光. 2018. 试析信息管理与信息系统在医院的应用[J]. 电子世界, （24）: 176, 178.

邹北骥. 2014. 大数据分析及其在医疗领域中的应用[J]. 计算机教育, （7）: 24-29.

Arning A, Agrawal R, Raghavan P. 1996. A linear method for deviation detection in large databases[C]. KDD'96: Proceedings of the Second International Conference on Knowledge Discovery and Data Mining. Portland: AAAI Press: 164-169.

Arrow K J. 1978. Uncertainty and the welfare economics of medical care[M]//Uncertainty in Economics. Salt Lake City: Academic Press.

Atanasova S, Kamin T, Petrič G. 2017. Exploring the benefits and challenges of health professionals' participation in online health communities: Emergence of（dis）empowerment processes and outcomes[J]. International Journal of Medical Informatics, 98: 13-21.

Becker G S. 1960. An economic analysis of fertility. Demographic and economic change in developed countries[C]. A Conference of the Universities-National Bureau Committee for Economic Research. New York: National Bureau of Economic Research: 209-240.

Bell R A, Hu X Y, Orrange S, et al. 2011. Lingering questions and doubts: Online information-seeking of support forum members following their medical visits[J]. Patient Education & Counseling, 85（3）: 525-528.

Benova L, Grundy E, Ploubidis G B. 2015. Socioeconomic position and health-seeking behavior for hearing loss among older adults in England[J]. Journals of Gerontology Series B: Psychological Sciences and Social Sciences, 70（3）: 443-452.

Berger M, Wagner T H, Baker L C. 2005. Internet use and stigmatized illness[J]. Social Science & Medicine, 61（8）: 1821-1827.

Bian Z, Zhang R. 2018. Bone age assessment method based on deep convolutional neural network[C]. Proceedings of 8th International Conference on Electronics Information and Emergency

Communication. Beijing：IEEE Computer Society：194-197.

Boekhorst J A. 2015. The role of authentic leadership in fostering workplace inclusion：A social information processing perspective[J]. Human Resource Management，54（2）：241-264.

Breunig M M, Kriegel H P, Ng R T, et al. 1999. OPTICS OF：Identifying local outliers[C]. Principles of Data Mining and Knowledge Discovery. Berlin：Springer：262-270.

Chen C，Chen K，Hsu C，et al. 2010. A guideline-based decision support for pharmacological treatment can improve the quality of hyperlipidemia management[J]. Computer Methods & Programs in Biomedicine，97（3）：280-285.

Chen D H，Zhang R T，Liu K C，et al. 2018a. Knowledge discovery from posts in online health communities using unified medical language system[J]. International Journal of Environmental Research and Public Health，15（6）：1291.

Chen D H，Zhang R T，Zhu X M，et al. 2018b. Leveraging Shannon entropy to validate the transition between ICD-10 and ICD-11[J]. Entropy，20（10）：769.

Chiuve S E，Cook N R，Shay C M，et al. 2014. Lifestyle-based prediction model for the prevention of CVD：The healthy heart score [J]. Journal of the American Heart Association，3（6）：954.

Cochrane A L，St Leger A S，Moore F D. 1978. Health service "input" and mortality "output" in developed countries[J]. Journal of Epidemiology & Community Health，32（3）：200-205.

Cohen W W. 1995. Fast Effective rule induction[C].Proceedings of the Twelfth International Conference on Machine Learning. Lake Tahoe：Morgan Kaufmann Publishers Inc：115-123.

de Stefano C，Sansone C，Vento M. 2000. To reject or not to reject：That is the question-an answer in case of neural classifiers[J]. IEEE Transactions on Systems，Man，and Cybernetics，Part C：Applications and Reviews，30（1）：84-94.

Dorronsoro J R，Ginel F，Sgnchez C，et al. 1997. Neural fraud detection in credit card operations[J]. IEEE Transactions on Neural Networks，8（4）：827-834.

Dranove D. 1988. Pricing by non-profit institutions：The case of hospital cost-shifting[J]. Journal of Health Economics，7（1）：47-57.

Eagle K A，Montoye C K，Riba A L，et al. 2005. Guideline-based standardized care is associated with substantially lower mortality in medicare patients with acute myocardial infarction：The American College of Cardiology's Guidelines Applied in Practice（GAP）Projects in Michigan[J]. Journal of the American College of Cardiology，46（7）：1242-1248.

Ellis R P，McInnes D K，Stephenson E H. 1994. Inpatient and outpatient health care demand in Cairo，Egypt[J]. Health Economics，3（3）：183-200.

Evans R G. 1974. Supplier-induced demand：Some empirical evidence and implications[M]//The Economics of Health and Medical Care. London：Palgrave Macmillan.

Feng J，Zhang R，Chen D，et al. 2018. Extracting meaningful correlations among heterogeneous datasets for medical question answering with domain knowledge[C]. 2018 IEEE 9th Annual Information Technology, Electronics and Mobile Communication Conference. Vancouver: IEEE Xplore Digital Library: 297-301.

Flaxman A D, Joseph J C, Murray C J, et al. 2018. Performance of InSilicoVA for assigning causes of death to verbal autopsies: Multisite validation study using clinical diagnostic gold standards[J]. BMC Medicine, 16 (1): 56.

Fuchs V R. 1968. The Service Economy[M]. Cambridge: NBER Books.

Grossman M. 1972. On the concept of health capital and the demand for health[J]. Journal of Political Economy, 80 (2): 223-255.

Grossman M. 1999. The human capital model of the demand for health[R]. New York: National Bureau of Economic Research.

Guan W J, Zheng X Y, Chung K F, et al. 2016. Impact of air pollution on the burden of chronic respiratory diseases in China: Time for urgent action[J]. The Lancet, 388 (10054): 1939-1951.

Hasman A, Haux R, Albert A. 1996. A systematic view on medical informatics[J]. Computer Methods and Programs in Biomedicine, 51 (3): 131-139.

Haynes R B, Taylor D W, Sackett D L, et al. 1979. Compliance in Health Care[M]. Baltimore: Johns Hopkins University Press.

Herman I, Melancon G, Marshall M S. 2000. Graph visualization and navigation in information visualization: A survey[J]. IEEE Transactions on Visualization and Computer Graphics, 6(1): 24-43.

Herring A A, Johnson B, Ginde A A, et al. 2013. High-intensity emergency department visits increased in California, 2002-09[J]. Health Affairs, 32 (10): 1811-1819.

Hsia R Y, Nath J B, Baker L C. 2015. California emergency department visit rates for medical conditions increased while visit rates for injuries fell, 2005-11[J]. Health Affairs, 34(4): 621-626.

Hsiung H, Tsai W. 2017. The joint moderating effects of activated negative moods and group voice climate on the relationship between power distance orientation and employee voice behavior[J]. Applied Psychology, 66 (3): 487-514.

Ji H, Zhang R. 2016. Research on the merger of medical security system of urban and rural residents in China[C]. Proceedings of 2nd International Conference on Management Science and Innovative Education. Sanya: Association for Computing Machinery: 175-179.

Jaing M F, Tseng S S, Su C. 2001. Two-phase clustering process for outliers detection[J]. Pattern Recognition Letters, 22 (6-7): 691-700.

John G H. 1995. Robust decision trees: Removing outliers from databases[C]. KDD'95: Proceedings of the First International Conference on Knowledge Discovery and Data Mining. Montreal: AAAI Press: 174-179.

Jowett M, Deolalikar A B, Martinsson P. 2004. Health insurance and treatment seeking behaviour:

Evidence from a low-income country[J]. Health Economics, 13（9）: 845-857.

Karun K A, Chitharanjan K. 2013. A review on Hadoop-HDFS infrastructure extensions[C]. Information & Communication Technologies, IEEE. Washington: IEEE Computer Society: 132-137.

Kilpatrick I C, Collingridge G L, Starr M S. 1982. Evidence for the participation of nigrotectal γ-aminobutyrate-containing neurones in striatal and nigral-derived circling in the rat[J]. Neuroscience, 7（1）: 207-222.

Klann J G, Szolovits P, Downs S M, et al. 2014. Decision support from local data: Creating adaptive order menus from past clinician behavior[J]. Journal of Biomedical Informatics, 48: 84-93.

Koh K, Lee B, Kim B, et al. 2010. ManiWordle: Providing flexible control over wordle[J]. IEEE Transactions on Visualization and Computer Graphics, 16（6）: 1190-1197.

Lamping J O, Rao R B. 1999. The hyperbolic browser: A focus+context technique for visualizing large hierarchies[J]. Journal of Visual Languages and Computing, 7（1）: 33-55.

Laugesen J, Hassanein K, Yuan Y F. 2015. The impact of Internet health information on patient compliance: A research model and an empirical study[J]. Journal of Medical Internet Research, 17（6）: e143.

Lester N, Moffat A, Zobel J. 2008. Efficient online index construction for text databases[J]. ACM Transactions on Database Systems, 33（3）: 1-33.

Li H, Dong S P, Liu T F. 2014. Relative efficiency and productivity: A preliminary exploration of public hospitals in Beijing, China[J]. BMC Health Services Research, 14（1）: 1-23.

Li L, Zhang R T, Wang J, et al. 2018. A novel approach to multi-attribute group decision making with q-rung picture linguistic information[J]. Symmetry, 10（5）: 172.

Li X. 2014. A visualization method of regional data based on improved density clustering[J]. Computer CD Software and Applications, （19）: 119.

Lu X Y, Zhang R T. 2019. Impact of physician-patient communication in online health communities on patient compliance: Cross-sectional questionnaire study[J]. Journal of medical Internet research, 21（5）: e12891.

Ma C A, McGuire T G. 1997. Optimal health insurance and provider payment[J]. The American Economic Review, 87（4）: 685-704.

Ma J, Zhang R T, Zhu X M, et al. 2018. Process ontology technology in modeling clinical pathway information system[J]. International Journal of Computers and Applications, 42（6）: 1-8.

McGuire T G. 2000. Physician agency[M]//Handbook of Health Economics. Amsterdam: Elsevier.

Mechanic D. 1995. Sociological dimensions of illness behavior[J]. Social Science & Medicine, 41（9）: 1207-1216.

Meng J, Chen D, Zhang R. 2018. Utilizing free text from electronic health records for early warning modeling of chronic disease[C]. Proceedings of 2017 IEEE International Conference on Systems, Man, and Cybernetics. Alberta: IEEE Computer Society: 4200-4205.

Mushkin S J. 1962. Health as an investment[J]. Journal of Political Economy, 70 (5): 129-157.

Muurinen J. 1982. Demand for health: A generalised Grossman model[J]. Journal of Health Economics, 1 (1): 5-28.

Otey M E, Ghoting A, Parthasarathy S. 2015. Fast distributed outlier detection in Arthurm M Okun. Equality and efficiency: The big tradeoff[M]. Washington: Brookings Institution Press.

Otey M E, Parthasaxathy S, Ghoting A, et al. 2003. Towards nic-based intrusion detection[C]. Proceedings of the ninth International Conference on Knowledge Discovery and Data Mining. New York: Association for Computing Machinery: 723-728.

Pauly D. 1980. On the interrelationships between natural mortality, growth parameters, and mean environmental temperature in 175 fish stocks[J]. ICES Journal of Marine Science, 39 (2): 175-192.

Peng D, Dabek F. 2010. Large-scale incremental processing using distributed transactions and notifications[C]. Operating Systems Design and Implementation. New York: Pearson: 1-15.

Petrič G, Atanasova S, Kamin T. 2017. Impact of social processes in online health communities on patient empowerment in relationship with the physician: Emergence of functional and dysfunctional empowerment[J]. Journal of Medical Internet Research, 19 (3): e74.

Quaglini S, Stefanelli M, Cavallini A, et al. 2000. Guideline-based careflow systems[J]. Artificial Intelligence in Medicine, 20 (1): 5-22.

Rochaix L. 1989. Information asymmetry and search in the market for physicians' services[J]. Journal of Health Economics, 8 (1): 53-84.

Rodríguez M, Stoyanova A. 2004. The effect of private insurance access on the choice of GP/specialist and public/private provider in Spain[J]. Health Economics, 13 (7): 689-703.

Rous J J, Hotchkiss D R. 2003. Estimation of the determinants of household health care expenditures in Nepal with controls for endogenous illness and provider choice[J]. Health Economics, 12 (6): 431-451.

Rué M, Cabré X, Solergonzález J, et al. 2008. Emergency hospital services utilization in Lleida (Spain): A cross-sectional study of immigrant and Spanish-born populations[J]. BMC Health Services Research, 8: 1-8.

Ryan J, Lin M J, Miikkulainen R. 1998. Intrusion detection with neural networks[M]//Advances in Neural Information Processing Systems. Cambridge: MIT Press.

Rätsch G, Mika S, Schölkopf B, et al. 2002. Constructing boosting algorithms from SVMs: An application to one-class classification[J]. IEEE Transactions on Pattern Analysis and Machine Intelligence, 24 (9): 1184-1199.

Salancik G R, Pfeffer J. 1978. A social information processing approach to job attitudes and task design[J]. Administrative Science Quarterly, 23 (2): 224-253.

Sepah S C, Jiang L H, Peters A L. 2015. Long-term outcomes of a web-based diabetes prevention program: 2-year results of a single-arm longitudinal study[J]. Journal of Medical Internet Research, 17 (4): e92.

Sheikholeslami G, Chatterjee S, Zhang A. 1998. Wavecluster: A mufti-resolution clustering approach for very large spatial databases[C]. VLDB. New York: Morgan Kaufmann: 428-439.

Singh G, Schulthess D, Hughes N, et al. 2017. Real world big data for clinical research and drug development[J]. Drug Discovery Today, 23 (3): 652-660.

Singh H, Meyer A N D, Thomas E J. 2014. The frequency of diagnostic errors in outpatient care: Estimations from three large observational studies involving US adult populations[J]. BMJ Quality & Safety, 23 (9): 727-731.

Skalak D B, Rissland E E. 1990. Inductive Learning in a Mixed Paradigm Setting[M]. Boston: AAAI Press.

Stano M. 1987. A clarification of theories and evidence on supplier-induced demand for physicians' services[J]. Journal of Human Resources, 22 (4): 611-620.

Steinberg G B, Church B W, McCall C J, et al. 2014. Novel predictive models for metabolic syndrome risk: A "big data" analytic approach[J]. The American Journal of Managed Care, 20 (6): e221-e228.

Steinwart I, Hush D, Scovel C. 2005. A classification framework for anomaly detection[J]. Journal of Machine Learning Research, 6 (1): 211-232.

Tang J, Chen Z, Fu A W, et al. 2002. Enhancing effectiveness of outlier detections for low density patterns[M]//Advances in Knowledge Discovery and Data Mining. Berlin: Springer.

Tax D M J, Duin R P W. 1998. Outlier detection using classifier instability[M]//Advances in Pattern Recognition.Berlin: Springer.

Topol E J. 2015. The big medical data miss: Challenges in establishing an open medical resource[J]. Nature Reviews Genetics, 16 (5): 253-254.

van Oerle S, Lievens A, Mahr D. 2018. Value co-creation in online healthcare communities: The impact of patients' reference frames on cure and care[J]. Psychology & Marketing, 35 (9): 629-639.

Wang D, Huang X. 2011. Medical application of X-ray technology progress[J]. Medical Journal of Chinese Peoples Health, 23 (18): 2316.

Wang Y C, Hajli N. 2017. Exploring the path to big data analytics success in healthcare[J]. Journal of Business Research, 70: 287-299.

Weaver S J, Newmantoker D E, Rosen M A. 2012. Reducing cognitive skill decay and diagnostic error: Theory-based practices for continuing education in health care[J]. Journal of Continuing Education in the Health Professions, 32（4）: 269-278.

Wilson T D. 2000. Human information behavior[J]. Informing Science: the International Journal of an Emerging Transdiscipline, 3（2）: 49-56.

Wu B, Lu X, Duan H. 2008. An automatic knowledge acquisition mechanism for independent inference engine module of CDSS[C]. International Conference on Bioinformatics and Biomedical Engineering, IEEE. Shanghai: IEEE Computer Society: 1293-1296.

Wu H, Lu N J. 2017. Online written consultation, telephone consultation and offline appointment: An examination of the channel effect in online health communities[J]. International Journal of Medical Informatics, 107: 107-119.

Wu J, Zhang R, Chu F, et al. 2017. Medical insurance fraud recognition based on improved outlier detection algorithm[C]. Proceedings of 2nd International Conference on Artificial Intelligence and Engineering Applications: 765-772.

Xing Y P, Zhang R T, Wang J, et al. 2020. A new multi-criteria group decision-making approach based on q-rung orthopair fuzzy interaction Hamy mean operators[J]. Neural Computing and Applications, 32（11）: 7465-7488.

Xing Y P, Zhang R T, Wang J, et al. 2018. Some new Pythagorean fuzzy Choquet-Frank aggregation operators for multi-attribute decision making[J]. International Journal of Intelligent Systems, 33（11）: 2189-2215.

Xu Y, Shang X, Zhao H, et al. 2018. The characteristics of service efficiency and patient flow in heavy load outpatient service system[J]. Communications in Computer and Information Science,（10）: 17-30.

Yager R R. 2014. Pythagorean membership grades in multi-criteria decision making[J]. IEEE Transactions on Fuzzy Systems, 22（4）: 958-965.

Yager R R. 2017. Generalized orthopair fuzzy sets[J]. IEEE Transactions on Fuzzy Systems, 25（5）: 1222-1230.

Yan L, Tan Y. 2014. Feeling blue? Go online: An empirical study of social support among patients[J]. Information Systems Research, 25（4）: 690-709.

Yang H L, Guo X T, Wu T S. 2015. Exploring the influence of the online physician service delivery process on patient satisfaction[J]. Decision Support Systems, 78: 113-121.

Yip W. 1998. Physician response to Medicare fee reductions: Changes in the volume of coronary artery bypass graft（CABG）surgeries in the medicare and private sectors[J]. Journal of Health Economics, 17（6）: 675-699.

Yip W, Hsiao W C, Chen W, et al. 2012. Early appraisal of China's huge and complex health-care reforms[J]. The Lancet, 379（9818）: 833-842.

Young G J, Meterko M, Mohr D C, et al. 2009. Congruence in the assessment of service quality between employees and customers: A study of a public health care delivery system[J]. Journal of Business Research, 62 (11): 1127-1135.

Yu D T, Sheikholeslami G, Zhang A D. 2002. FindOut: Finding outliers in very large datasets[J]. Knowledge and Information Systems, (4): 387-412.

Zadeh L A. 1965. Fuzzy sets[J]. Information & Control, 8 (3): 338-353.

Zadeh L A. 1975. The concept of a linguistic variable and its application to approximate reasoning Part I[J]. Information Sciences, 8 (3): 199-249.

Zhang R, Chen D, Shang X, et al. 2018. Privacy preserving for patients' information: A knowledge-constrained access control model for hospital information systems[J]. IEEE Journal of Biomedical and Health Informatics, 22 (3): 904-911.

Zhang R, Phillis Y A, Vassilis K S. 2004. Fuzzy Control of Queueing Systems[M]. Berlin: Springer-Verlag.

Zhang R T, Chu F Z, Chen D H, et al. 2018. A text structuring method for Chinese medical text based on temporal information[J]. International Journal of Environmental Research and Public Health, 15 (3): 402.

Zhang R T, Lu X Y, Wu W, et al. 2019. Why do patients follow physicians' advice? The influence of patients' regulatory focus on adherence: An empirical study in China[J]. BMC Health Services Research, 19 (1): 301.

Zhang Y, Padman R. 2015. Innovations in chronic care delivery using datadriven clinical pathways[J]. American Journal of Managed Care, 21 (12): e661-e668.

Zhang Z, Li J, Manikopoulos C N, et al. 2001. HIDE: A hierarchical network intrusion detection system using statistical preprocessing and neural network classification[C]. Proc. IEEE Workshop on Information Assurance and Security. West Point: IEEE Computer Society: 85-90.

Zhou S, Zhang R, Feng J, et al. 2018. A novel method for mining abnormal behaviors in social medical insurance[C]. Proceedings of 9th Annual Information Technology, Electronics & Mobile Communication Conference. Vancouver: IEEE Computer Society: 683-687.